BURNING BALANCE

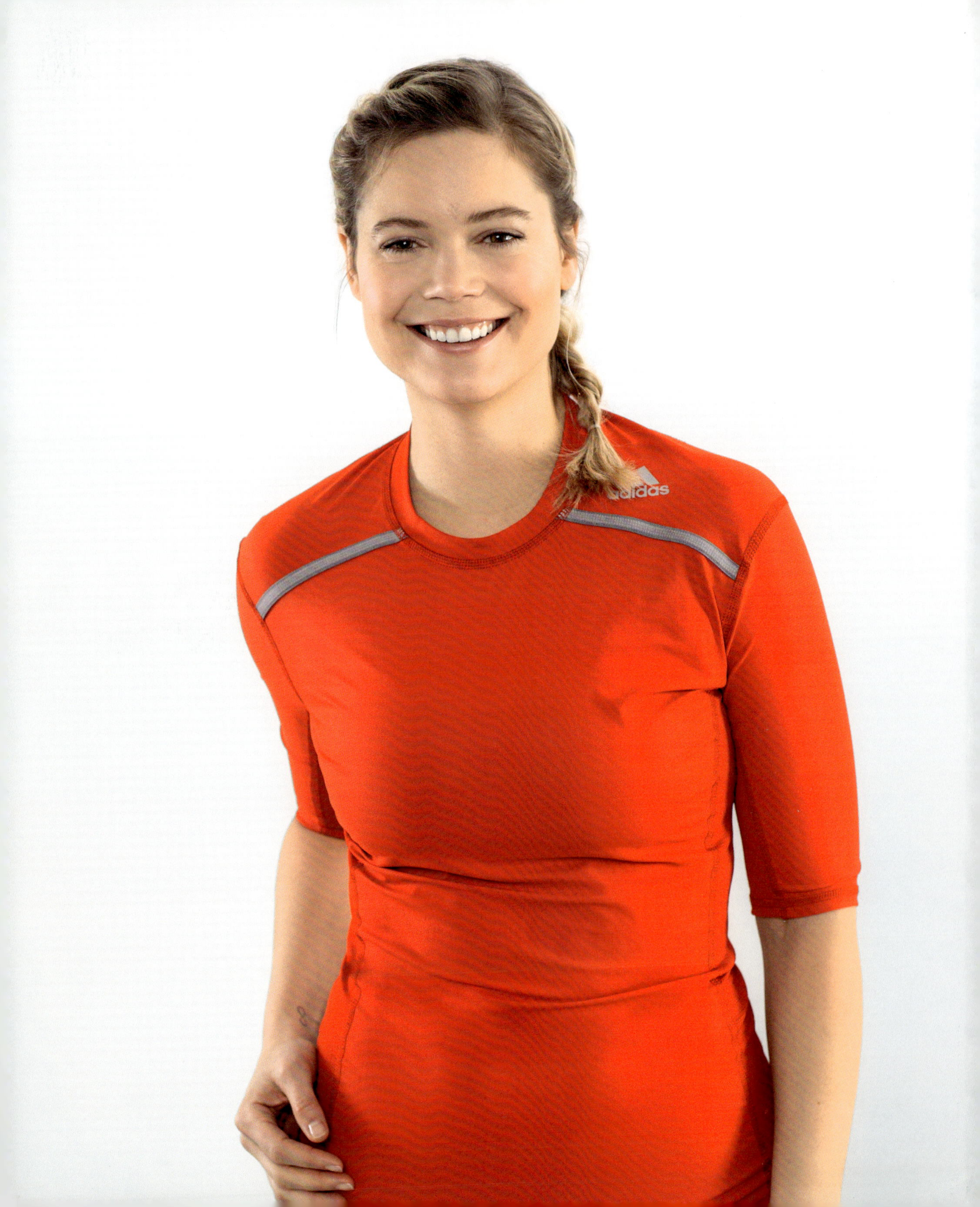

GANZHEITLICH.
NACHHALTIG.
EFFEKTIV.

ANNA-MARIA JANSEN

BURNING BALANCE

Das Beste aus High Intensity Training und Yoga

EMF

EIN BUCH DER
EDITION MICHAEL FISCHER

INHALT

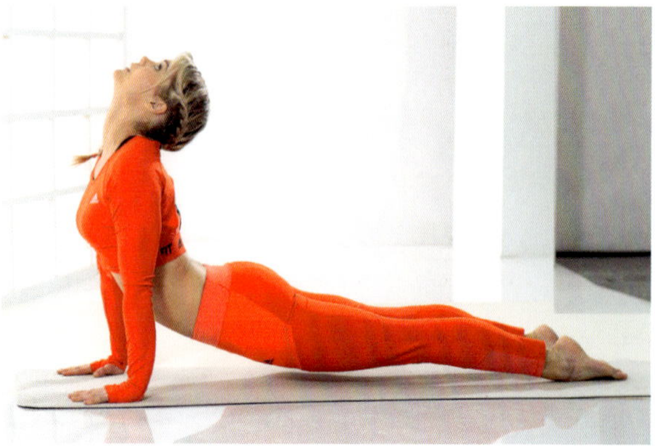

❤ LIEBE 136

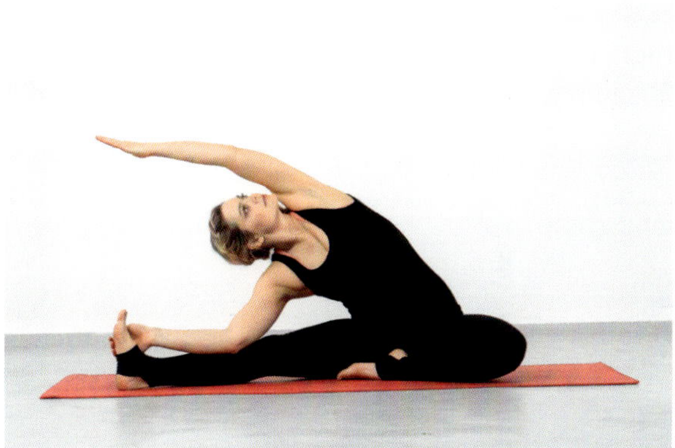

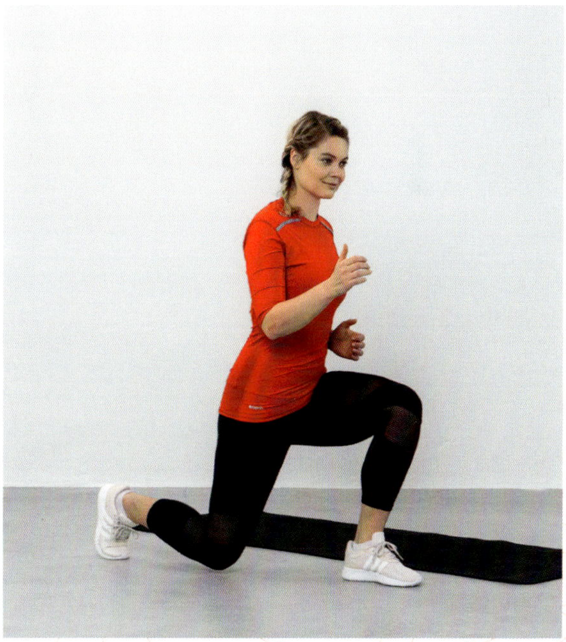

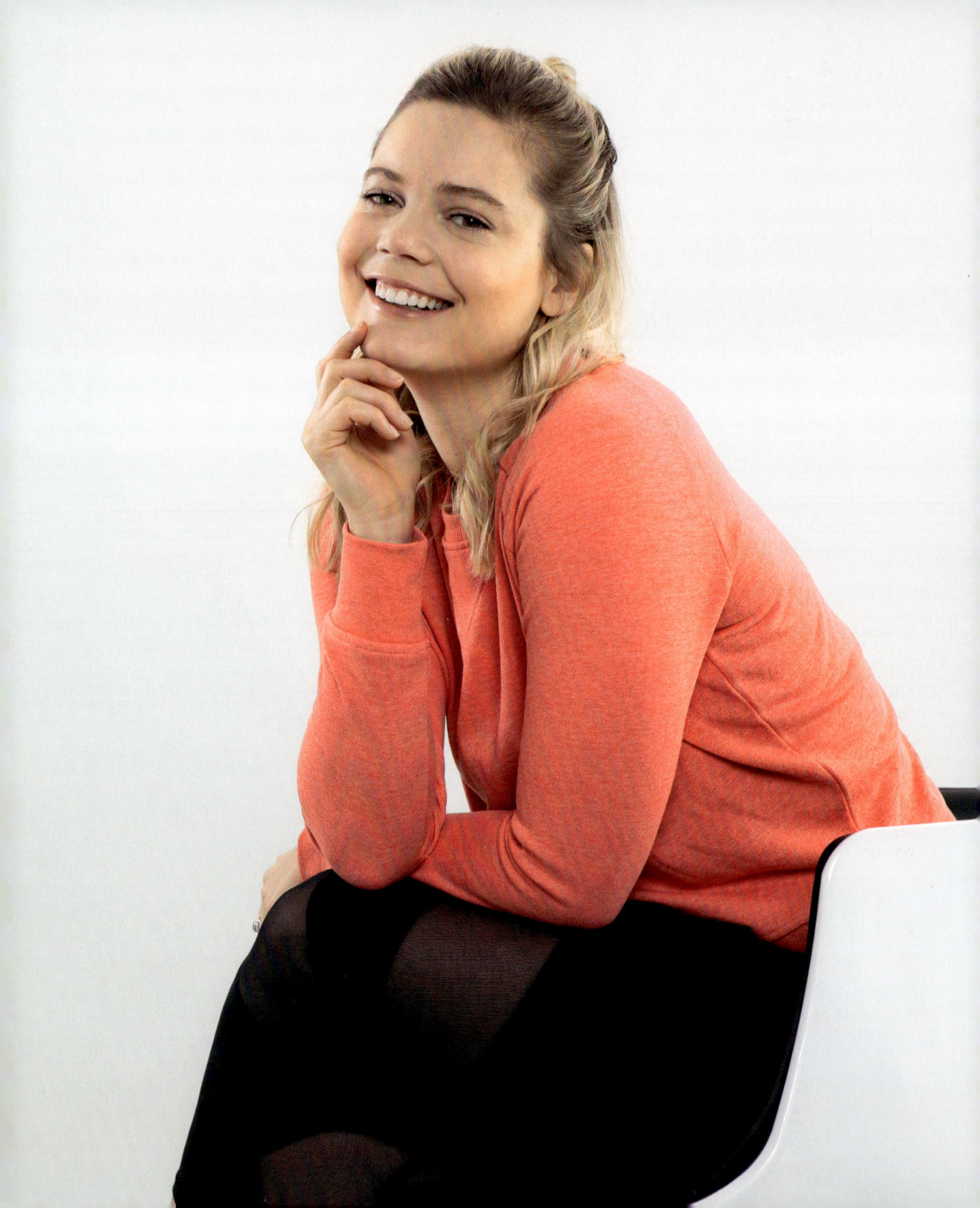

MACH DAS, WOFÜR DEIN HERZ SCHLÄGT!

> *»Ich will mein Leben nicht abhaken, indem ich ständig grüne Häkchen hinter Dinge setze, die mir eigentlich nicht wichtig sind.«*

Klar: Manches muss man machen. Und das finde ich auch wichtig. Ich bin gerne ein zuverlässiger Mensch. Schon allein deshalb, weil mir andere am Herzen liegen. Und ich würde dich gerne anstiften, ein paar Häkchen neu zu setzen: Für ein ganzheitliches Trainings- und Gesundheitskonzept, das einfach in dein Leben zu integrieren ist.

Natürlich weiß ich, dass es ein bisschen Überwindung kostet, Veränderungen im Alltag zu gestalten. Das liegt jedoch oft bloß daran, dass wir in Entweder-oder-Mustern denken nach dem Motto: Wenn Training, dann bis zum Muskelkater, die Diät am liebsten komplett weglassen, und falls morgen kein Resultat zu sehen ist, habe ich keine Lust mehr.

Ich selbst habe als langjährige leistungsorientierte Sportlerin immer alles gegeben und es geliebt, meine Grenzen – und vor allem meine Muskeln – zu definieren. Doch High Intensity Training war mir auf Dauer zu einseitig. Da fehlte etwas, und das fand ich im Yoga. Doch diese beiden Bereiche getrennt voneinander zu trainieren, empfand ich noch nicht als ausgewogen.

So entwickelte ich das Trainingskonzept „Burning Balance": Die Verbindung aus Fitness und Yoga bzw. Belastung und Entspannung. Dafür stehe und brenne ich heute – und ich würde dich auch gerne für dieses intensive pulsierende Körpergefühl begeistern. Es macht glücklich, versprochen!

Du brauchst keine Vorkenntnisse für die Übungen, und du wirst dabei auch schnell spüren, dass die Fülle des Lebens, die Vitalität und die innere Balance aus der Verbindung von scheinbaren Gegensätzen erwachsen.

Wie auch Feuer, Wasser, Erde und Luft nur auf den ersten Blick Gegensätze sind. Sie haben mich zu meinen Workouts inspiriert. Und „Burny", der Feel-Good-Manager, zeigt dir, wo es langgeht, und motiviert dich. Das fünfte Element die Liebe – mein Lieblingselement – ist ein wichtiger Grundstein des Lebens und deshalb auch fester Bestandteil in „Burning Balance".

Gemeinsam mit meinem Team habe ich dir einen Teil unseres Wissens zusammengestellt, damit auch du das intensive Lebensgefühl aus Spannung und Entspannung in „Burning Balance" genießen kannst.

Viel Spaß beim Training!

Deine

Anna-Maria

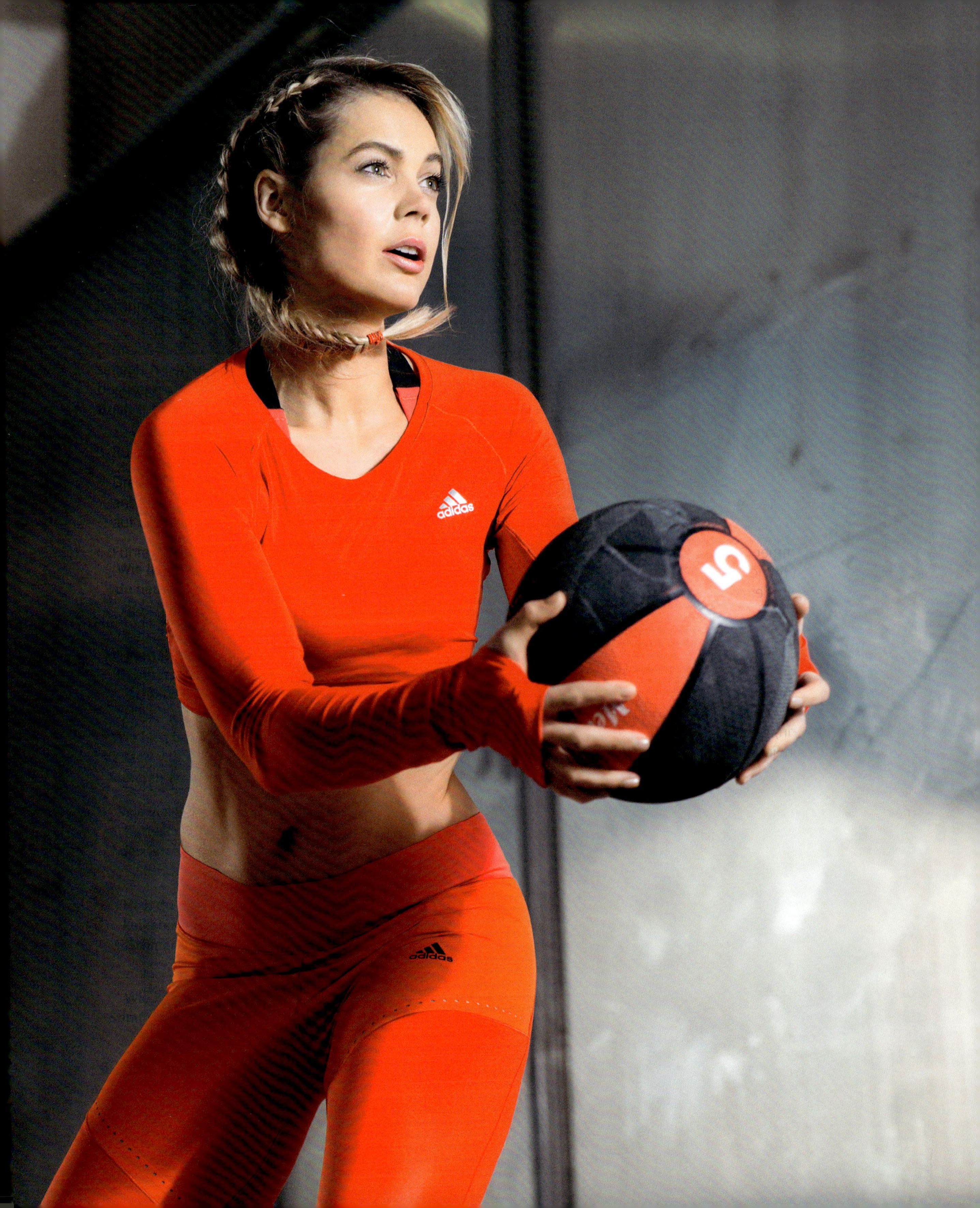
adidas
5
adidas

WIE AUS DEM FUNKEN EIN FEUER WURDE

Ist es nicht verrückt, wie sich die kunterbunten Einzelteile des Lebens zu einem Bild formen? Wenn ich heute zurückschaue, erkenne ich so viele Puzzlestücke, die es mir später ermöglicht haben, genau das zu tun, wofür ich heute brenne. Genau das möchte ich dir mit meinem Buch auch ans Herz legen: Tu das, wofür dein Herz schlägt! Auch wenn es manchmal ein steiniger Weg sein mag, auch wenn am Anfang vielleicht niemand an dich glaubt oder du mal zwischendurch die Orientierung verlierst – in dir pulsiert etwas, eine Energie, mit der du alle Ziele erreichen kannst!

Ich selbst war ziemlich verblüfft, als ich entdeckte, wie viel sich in meinem Leben durch das richtige Training verändert hat – wenn ich das schon vorher gewusst hätte! Aber auf allen meinen Umwegen habe ich letztlich Bausteine für „Burning Balance" gesammelt.

Ich habe schon immer sehr gerne und auch viel Sport gemacht. Als Kind bin ich am liebsten geritten. Mein Pony Bijou sah aus wie ein kleiner grauer Esel. Aber sein Sturkopf war riesig! Womöglich hat da was auf mich abgefärbt, denke ich heute manchmal. Denn wenn ich mir was in den Kopf setze, gebe ich nicht auf.

Als Fünf- und Siebenkämpferin musste ich Biss haben. Weiter, immer weiter, auch wenn die Muskeln brennen. Ich war eine Einzelkämpferin, und doch war mir die Verbindung mit anderen Menschen immer sehr wichtig – und auch mit Tieren. Als Dorfmädchen waren meine Spielplätze Bauernhöfe und Heuböden, und am allerliebsten verbrachte ich meine Zeit bei den Kälbchen.

DER SÜSS-FAKTOR

Wie alle meine Freundinnen liebte ich die „Shape", das Vorzeigemagazin in Sachen Fitness. Einmal auf dem Cover – das wär's! Aber ich esse für mein Leben gerne. So würde das wohl ein Traum bleiben, dachte ich, denn trotz des vielen Sports war ich ein bisschen moppelig. Eine meiner großen Schwächen teile ich bis heute mit fast allen, die ich kenne: Schokolade! Ich bin also vollkommen normal, wie man an meinem Süß-Faktor sieht. Mein Favorit: zartbitter mit Orange!

AM BALL BLEIBEN

Beim Siebenkampf war ich im Weitwurf ziemlich schwach. Das wollte mein Sturkopf nicht hinnehmen. Wie aber konnte ich nur besser werden? Ich meldete mich schließlich zum Handball an, in der Hoffnung, dadurch an meiner Wurftechnik arbeiten zu können. Nun Teil eines Teams zu sein, fühlte sich anders an, als die bisherige Einzelkämpfermentalität. Ich merkte, dass man gemeinsam weiterkommt. Und dass wir als Team nur so gut sind, wie jede Einzelne von uns bereit ist, mal einen Schritt zurückzutreten, einer anderen den Vortritt, sprich den Ball, zu überlassen. Das hat mich geprägt. Mein Spitzname war „Wiesel", denn ich konnte schnell zwischen Angriff und Abwehr umschalten. Wir „warfen" uns bis in die Oberliga – und es war toll, das als Team erreichte Ziel gemeinsam feiern zu können.

Ein wichtiger Schlüsselmoment für meine Entwicklung und heutige Profession war die Chance, mehrere Jahre bei einem Athletik-Trainer eines Fußballvereins der 1. Bundesliga hospitieren zu dürfen. Von ihm lernte ich, wie ich andere motivieren konnte und wie wichtig es ist, jeden genau da abzuholen, wo sie oder er gerade steht, um der Person einen gezielten Schubs zu geben, damit sie ein Level höher rücken kann.

Ich selbst blieb nach dem Abi in meiner Spur. Aber war es meine Spur? Diejenige, die sich meine Eltern für mich wünschten? Keine zu großen Sprünge, vernünftig sein und erstmal eine solide Ausbildung absolvieren. Sätze wie „wenn du den Abschluss in der Tasche hast, kannst du noch immer was anderes machen", brachten mich zum Grübeln.

So studierte ich BWL und machte damit einen grünen Haken für meine Familie. Um mein Studium zu finanzieren, hatte ich bis zu fünf Jobs gleichzeitig, unter anderem in einem Kino, in der Gastronomie, und ich übernahm die besser bezahlten Nachtschichten in einer Tankstelle. Natürlich blieb ich im Sport am Ball! Ich sparte stattdessen am Schlaf.

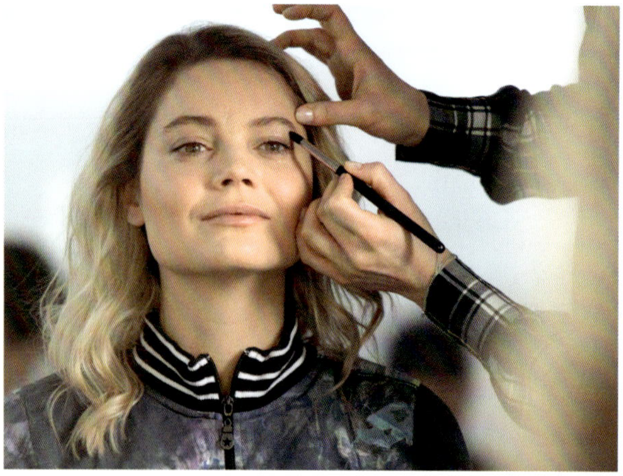

NUTZE JEDE CHANCE, DIE SICH BIETET!

Eines Tages fragte mich ein Fotograf, ob ich Lust auf ein Shooting hätte. „Ich habe ein paar Actionbilder von dir gesehen aus einem Wettkampf. Ich glaube, du hast Potenzial." „Für so was hab ich keine Zeit", lehnte ich ab – schon wieder auf dem Weg zu einem Job. Doch er blieb hartnäckig. Und ich habe ja noch eine Schwäche. Also außer Schokolade: Ich kann keine Chance sausen lassen. Und ich bin wahnsinnig neugierig!

Mein erstes Shooting machte mir total Spaß. Der Fotograf meinte, dass ich nicht ganz untalentiert sei. „Hast du was dagegen, wenn ich die Bilder an Agenturen schicke?" Das war mir egal, was sich jedoch sehr schnell änderte, als erste Anfragen kamen. Denn ich begriff, dass ich mit einem Model-Job so viel verdiente, wie meine Nebenjobs in ein bis zwei Wochen einbrachten. Auf einmal konnte ich mein Studium easy finanzieren und hatte sogar mehr Zeit zum Lernen und für meinen Sport.

»Ich mache für mein Leben gerne Sport! Ein Leben ohne kann und will ich mir nicht vorstellen – es ist MEINE Zeit.«

Er erdet mich, vor allem das Laufen. An der Isar entlang finde ich beim Laufen wieder zu mir zurück, egal was alles drumherum passiert, egal wie stressig es im Job gerade ist. Das Laufen ist meine Meditation und mein Ausgleich zugleich. Ich liebe alles, was mein Herz zum Schlagen bringt. Aber dafür muss ich nicht unbedingt in ein Fitnessstudio.

Am liebsten integriere ich Sport in meinen Alltag. So fahre ich jeden Tag mit meinem Rad zu meinen Terminen. Die regelmäßigen Workouts mit Gleichgesinnten in der Natur sind die Highlights meiner Woche. Durch den Sport sind wir zum einen alle miteinander und zum anderen jeder mit sich selbst verbunden. Wir haben Spaß. Es macht unsere Verbindung intensiver – intensiv finde ich super, und zwar fast immer!

FRISCH, FIT, FEMININ

Auch der „Flirt" mit der Kamera machte mir beim Modeln Freude, vor allem, weil ich in verschiedene Rollen schlüpfen durfte. Wie wichtig der Sport für meine Modelkarriere war, merkte ich allerdings erst später. Doch bis heute ist es so, dass meine frische, fitte, feminine Ausstrahlung, die „Burning Balance" entfacht, mir tolle Jobs ermöglicht. Ich muss mich eigentlich kaum „verbiegen" und für etwas werben, das ich ablehne. Das ist mir wichtig: Aus vollem Herzen leben.

Verbiegen musste ich mich damals in meinem Alltag schon genug, denn nach dem Studium arbeitete ich in einer Bank. Das war das zweite Häkchen, das mein Umfeld gefühlt von mir erwartete. Ich war unglücklich. Durchgehalten habe ich nur, weil ich den Sport hatte, das Modeln und meinen damaligen Freund – das alles gab mir Kraft.

Eines Tages erzählte mir ein Freund von einer Trainingsmethode – Crossfit – dabei handelt es sich um eine Kombination aus Leichtathletik, Turnelementen und Gewichtheben, also um ein hochintensives Training. Es ist vor allem bei Männern beliebt, die ja oftmals besonders muskulös, definiert und maskulin wirken möchten. Ich war begeistert von Crossfit und trainierte wie besessen. Innerhalb von sechs Monaten schaffte ich es bei einem Wettkampf in die Top 24 im deutschsprachigen Raum. Doch ich merkte, dass mich das Training auf Dauer erschöpfte. Außerdem war ich steif und unbeweglich geworden. Meine Muskulatur hatte sich verkürzt. Und sah ich nicht ein bisschen zu maskulin aus mit dem heftigen Muskelzuwachs? Ich fühlte mich nicht mehr wohl in meinem Körper.

»Jeden Tag sage ich mindestens einmal ›Danke‹ zu meinem Körper.«

Mein Körper ist mein bester Freund, wenn es ihm gutgeht, dann geht es mir gut. Ich weiß gar nicht, ob es dieses Ich und Er gibt. Ob ich mein Körper bin, oder wir zwei sind, und was mit der Seele und mit dem Herzen ist? Wenn ich Zeit habe, denke ich gerne über solche Fragen nach, besonders seit ich eine Weile in Indien verbracht habe. Jedenfalls möchte ich gerne, dass es „uns", also meinem Körper und meiner Seele, aber auch dir und mir gutgeht.

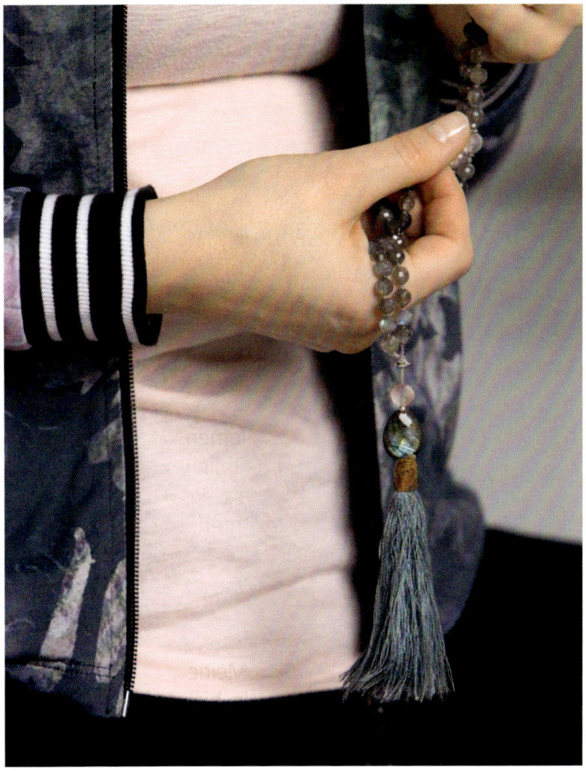

ABGEHAKT – FÜR MICH UND NIEMAND ANDERS!

Um meine steife Muskulatur zu dehnen, begann ich zusätzlich zum Laufen mit Yoga und hörte allmählich mit Handball und Leichtathletik auf. Das Yoga tat mir sehr gut, doch im Vergleich zu den anderen Sportarten, die ich bis dahin betrieben hatte, konnte ich keine merklichen Fortschritte feststellen. Nach einer Yogastunde hatte ich zwar das Gefühl, insgesamt geschmeidiger zu sein, doch beim nächsten Mal fing ich wieder von vorne an – es gab einfach keine Entwicklung. Damit konnte ich nicht gut umgehen, denn ich sehe lieber deutliche Fortschritte, und zwar möglichst schnell. In dieser Hinsicht bin ich etwas ungeduldig!

Durch Yoga fiel mir auf, wie leistungsorientiert ich eigentlich dachte, lebte und dass ich ständig grüne Häkchen hinter Dinge setzte, auch wenn sie mir vielleicht im Grunde meines Herzens gar nicht so wichtig waren. Ich hakte ab, ohne zu hinterfragen, „weil man das eben so macht" oder weil ich glaubte, dass es von mir erwartet wurde.

Ich spürte aber auch, dass ich allein mit Yoga nicht glücklich werden würde, denn ich liebe High Intensity, im Sport und im Leben, das hohe Tempo und die pulsierende Intensität! Ich hatte schon so viele Sport- und Trainingsarten ausprobiert, doch war keine genau das Richtige für mich, weil stets etwas nicht passte. Es kostete mich entweder zu viel Zeit, es war zu umständlich, ich benötigte dazu Trainingspartner – irgendetwas fehlte immer!

Irgendwann kam mir die Idee: Was, wenn ich selbst ein optimales Training kreierte, das alles miteinander verband, wenn ich selbst mal experimentieren würde und Sportarten verknüpfte? Zum Beispiel Crossfit und Yoga? Obwohl manche Yoginis die Nase über die Muskelleute rümpfen und die Crossfitleute Witze über das gern als „Hausfrauensport" bezeichnete Yoga machen: Ich war von der Idee überzeugt und probierte es einfach aus! Eine Einheit intensives Fitnesstraining und danach eine entspannende Yogasession. Es kam mir so vor, als würde mein Körper vor Erleichterung und Behagen seufzen: „Endlich hat sie es verstanden!"

Es geht nicht immer um „Entweder-oder"-Muster, sondern um das „Sowohl-als-Auch". Warum nicht beides verbinden? Wer mag schon immer nur Gemüse oder nur Nudeln essen? Eben. Mir geht es nicht anders, denn obwohl ich ich Sonnenschein genieße, freue ich mich, wenn es irgendwann mal wieder regnet. Das Leben ist Vielfalt und Abwechslung, die man auch nutzen sollte, denn immer dasselbe schränkt nur ein.

UND WAS STECKT IN DIR?

Ich bin gerne jeden Tag ein bisschen eine andere Person, was ich auch meinen Mitmenschen zugestehe. Jeder kann mal besser oder schlechter drauf sein. Als Sportlerin weiß ich, wie entscheidend die jeweilige Tagesform ist. Ich bin nicht immer die aktive Anna-Maria, die ständig neue Projekte anstößt, andere motiviert und stets in Bewegung bleibt. Manchmal sitze ich still, das macht mir keine Angst. Ich kann Stille aushalten, ja sogar genießen, seitdem ich einige Zeit in Indien verbracht habe.

Auf das berühmt-berüchtigte Schubladendenken möchte ich lieber verzichten, weil ich der Meinung bin, dass wir uns damit einschränken. Ob Influencerin, Unternehmensgründerin oder Model – ich bin Anna-Maria, und als solche voller verschiedener Facetten.

Wenn ich an einem mir bereits bekannten Menschen wieder etwas Neues entdecke, werfe ich ihm das nicht vor, sondern freue mich vielmehr, das zu erkennen. Denn manchmal kann das ja auch an mir liegen und der Tatsache, dass ich nicht in der Lage war, es zu erkennen. Vielleicht habe sogar ich ihn in eine Schublade gesteckt? Aber hoffentlich weist mich dann jemand darauf hin. Denn ich glaube, man kommt nur weiter, wenn man konstruktive Kritik annehmen kann. Sie ist ja kein Angriff, sondern vielmehr ein Geschenk.

„BURN" UND „BALANCE" – SPANNUNG UND ENTSPANNUNG

Ich begann, mit meiner Idee – einer Kombination aus zwei Sportarten – zu experimentieren, und entwickelte erste Workouts, in denen ich zwei Energien miteinander verband: das Auspowern und Auftanken, also „burn" und „balance". Schnell merkte ich, dass ich nicht einfach irgendeine High Intensity Einheit und einen Yoga Flow zusammenfügen konnte. Ich wollte vielmehr die idealen Verbindungen finden: Welche Übungen passen zu welchen Asanas, den Yogahaltungen? Wie passt das wiederum zu dem jeweiligen Menschen, zu seiner körperlichen Verfassung, seinem Level und seiner Tagesform? Und was braucht er jetzt gerade?

Dass ich auf dem richtigen Weg war, konnte ich nach einer Weile nicht nur im Spiegel sehen. Ich fühlte mich auch insgesamt besser. Es ist nicht so, dass ich mich vorher schlecht gefühlt hätte, doch jetzt war ich so klar und voller Leichtigkeit. Ich fühlte mich stark und gleichzeitig geschmeidig. Dieses innere Gleichgewicht strahlte ich wohl auch aus, denn ich bekam von nun an immer bessere Model-Jobs. Bei einer Modenschau in München sprachen mich einige meiner Model-Kolleginnen an, dass ich super aussehen würde, so athletisch, sehr feminin und doch muskulös. Als ich ihnen von meinem neu entwickelten Konzept „Burning Balance" erzählte, wollten sie es unbedingt ausprobieren. Sie sind, wie ich, von dem Moment an dabeigeblieben. Bis heute ist unser gemeinsames Training im Englischen Garten einer meiner schönsten Termine in der Woche. Es macht mir eine große Freude, mein Wissen weiterzugeben und anderen zu helfen, ihre Ziele zu erreichen. Ich merkte währenddessen auch, wie hilfreich meine „Lehrzeit" bei dem Profi-Athletik-Trainer gewesen war und wie viel ich von ihm gelernt hatte – ist es nicht faszinierend, wie das eine immer auf dem anderen aufbaut?

MUT ZUM HANDGEPÄCK

Parallel bildete ich mich im Sport-, Teaching- und Coaching-Bereich weiter. Vom Crossfit-Training verabschiedete ich mich jedoch komplett. Schließlich dann auch von meinem Freund. Irgendwie klappte es mit uns beiden nicht mehr, und wenn man zu lange an etwas festhält, was eigentlich nicht mehr stimmt, blockiert man sich nur. Wir waren allerdings einige Jahre zusammen gewesen, daher war es anfangs nicht leicht für mich, wieder als Single zu leben. Aber ich hatte endlich damit aufgehört, ständig grüne Häkchen hinter Dinge zu setzen, die ich eigentlich für andere machte.

Bei dieser veränderten Denkweise hat mir insbesondere Yoga sehr geholfen. Ich war in tiefere Schichten vorgedrungen, nicht nur muskulär, sondern auch was meine Persönlichkeit betrifft: in meine Seele. Ich wollte von nun an vor allem der Stimme meines Herzens folgen, denn ist das nicht das Einzige, was wirklich zählt?

Ich kündigte meinen Job in der Bank, zog aus meiner Wohnung aus und brach mit einem Rollkoffer und Handgepäck auf in die große, weite Welt. Anfangs hatte ich ganz schön Herzklopfen. Ich legte mein Vertrauen ganz in die Hände des Universums – und vielleicht wurde die darauffolgende Geschichte genau deshalb so wunderschön.

Zwei Jahre lang lebte ich als Model überall. Am liebsten in Kapstadt. Dort trainierte ich weiterhin Models als Personal Trainerin. Einmal fragte mich eine Kollegin, warum ich meine Erfahrungen so großzügig weitergebe. Ich habe die Frage erst nicht verstanden, denn trotz aller Konkurrenz in dem Business spielen wir doch alle in einem Team?

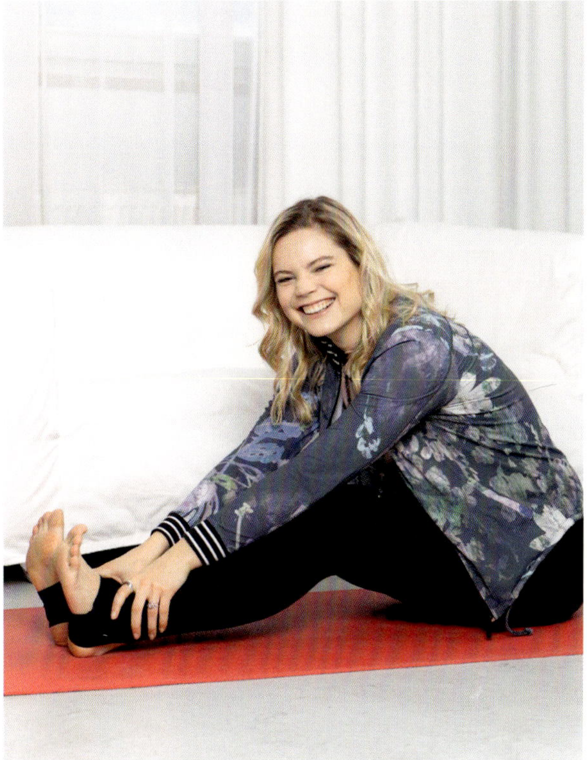

Sowohl als Models als auch als Menschen – das habe ich seit meiner Zeit bei der Handballmannschaft verinnerlicht. Was nicht ausschließt, dass ich den Wettkampf schätze, doch ich finde, dass es fair zugehen sollte.

»Meiner Meinung nach zählt das zu den schönsten Augenblicken im Leben – sich gemeinsam für eine Idee stark zu machen.«

WOHLFÜHLPROGRAMM

Um erfolgreich als Model arbeiten zu können, muss ich mich in meinem Körper wohlfühlen. Sich selbst zu mögen ist schließlich die entscheidende Voraussetzung für eine positive Ausstrahlung. Dazu gehörte es auch, auf meine Gesundheit zu achten. Ich ernährte mich gesund, ohne jedoch auf Schokolade zu verzichten. Das hätte mir nur auf die Stimmung geschlagen. Eine gute Figur war in meinem Beruf jedoch unabdingar. Also machte ich weiterhin meinen Sport und arbeitete an meinem persönlichen Fitness-Programm. Mein Aussehen war mein Kapital, ansonsten hätte ich nicht überzeugend für die Produkte werben können. Nur wenn ich fit bin, kann ich leuchten und die Strahlkraft entfalten, die ich als Model brauche. Ich liebte die Arbeit am Set, die Leute, das ganze Drumherum. Das gefällt mir heute noch, wenngleich seither einiges geschehen ist.

HIGH INTENSITY FÜR DIE SEELE

Um die Lehre des Yoga von Grund auf zu lernen, machte ich mich auf den Weg zu ihrem Ursprung – nach Indien. Meine Zeit in diesem faszinierenden bunten Land voller Gegensätze war unheimlich intensiv, sozusagen High Intensity Training für die Seele. Noch dazu war es mein erstes Mal in Indien.

Es war brüllend laut, der Verkehr war extrem, es stank, es war dreckig, und eine unangenehme, drückende Hitze erschwerte alles noch zusätzlich. Riesige Menschenmassen drängten sich durch die überfüllten Gassen im staubigen Tageslicht. Überall waren Bettler zu sehen, und die vorherrschende Armut war an jeder Ecke zu spüren. Sie waren klapperdürr, hatten Geschwüre und offene Wunden am Körper, oder es fehlten ihnen Gliedmaßen. Ihr Anblick brach mir schier das Herz. Ich sah Mädchen auf Streichholzbeinchen, die mit Müll spielten. Ich musste an meine Kindheit denken und wie ich in ihrem Alter als kleines Moppelchen auf meinem damaligen Pony Bijou durch die Gegend geritten war.

Während meiner Reise besuchte ich auch das am Ganges gelegene Varanasi, die sogenannte heilige Stadt des Todes und eine der spirituellsten Städte Indiens. Hierhin kommen viele Inder, um ihr heiliges Bad zu nehmen und sich auf diese Weise von den Sünden zu „reinigen". In unmittelbarer Nähe dazu liegen die sogenannten „Fire Gates", Verbrennungsstellen, in denen sie ihre Verstorbenen verbrennen und deren Asche in den Fluss streuen. Hier gehörte der Tod zum Leben. So etwas hatte ich noch nie gesehen, manches verstörte

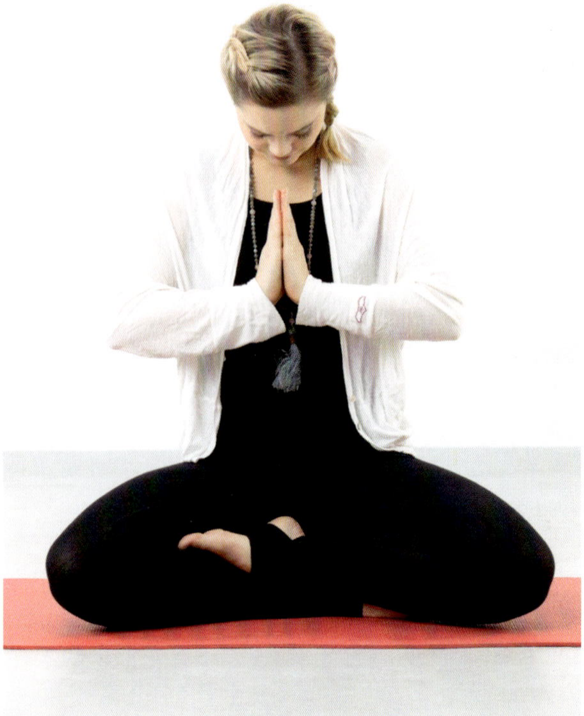

mich zutiefst. Ich saß in einem Café und trank einen Lassi, und währenddessen wurden ständig Leichen zum Fluss gebracht, so nah an mir vorbei, dass ich sie hätte berühren können, wenn ich nur die Hand ausgestreckt hätte.

Mit der Zeit gewöhnte ich mich an die indische Kultur. Ich hörte auf, sie mit meinem deutschen Blick zu beurteilen. Trotz der Armut begegnete ich immer wieder vielen strahlenden, glücklichen Gesichtern. Diese Eindrücke haben mir zu denken gegeben, denn wir in den westlichen Ländern besitzen so viel Komfort, einen Überfluss an materiellen Dingen, eine gute gesundheitliche Versorgung und vor allem das Wichtigste: Es gibt keine Hungersnot.

Doch wer in der Leistungsgesellschaft lebt, hält sich meistens an die von der Gesellschaft vorgegebenen Regeln – und die sind nicht immer menschenfreundlich. Ich möchte Deutschland und Indien auf keinen Fall miteinander vergleichen, denn das wäre sowieso unmöglich, und ich möchte auch unter keinen Umständen missverstanden werden. Doch ich glaube, dass die Menschen, die trotz widriger Umstände in Indien leben, oft zufriedener sind als bei uns in Deutschland. Das liegt daran, dass sie mehr im Hier und Jetzt leben.

KULTURSCHOCK

Voller Dankbarkeit für die Erfahrungen und Erkenntnisse, die ich auf meiner Reise sammeln konnte, kehrte ich aus Indien zurück. Vieles, was vorher für mich selbstverständlich war, konnte ich nun erst richtig wertschätzen. Zum Beispiel, dass ich hier frei atmen kann, weil die Luft so sauber ist, oder dass ich an einem Ort für mich alleine sein kann, ohne den ganzen Lärm und die riesigen Menschenmassen um mich herum zu haben.

Die Ausbildung zur Yogalehrerin war hart und mir wurde nichts geschenkt. Genau das hatte mir sehr gut gefallen! Ich hatte mehrere Wochen in äußerst bescheidenen Verhältnissen gelebt, ohne fließendes Wasser und andere Annehmlichkeiten, die in meinem Alltag so selbstverständlich waren, sodass ich vor meiner Reise keinen Gedanken daran verschwendet hatte.

Nach dieser Auszeit musste ich erst einmal Geld verdienen, und so sagte ich allen Model-Jobs zu, die mir angeboten wurden. So hatte ich in 14 Tagen zehn Fotoshootings in fünf verschiedenen Ländern. „Kein Problem" – dachte ich mir, ich war ja lang genug weggewesen. Doch ich täuschte mich, denn ich hatte den Kulturschock nicht berücksichtigt.

Beim ersten Model-Job saß ich vor dem Shooting wie gewöhnlich in der Maske und kam mir selbst fremd vor – war ich das? Eben noch in Indien und jetzt umringt von acht Leuten, die alle eifrig am Reden und Planen waren, ob Marketing, Fotograf und Assistent, Endkunde, Requisite oder Hair-and-Make-up-Artist. Die Stylistin hielt ein Farbmuster neben mein Gesicht, und die Fotografin besprach mit einem Kunden die Reihenfolge des Shootings – alle funktionierten, und mir kam es vor, als würde ich mich hier fernab jeglicher Wirklichkeit befinden. Irgendwie war ich noch gar nicht richtig hier und wieder zurück. Für mich war es unbegreiflich, dass es zwei so verschiedene Welten geben kann. Was kann ein Mensch dafür, dachte ich, dass er in Indien oder Deutschland geboren ist?

Ich ließ mir meine Orientierungslosigkeit nicht anmerken, lächelte und setzte die Vorstellungen der Fotografin um. Doch das alles erschien mir unwirklich, denn alles drehte sich hier nur um Oberflächlichkeiten, um schöne Bilder und klitzekleine „Problemchen" wurden riesengroß gehandelt: Welches Accessoires soll das Model auf welchem Bild zeigen, soll sie die Haare offen tragen oder nicht? Währenddessen gibt es auf der anderen Seite der Welt Menschen, die Hunger leiden oder nichts anzuziehen haben. Als ich abends in meinem Hotelzimmer war, weinte ich lange.

SOUVENIR AUS INDIEN

Beim nächsten Job fragte mich ein anderer Make-up-Artist: „Was hast du denn da zwischen den Augen?" Ich hatte es selbst schon entdeckt. Ein kleiner Pickel, der sich langsam auf meiner Stirn bildete. Er störte mich, ich hatte an ihm rumgedrückt. Das nahm er mir allerdings übel und entzündete sich leicht. Aber er konnte mit Schminke gut überdeckt werden. Auch beim dritten Job war das Abdecken noch möglich. Dann wurde es schon schwieriger.

Nach dem sechsten Job hatte ich zwei Tage frei und mittlerweile einen Riesenfurunkel an der Nasenwurzel. Offenbar war die Stelle durch das viele Schminken gereizt und hatte sich nun böse entzündet. Meine Stirn wölbte sich nach vorne, die Augen waren verschwollen, mein ganzes Gesicht war schief, dick und unförmig. Ich sah nicht mehr aus wie ein Model, mein Aussehen erinnerte mich an manche der indischen Bettler, die mit eitrigen Geschwüren und offenen Wunden im Gesicht im Straßenstaub saßen.

„Um Gottes willen!", rief die Bookerin, die mich in Athen zum Flughafen fahren wollte, weil mein nächster Termin in Paris war. Anstatt zum Flughafen brachte sie mich ins nächstgelegene Krankenhaus. Nach einer langen Wartezeit, in der ich immer nervöser wurde, hörte ich von einem Arzt, dass ein Furunkel so nah am Gehirn nicht ungefährlich war. Die Bookerin sprach Griechisch und erklärte dem Arzt, dass ich als Model keine Narbe im Gesicht haben dürfte. Er erwiderte, dass ich froh sein konnte, wenn es so glimpflich ausging, dass mir nur eine Narbe blieb. Ich malte mir das Ende meiner Model-Karriere aus. Seltsamerweise empfand ich es nicht als Katastrophe, und das verdankte ich meiner Zeit in Indien, die mich Gelassenheit gelehrt hatte.

»Als meine äußere Schönheit kaum erkennbar war, lernte ich meine wahre Schönheit kennen.«

Ich bin doch viel mehr als eine, die Glück gehabt hatte, weil sie als Model arbeiten konnte. Und wenn diese Zeit im Rampenlicht jetzt vorbei wäre, dann würde ich eben etwas anderes finden. Ein tiefes Gefühl der Dankbarkeit durchströmte mich, für die vielen Chancen in meinem Leben, für meine tolle Kindheit, für die Liebe zu meinen Eltern und meinen Geschwistern sowie zu meinem Beruf.

DIE NARBE

Für ein Model bin ich mit meinen 175 cm weder besonders groß, noch ausgesprochen dünn. Trotzdem werde ich oft gebucht, was vor allem an meiner Fitness und Ausstrahlung liegt. Ich bin fest davon überzeugt, dass die Schönheit, die uns einen inneren Glanz verleiht, eine ganz besondere Strahlkraft besitzt.

Diese innere Schönheit wird auch durch Sport geformt. Er macht mich glücklich, gibt mir Energie und verleiht mir meine Ausstrahlung. Aber nicht nur Bewegung im Allgemeinen, sondern konkret durch die Art des Trainings, denn ein optimales Training hat für mich auch etwas mit Achtsamkeit zu tun. Indem ich mich meinem Körper zuwende, auf ihn Acht gebe und trainiere, verneige ich mich vor ihm und zeige ihm meine Dankbarkeit.

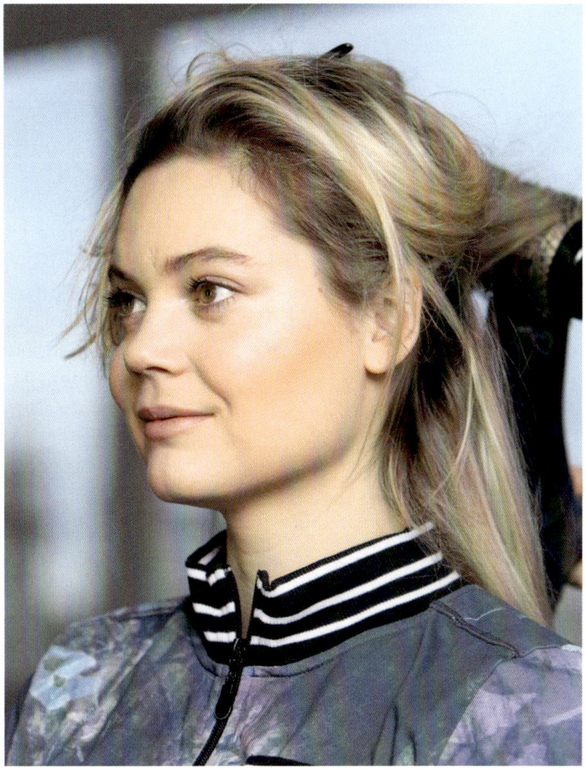

Im Wartezimmer der Athener Klinik wurde mir klar, dass ich diese Art des Trainings beibehalten möchte, egal ob ich als Model arbeite oder nicht. Die nächsten Tage gehörten zu den spannendsten meines Lebens, denn zuerst war es ungewiss, wie tief der Furunkel ging. Doch schließlich heilte er ab, und es blieb glücklicherweise nur eine kleine Narbe zurück, die ich bis heute zu schätzen weiß. Sie erinnert mich immer daran, dass mein schönes und erfülltes Leben, das ich führen darf, in keinster Weise selbstverständlich ist. Sie erfüllt mich mit großer Dankbarkeit.

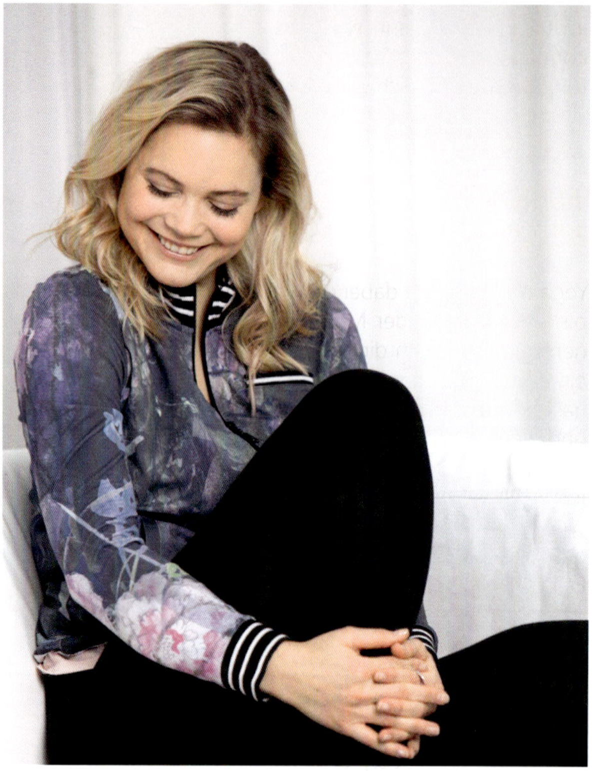

EIN TRAUM WIRD WAHR

Ich hatte lange nicht mehr an meinen Mädchentraum vom „Shape"-Cover gedacht. Ehrlich gesagt hatte ich ihn schon fast vergessen, doch eines Tages flatterte tatsächlich die ersehnte Anfrage ins Haus. Ich konnte es kaum glauben: Die „Shape" wollte mich als Cover-Model! Als Teenager wollte ich immer so sein wie die frischen, fröhlichen und fitten Frauen auf dem Cover, und jetzt durfte ich eine von ihnen sein! Nun, es hatte auch ziemlich lang gedauert, nämlich von meinem 13. bis zum 27. Lebensjahr. Das zeigte mir aber wiederum, dass manche Entwicklungen eben Geduld und einen langen Atem benötigen. Diesen brauchst du auch bei High Intensity und beim Yoga. Und im Leben sowieso.

ROTE KARTE FÜR GRÜNE HÄKCHEN

Wer mich nicht kennt, glaubt vielleicht, mir wäre vieles in den Schoß gefallen. Manchmal vermuten das Leute auch deshalb, weil sie sich selbst dann nicht anstrengen müssen. Ich selbst strenge mich aber gerne an.

»Ich liebe es, mich voll für etwas zu engagieren, alles zu geben – und wenn möglich, andere auch zum Mitmachen zu bewegen.«

Wie damals bei der Arbeit mit dem Nachwuchs des FC Augsburg, den ich im Yoga unterrichten durfte. Heutzutage setzen auch Fußballer auf das Zusammenspiel von Spannung und Entspannung.

Wenn ich heute zurückblicke, war der schwerste und wichtigste Schritt die Entscheidung, keine grünen Häkchen mehr für andere Leute zu machen. Oder nur noch solche, die ich mit meinen Überzeugungen vertreten kann. Als ich mich damals von meinem Job, meiner Wohnung und meinem Freund getrennt hatte und in die weite Welt gezogen bin, hatte ich oft Existenzängste. Ich wusste nicht, wie es weitergehen würde, und spürte häufig den enormen Erwartungsdruck von außen. Wann würde ich wieder in ein „normales" Leben zurückfinden?

Mittlerweile bin ich schon eine Weile selbstständig. Es gibt zwar immer Höhen und Tiefen im Leben, aber ich habe keine solchen Täler mehr erlebt wie in meiner Zeit als Bankangestellte. Der Job hat einfach nicht zu mir gepasst. Auf Dauer hätte ich mich zu sehr verbogen.

Ich glaube, dass es sehr wichtig ist herauszufinden, was einem gefällt und guttut. Ob im Sport, im Beruf oder generell im Leben. Nur wenn wir mit ganzem Herzen dabei sind, können wir auch alles geben und voller Überzeugung das tun, was uns wirklich wichtig ist.

WORK-FIT-BALANCE – ARBEIT UND BEWEGUNG IM EINKLANG

Yoga hat mir auch dabei geholfen herauszufinden, wer ich bin – und dass jeder Mensch anders ist. Zum ersten Kennenlernen habe ich dir meine Geschichte erzählt, damit du ein Bild von mir, meinen Wünschen, Hoffnungen und Zielen hast, die mich antreiben – wir sind ja jetzt in einem Team und werden von nun an gemeinsam trainieren.

Ich will dich nicht überreden, den gleichen Weg zu gehen wie ich. Welcher Weg der richtige für dich ist, musst du ganz alleine entscheiden, denn Überreden bringt gar nichts. Es ist auch nicht nötig, alles zu kündigen, um der Stimme deines Herzens zu folgen.

»Höre auf die Stimme deines Herzens und finde heraus, was du fühlst, was dich antreibt und was du erreichen möchtest.«

Manche Menschen sind besser beraten, in einem sicheren Umfeld zu leben. Oder Kündigungen rückgängig zu machen, weil das die Stimme ihres Herzens empfiehlt. Ich sage nicht: Wirf alles über Bord! Das wäre Unsinn, denn du bist ja anders als ich.

Stattdessen kannst du etwas Neues an Bord holen: die Idee von „Burning Balance“. Egal, wo du im Moment im Leben stehst, auf welchem Meer des Lebens du herumschipperst: In meinem Konzept von „Burning Balance“ ist für jeden etwas dabei. Ob Anfänger oder Fortgeschrittene. Ob du eine leidenschaftliche Sportlerin, ein leidenschaftlicher Sportler bist oder lernen möchtest, den inneren Schweinehund zu besiegen. Ob es dir um das gute Aussehen, die Ausstrahlung oder mehr um die Gesundheit geht. Oder alles zusammen. Hier kannst du dich auspowern und Energie tanken!

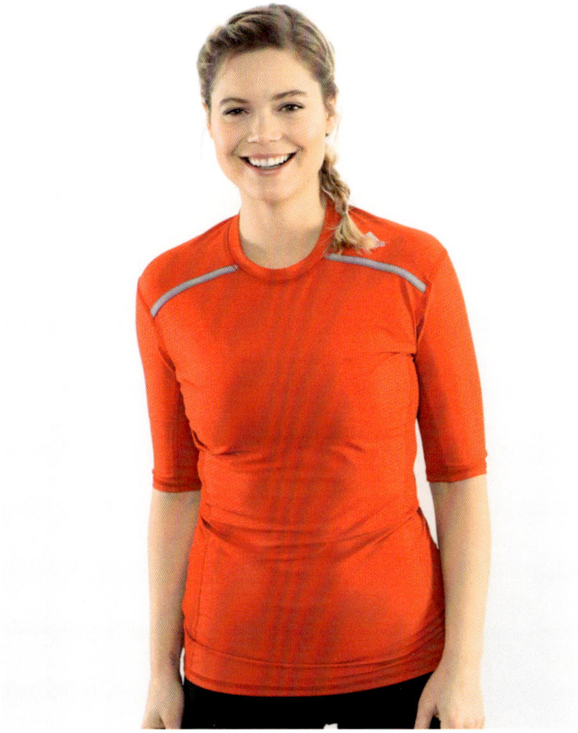

Du kannst auch alles beim Alten lassen und einfach nur etwas Neues in dein Leben bringen. „Burning Balance“ ist ein Impuls, der dich und dein Leben bereichert!

So wie das Leben von unzähligen anderen, die vor dir neugierig auf diese Methode waren, sie einfach mal ausprobierten und dabeigeblieben sind. Willkommen im Team! Ich freue mich, dass du mitmachst und ein Teil von „Burning Balance“ werden möchtest.

Auf den nächsten Seiten stelle ich dir die Methode von „Burning Balance“ vor und dann legen wir los!

2-IN-1: „BURNING BALANCE“ – DIE EINZIGARTIGE KOMBINATION AUS HIGH INTENSITY UND YOGA

Mein Trainingskonzept besteht aus zwei Komponenten, die ich mit viel Liebe zusammengebracht habe: High Intensity Training und Yoga.

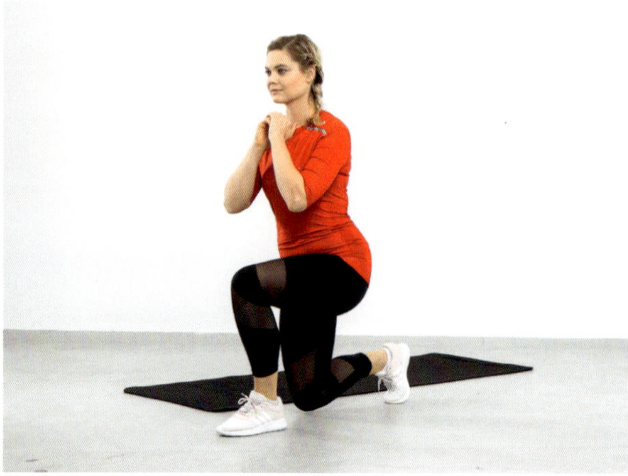

HIGH INTENSITY

Kurze, aber anspruchsvoll gestaltete Trainingsintervalle, die vor allem die Muskulatur und das Herz-Kreislauf-System stärken. Durch die kurzen Belastungsphasen wird die Muskulatur optimal angesteuert. Zwanzig Minuten pro Trainingseinheit reichen aus, um Fettverbrennung und Muskelstraffung zu fördern. Du powerst dich aus und baust gleichzeitig Stress ab.

Mit High Intensity erzielt man schneller Erfolge als mit einem herkömmlichen Training. Die Ausdauer verbessert sich spürbar und die Muskulatur wird sichtbar gestärkt. Zahlreiche Studien zeigen, dass sich sowohl der Hormonhaushalt durch das Training nachhaltig positiv ausgleicht als auch die Insulinresistenz des Körpers verbessert. Somit ist das Training auch eine Prävention für stoffwechselbedingte Volkskrankheiten wie zum Beispiel Diabetes.

Dreimal die Woche Training mit hoher Intensität reichen aus, um der Muskulatur ausreichend Reiz zur Anpassung zu geben, um leistungsfähiger zu werden. Gleichzeitig wird dem Körper genügend Zeit zur Regeneration gewährt. Aufgrund der hohen Intensitäten im Training ist ein angemessener Reiz zur Anpassung gegeben.

Die effektiven Trainingseinheiten und die schnell sichtbaren Erfolge erhöhen die Motivation, nicht nur im Training, sondern auch im Alltag.

Jeder kann einsteigen – egal ob Couch Potato oder Sportskanone. Die Übungen lassen sich individuell an das Leistungsniveau anpassen. Probiere es einfach aus!

HIGH INTENSITY TRAINING FÖRDERT:

Fettverbrennung
+
Muskelaufbau
+
mehr Fitness im Alltag
=
Auspowern & Stressabbau

DAS „BURN“-PRINZIP

- Training in allen Ebenen der menschlichen Bewegung: Horizontal-, Transversal- und Sagittalebene
- Beanspruchung der Gelenke in ihrem anatomischen, natürlichen Nutzungszweck: Knie- und Ellenbogengelenk zur Kraftübertragung, Sprung-, Hüft-, Hand- und Schultergelenk zur Mobilität
- Training aller Segmente der Wirbelsäule und Ausgleich von Dysbalancen
- Nutzung metabolischer Vorteile durch kurze und intensive Einheiten

YOGA

Ein bewusstes und achtsames Ganzkörpertraining, das vor allem das Körpergefühl schult. Körper, Geist und Seele werden ausbalanciert, gekräftigt, gedehnt und entspannt. Die Haltung verbessert sich, du tankst Energie, kommst zur Ruhe und kannst Stress loslassen.

Yoga ist eine uralte indische Methode, Körper, Seele und Geist zu vereinen. Übersetzt bedeutet es genau das: Vereinigung. Durch ein regelmäßiges Yoga lernst du, deinen Körper mit Achtsamkeit zu behandeln, und steigerst dein Bewusstsein dir selbst und anderen gegenüber. Es äußert sich darin, dass du darauf achtest, was dir guttut, was du isst, wie du andere Menschen behandelst oder wie du auf Situationen reagierst. Du lernst, dich selbst zu lieben.

Yoga tut nicht nur gut, es macht auch Spaß und verbessert deine Laune. Es fördert deine Gesundheit und hilft bei der Stressbewältigung, indem es Verspannungen löst und dadurch stressbedingte Rückenprobleme, Nackenbeschwerden und Kopfschmerzen lindert. Sowohl deine Abwehrkräfte als auch dein Immunsystem werden gestärkt. Yoga verbessert deine Konzentration und hilft dir dabei, den Alltag mit mehr Fokus zu meistern.

Die ganzheitliche einzigartige Kombination in „Burning Balance" verstärkt die Wechselwirkung der Effekte von Spannung und Entspannung. So erreichst du effektiv nachhaltige Gesundheit, bist insgesamt ausgeglichener und somit auch konzentrierter.

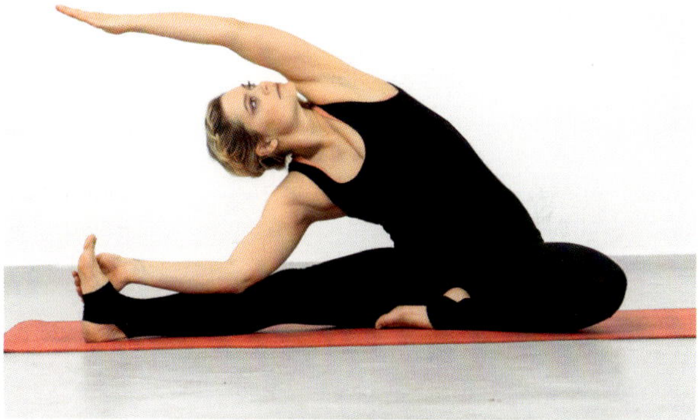

YOGA SORGT FÜR:

Flexibilität
+
Stabilität
+
Körpergefühl
=
Energie tanken & zur Ruhe kommen

DAS „BALANCE"-PRINZIP

- Emotionale Stabilität und Stressresistenz
- Optimale vegetative Balance, Abbau von Muskelverspannungen und verbesserte Muskeldurchblutung
- Besseres Körperbewusstsein und erhöhte Beweglichkeit in der Wirbelsäule und allen Gelenken
- Verbesserter Stoffwechsel in Gelenken, Knorpeln und Bandscheiben

„BURNING BALANCE“ 2 GO

Das Cover-Shooting für die „Shape“ war nicht nur die Erfüllung eines lang gehegten Traums von mir, sondern auch die Geburtsstunde unseres digitalen „Burning Balance"-Trainings. Und das kam so:

Ich hatte genau zehn Tage Zeit, um mich optimal auf das Shooting vorzubereiten. Wie sollte ich diese Zeit am effektivsten nutzen? Ich rief einen Bekannten an, der Athletik-Trainer in der Bundesliga ist, und bat ihn um Unterstützung. Da ich in der Zeit einen sehr vollen Terminkalender hatte, fragte ich ihn, ob er mich über das Handy coachen könnte. Es funktionierte erstaunlich gut! Jeden Tag fragte er mich: Wie hast du geschlafen, wo bist du, wie ist deine mentale Verfassung, welche Möglichkeiten hast du heute, um zu trainieren, und noch vieles mehr. Aus meinen Antworten kreierten wir das ideale Training für mich, wie bei einem sehr guten Personal Training.

Nach dem Shooting für die „Shape“ merkte ich, dass mir diese individuellen Einheiten fehlten. Ich hatte meinen „Personal Trainer“ davor immer bei mir gehabt, musste zu keinem persönlichen Termin, konnte aber trotzdem mit ihm kommunizieren und trainieren, wenn es mir passte. Durch das individuell angepasste Training, kombiniert mit einer gesunden Ernährung, konnte ich sehr schnell Resultate sehen und fühlen.

Etwa in derselben Zeit fragten mich meine Model-Kolleginnen, die ich noch immer als Personal Trainerin betreute, nach Trainingsplänen für unterwegs. Sie wollten flexibel und unabhängig trainieren – anders ließ sich das mit dem Job, bei dem man ständig reisen muss, gar nicht machen. Ich erkannte, dass es einen großen Bedarf an solchen Plänen „to go“ gibt. Alleine konnte ich das allerdings nicht stemmen, weshalb wir eigens dafür ein Team aufbauten, und ich bin heute stolz darauf, ein Teil davon sein zu dürfen.

Wir merkten relativ schnell, dass nicht nur die einzelne Person daran interessiert ist, mit einem wissenschaftlich fundierten, ganzheitlichen und nachhaltigen Gesundheits- und Bewegungskonzept zu trainieren. Dieses Jahr wird ein Sportpark gebaut, den wir für den Großkonzern „BMW“ auf dem Business Campus in der Münchner Umgebung entworfen haben. Daraufhin folgten weitere Firmen wie zum Beispiel „Burda“, die daran interessiert sind, die Gesundheit und das Wohlbefinden ihrer Mitarbeiter zu fördern. Mittlerweile bieten auch Krankenversicherungen verschiedene Gesundheitskonzepte für ihre Versicherten an.

In diesem Buch findest du eine vereinfachte Form de Fragen, die mir mein Trainer damals gestellt hat (siehe Seite 26), damit auch du individueller trainieren kannst. Bitte beachte, dass in einem Buch lange nicht das Maß an Individualität darstellbar ist wie in einem Personal Training oder einem individuellen Coaching, wie wir es in unserer Web-Applikation entwickeln.

Hast du ergänzend zum Buch Lust auf einen digitalen Trainingspartner? Dann hol ihn dir:
burningbalance.com/account/register

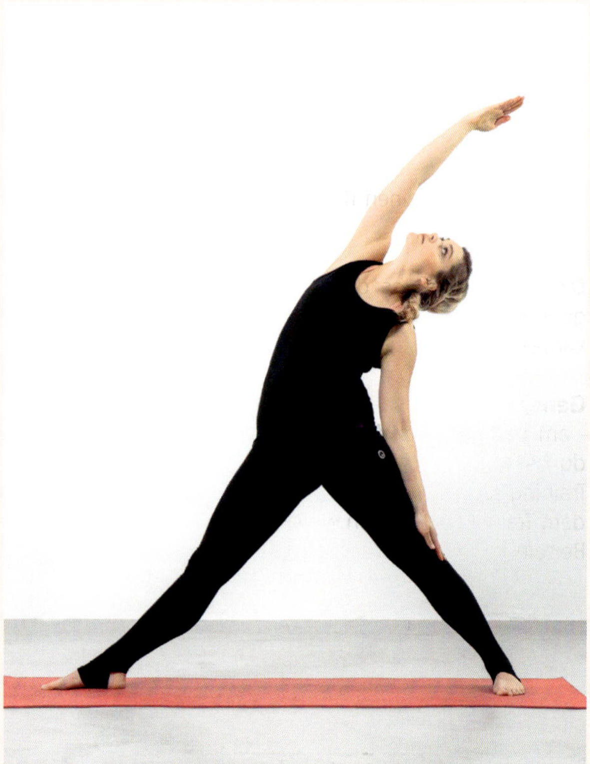

GEBRAUCHSANWEISUNG FÜR DIESES BUCH

Wir sind nicht jeden Tag immer in derselben körperlichen Verfassung. Manchmal haben wir mehr Energie, manchmal weniger. Einmal haben wir Lust auf Auspowern, ein anderes Mal auf etwas Ruhigeres.

Ein großer Vorteil des Konzepts von „Burning Balance" ist seine individuelle Anwendung. Damit wir dich stets auf dem richtigen Fuß erwischen, solltest du vor dem Training in dich hineinhören und dir folgende Frage stellen: Wie geht es dir heute? Je nach deinem persönlichen Befinden suchst du dir dann das passende Training aus.

Feel-Good-Manager: Auf Seite 24 findest du „Burny", deinen persönlichen Feel-Good-Manager. Hierbei handelt es sich um einen Selbsttest, mit dessen Hilfe du dein individuelles Training kreieren kannst.

Wichtig: Jedes Training beginnt mit einem Warm-up. Unterschätze oder „überspringe" das Aufwärmen auf keinen Fall, denn es minimiert das Verletzungsrisiko, welches bei jeder Sportart als ein möglicher Faktor berücksichtigt werden sollte.

Warm-up: Wir haben zwei Warm-up-Varianten für High Intensity und Yoga, jeweils ein kurzes und ein langes Warm-up. Du brauchst für eine „Burning Balance"-Session also zwei Warm-ups, einen für den „Burn"- und einen für den „Balance"-Part.

Dresscode: Wie es dir gefällt. – Hauptsache, du hast genügend Bewegungsfreiheit. Mit „Burning Balance" kannst du überall praktizieren – mit und ohne Matte.

Generell: Im „Burn"-Part ist viel trinken besonders wichtig – am besten stilles Wasser. Im „Balance"-Part verzichtest du besser auf Getränke. Zwei bis drei Stunden vor dem Training solltest du energiereich gegessen haben. Kurz vor dem Training empfehlen wir maximal einen Snack wie zum Beispiel eine Banane.

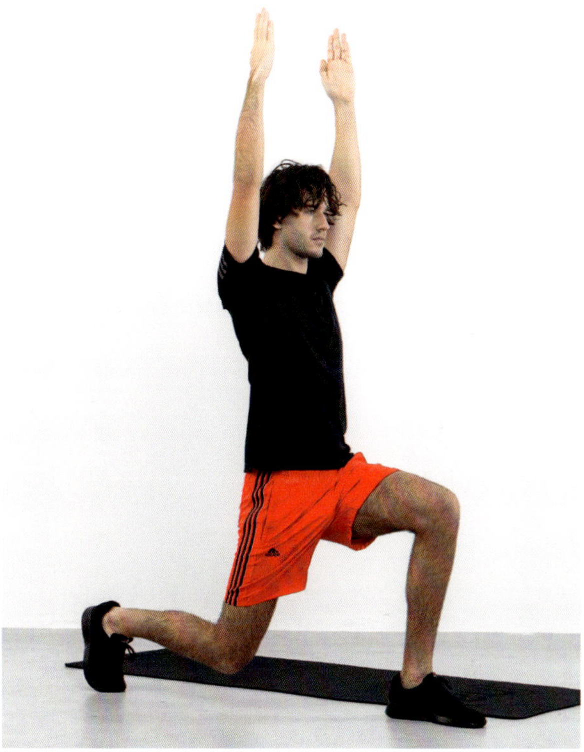

»Bist du bereit für den ersten Schritt? ›Auch eine Reise von tausend Schritten beginnt mit dem ersten Schritt‹.«

Lao-Tse (6. Jh. v. Chr.)

INDIVIDUELL TRAINIEREN

In unserer Web-Applikation gibt es „Burny", unseren persönlichen Feel-Good-Manager und virtuellen Personal Trainer, der dein Training je nach deiner Tagesform konzipiert. Du bist ja nicht immer gleich gestimmt und hast zu jeder Zeit konstant dieselbe Motivation. Auch ein prinzipiell zuversichtlicher Mensch kann einmal in ein Loch fallen, genauso wie einem Kreativen die Ideen ausgehen können – unser Befinden ist immer eine Momentaufnahme, das merkt man schon beim Wetter. Kaum scheint die Sonne, steigt die Laune.

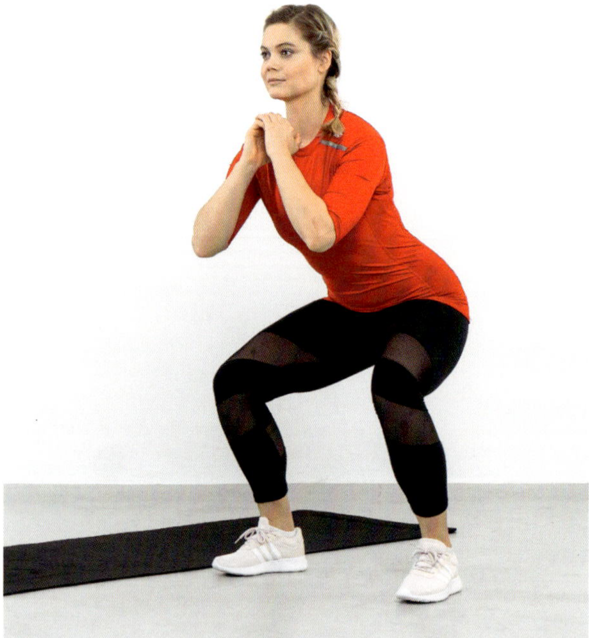

Nun, das Wetter kannst du mit „Burning Balance" zwar nicht beeinflussen, dafür aber dein inneres Klima. Der Feel-Good-Manager sorgt dafür, dass es dir gutgeht: Mit dem richtigen Training scheint die Sonne genauso intensiv, wie du sie im jeweiligen Moment brauchst. Dieses Buch soll dich dabei begleiten und dir helfen, dein richtiges Level zu finden und so Freude an deinem regelmäßigen Training zu entwickeln. Du sollst dich durch dein Training ja nicht durchquälen, sondern vor allem Spaß daran haben, denn damit steigerst du den Trainingseffekt. Außerdem ist Lachen gesund, schon allein deshalb, weil du dann mal richtig durchatmest. Ja, man kann sogar Muskelkater vom Lachen bekommen – ich spreche hier aus Erfahrung!

Für eine ideale Balance stärkst du im Training nicht die Aspekte, über die du ohnehin schon verfügst, sondern jene Qualitäten, die bei dir gerade nicht so ausgeprägt vorhanden sind. Ein Gleichgewicht ist wichtig für unser Wohlbefinden, denn damit schaffen wir uns die besten Voraussetzungen für unseren Körper, ohne zwischendurch in den Seilen zu hängen. Das Motto ist: „Burn and Balance" – intensiver kann das Leben nicht sein!

Wenn du dir nicht sicher bist, wie du üben sollst oder wenn du gar gesundheitliche Probleme hast, lass dich am besten von einem Arzt oder einem Therapeuten beraten, um dich mit einem guten Gefühl regelmäßig deinem Training widmen zu können.

REIHENFOLGE

1. FEEL-GOOD-MANAGER
2. WARM UP
3. BURN
4. SONNENGRUSS
5. YOGA + SHAVASANA
6. ÜBUNGEN FÜR DEN ALLTAG

FEEL-GOOD-MANAGER: DER SELBSTTEST

Unsere Sportwissenschaftler haben einen Test entwickelt, anhand dessen ein optimales Training für dich erstellt werden kann. Überspring auch diesen nicht – so steigerst du deinen Erfolg!

BESCHREIBUNG:

Schreibe die Summe aus den Spalten in deine Tagebuchseiten und erfahre deine Intensität. Deine kostenlose Tagebuchseiten findest du unter: **www.burningbalance.com/ Buch**

INTENSITÄTSBESTIMMUNG

Wähle vor jedem Training zwischen grün – gelb – oder rot (siehe Tabelle unten) und nutze die Tagebuchseite, um deine Werte einzutragen.

	1	2	3	4	5
Wie lange hast du heute Nacht geschlafen?	Weniger als 5 Stunden	5,5 – 6 Stunden	6,5 – 7 Stunden	7,5 – 8 Stunden	Mehr als 8 Stunden
Wie schätzt du die Qualität deines Schlafs ein?	Sehr schlecht/unruhig/oft aufgewacht	Gelegentlich aufgewacht/leicht ermüdet	Ausreichend	Ganz gut	Tief und fest
Wie hast du dich in den letzten 24 Stunden ernährt?	Sehr ungesund/viel zu wenig getrunken	Ungesund/zu wenig Flüssigkeit	Durchschnittlich	Gut und ausreichend getrunken	Sehr ausgewogen mit reichlich Flüssigkeit
Wie viel Stress hattest du in den letzten 24 Stunden?	Ich bin sehr gestresst	Es gab Momente, die Stress ausgelöst haben	Nicht mehr oder weniger als sonst	Ich fühle mich ausgewogen	Kein Stress
Hast du Muskelkater oder Schmerzen?	Sehr stark	An einigen Stellen	Ich spüre kaum etwas	Ich fühle mich gut	Ich fühle mich fantastisch
Wie ist deine Stimmung heute?	Schlecht/ich fühle mich sehr unkonzentriert	Nicht gut/es fällt mir schwer, mich zu fokussieren	Ausgeglichen	Ganz gut/ich bin fokussiert	Sehr gut/ich fühle mich für alles bereit

6 – 13 > grün ; 14 – 23 > gelb ; 24 – 30 > rot

ELEMENTBESTIMMUNG

Starte hier nach der Intensitätsbestimmung, wenn du mit dem Training in diesem Buch beginnst, (wieder-) einsteigst, oder du zuletzt im Element Liebe trainiert hast. Dein erstes Trainingselement richtet sich nach folgenden Faktoren:

Regelmäßig intensiver Sport	= Wasser
Wieder-/Einsteiger oder wenig Erfahrung	= Erde
Nach dem Element Liebe	= abwechselnd Wasser oder Feuer

Dein zweites Training ist das Element Feuer. Ab dem dritten Training arbeitest du mit der Tabelle für deine Elementbestimmung (siehe Tabelle unten).

Bei regelmäßigem Training orientiert sich dein neues Element an deinen letzten beiden Workouts, also bitte mitschreiben. Verwende dafür deine Tagebuchseite und lies deine Werte von der Tabelle auf Seite 26 ab.

Wähle die empfundene Intensität der letzten beiden Trainings	**WÄHLE DAS ELEMENT DEINES LETZEN TRAININGS**				
	Feuer	**Wasser**	**Erde**	**Luft**	**Liebe**
HH	Luft	Luft/Erde	Luft	Erde	im Wechsel Wasser und Feuer
HM	Erde/Luft	Erde/Wasser	Feuer/Luft	Erde	
HL	Wasser/Feuer	Erde	Wasser	Wasser	
MM	Wasser/Feuer	Erde	Wasser	Erde	
ML	Wasser/Feuer	Wasser/Feuer	Wasser/Feuer	Wasser/Feuer	
LL	Wasser/Feuer	Feuer	Feuer	Feuer	

H = Hoch, M = Mittel, L = Leicht

„BURNING BALANCE" UND DIE WISSENSCHAFT

Schon als Kind habe ich gern „warum" gefragt – und zwar so oft, bis meine Eltern „darum" geantwortet haben. Heute würde ich mich damit nicht mehr so leicht zufriedengeben. Auch in diesem Buch soll die Antwort auf die „Warum-Fragen" nicht fehlen. Aus diesem Grund haben das sportwissenschaftliche Team und ich ein „Darum der Wissenschaft" für dich verfasst.

Um dich an den wissenschaftlichen Hintergrund des „Burning Balance"-Konzepts heranzuführen, stelle ich dir einige wissenswerte Zahlen vor: Unter den drei häufigsten Krankheiten, die zu einer Arbeitsunfähigkeit führen, finden wir auf Platz 1 Muskel-Skelett-System-Erkrankungen mit 21,8 %, an zweiter Stelle psychische Erkrankungen mit 16,7 %, gefolgt von Atemsystem-Erkrankungen mit 15,4 %.

Die Atemsystem-Erkrankungen sind relativ schnell, im Schnitt nach 6,5 Tagen, abgeklungen. Erkrankungen des Muskel-Skelett-Systems dauern durchschnittlich 18,5 Tage und psychische Erkrankungen durchschnittlich 35,5 Tage (Quelle: AU-Daten der DAK-Gesundheit 2017 aus dem Gesundheitsreport 2018). Diese wissenschaftlichen Ergebnisse haben wir bei der Entwicklung der Trainings berücksichtigt, und dieses so konzipiert, dass sie den oben genannten Krankheitsbildern gezielt entgegenwirken. Eine wesentliche Erkenntnis ist, dass wir durch unseren Lebensstil selbst positiven Einfluss auf unsere eigene Gesundheit und unser Wohlbefinden nehmen.

POSITIVE AUSWIRKUNGEN VON HIGH INTENSITY TRAINING

Keiner von uns ist gleich, jeder reagiert anders auf dasselbe Training und die Belastungen im Alltag. Daher ist der Ansatz dieses Buchs High Intensity in verschiedenen Workouts und verschiedenen Intensitäten so einfach und anwenderfreundlich wie möglich darzustellen.

High Intensity ist durch hohe Belastungen in kurzen Zeiträumen gekennzeichnet, was du gerade in unseren Feuer- und Wasser-Workouts spüren wirst. Es ist ein Training, welches Laktat- oder Gaswechselschwellen überschreitet und Werte erreicht, in denen dein Körper intensivere Stoffwechselvorgänge aktiviert, um den erhöhten Energiebedarf zu decken [1]. Diese Schwellen möchte man bewusst erreichen, um Anpassungen im aeroben und anaeroben Bereich zu erhalten. Aerobe Stoffwechselvorgänge bilden die Grundlage zur Regeneration und Energiebereitstellung, während anaerobe Systeme bei hoher Belastung hinzugeschaltet werden, um den Energiebedarf zu decken [2]. Wegen dieser intensiven Belastung werden die Intervalle kurzgehalten, und man leistet dafür mehrere Runden ab.

Die Belastungszeiten richten sich sowohl nach dem Stoffwechsel als auch nach den Trainingszielen. Eine bekannte Stellgröße ist die Time-under-Tension (TUT). Die aus dem Training bekannten Wiederholungszahlen für Trainingsziele, wie beispielsweise 8–12 Wiederholungen mit moderater Last für Muskelaufbau, leiten sich aus diesem Prinzip ab [3].

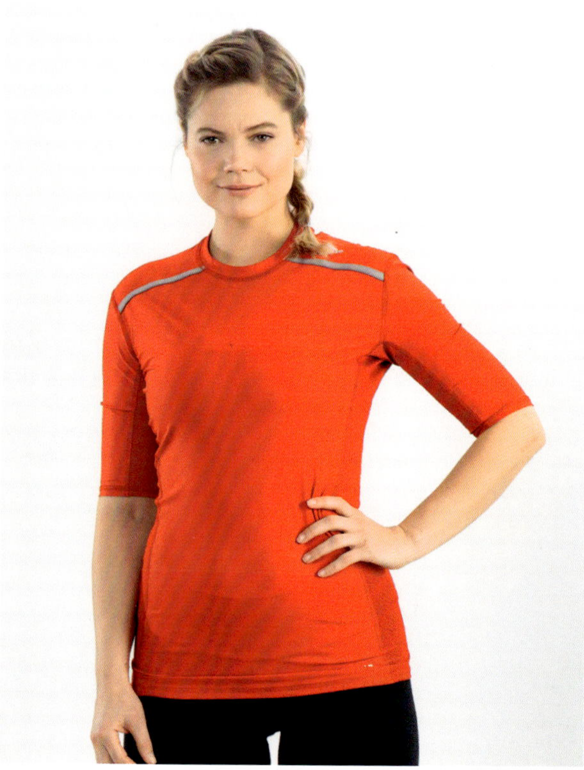

Hierdurch kann man auch lokale Anpassungen verfolgen, die im Einklang mit dem High Intensity-Konzept stehen. Das von uns durchgeführte Training in Supersätzen ermöglicht es, in kurzer Zeit mehrere Übungen miteinander zu verbinden und die Muskulatur lokal auszulasten. So trainiert man gezielt eine Muskelgruppe, geht zur nächsten weiter und hält den Puls hoch im High Intensity-Bereich. Bereits Einsteiger können jede Muskulatur von Anfang an intensiv trainieren. Ein Beispiel für einen Supersatz nach diesem System wären 10 Squats, gefolgt von 10 Push-ups und 20 Sit-ups. Nach den Sit-ups wird für 20 Sekunden durchgeschnauft und die Runde erneut begonnen. Durch die kurzen intensiven Belastungen kannst du dich voll auf die Bewegungsqualität konzentrieren!

Wird die Belastung durch den Widerstand des eigenen Körpergewichts nicht mehr erreicht, gibt es mehrere Möglichkeiten, das Training anspruchsvoller zu gestalten und hiermit auch die Beanspruchung zu steigern:

- Externe Hilfsmittel wie einen Medizinball als Gewicht oder einen Schlingentrainer
- Erhöhung der Wiederholungen
- Mehrere Runden
- Kürzere Pausen
- Auswahl anspruchsvollerer Übungen

Damit du, der Trainierende, hinsichtlich der Beanspruchung, Häufigkeit und Intensität variieren kannst, geben wir Übungen in offenen und geschlossenen Ketten vor. Bei geschlossenen Ketten hast du von der Start- bis zur Endposition immer den gleichen Kontakt mit dem Boden und beide Beine oder Arme am Boden. Hierdurch lässt sich exzellent Kraft übertragen und trainieren, wie beim Squat. In offenen Ketten dagegen ist ein Bein oder Arm nicht am Boden, sodass Stabilität gefördert oder die Übung langsamer durchgeführt wird. Das Gegenbeispiel für unseren Squat wäre ein One-leg-Squat. Sensomotorisches Training geschieht vorwiegend in offenen Ketten. Hierbei wird das Gleichgewicht geschult, weil du alle Sinne nutzen musst, um stabil zu bleiben: Das Gleichgewichtsorgan im Innenohr, die Reflexe und das Feedback deiner Muskeln an das Rückenmark sowie deinen Blick, um zu verstehen, wo du dich im Raum befindest. Hierbei übst du das große Zusammenspiel der einzelnen Teile des Körpers. So kann auch mit vergleichsweise niedrigen Intensitäten viel erreicht werden.

„BURNING BALANCE" IN STICHPUNKTEN

- Training auf allen Ebenen der menschlichen Bewegung: Horizontal-, Transversal- und Sagittalebene
- Balancegerechte Belastung der einzelnen Muskelketten und -schlingen: Frontallinie, rückwärtige Linie und diagonale Linie
- Beanspruchung der Gelenke in ihrem anatomischen und natürlichen Nutzungszweck: Knie- und Ellenbogengelenk dienen dem Kraftübertrag, Sprung-, Hüft-, Hand- und Schultergelenk der Mobilität
- Training aller Segmente der Wirbelsäule zur Vorbereitung auf den Alltag und entsprechende Belastungen im Zusammenspiel mit dem Yoga-Konzept
- Training in geschlossenen Ketten, beispielsweise der Bridge und in offenen Ketten, wie zum Beispiel der One-leg Bridge, um Kraft zu entwickeln, aber auch um Dysbalancen, die durch das Training entstehen könnten, vorzubeugen
- Nutzung der metabolischen Vorteile, die durch das kurze und intensive High Intensity Training entstehen bei gleichzeitiger Zeitersparnis für den Trainierenden
- Entspannung und Refokussierung auf das, was nach dem Training folgt

Dieses Zusammenspiel ist essenziell für die Funktion deines Körpers. In der Sportwissenschaft benutzt man hierzu ein Konzept der Muskelschlingen und -ketten. Man stellt sich vor, dass alle Muskeln nacheinander geschaltet sind und zusammenarbeiten.

POSITIVE AUSWIRKUNGEN VON YOGA UND MEDITATION

Yoga mag auf den ersten Blick nicht so spektakulär wirken wie das High Intensity Training, doch es gibt Yoga-Stellungen, genannt Asanas, die muten geradezu akrobatisch an. Aber auch einfache Asanas entfalten bereits eine große Wirkung.

So versorgt die tiefere Atmung den Körper besser mit Sauerstoff. Die ungewöhnlichen Rechts-Links-Asanas fordern unser Gehirn heraus und sorgen für neue Verknüpfungen. Die Meditation schenkt uns Entspannung, nicht nur im Körper, sondern auch im Kopf. Darüber hinaus ist Yoga eine Möglichkeit, sich neu kennenzulernen und zu entfalten.

»Die Dauer der Haltungen im Yoga schult unser Durchhaltevermögen, und wir lernen das Loslassen.«

Kleinste Korrekturen in den Asanas lenken unsere Aufmerksamkeit auf die Veränderungen im Körper. Die Benefits, die ich dir zu deinen Übungen geschrieben habe, sind teils aus der indischen Tradition und teils Ergebnisse aus der Wissenschaft.

Bei Probanden einer Studie, die regelmäßig Yoga praktizieren, wurde eine Leistungs-, Konzentrations- und Gedächtnissteigerung festgestellt (5). Ebenfalls wurde eine günstigere Statik, eine verbesserte Wirbelsäulenfunktion, ein ausgeglichener Hormonhaushalt sowie die präventive Wirkung gegen Diabetes festgestellt. Die Prinzipien und Wirkungsgrade wurden in einer Studie in die „sieben verschiedenen Grundprinzipien nach Minzinger" unterteilt:

- Die Wirbelsäulenachse wird angesprochen durch das Dehnen der Halswirbelsäule, Brustwirbelsäule und Lendenwirbelsäule und der Stärkung der Gesäßmuskulatur. So erreichen wir eine Aufrichtung der Wirbelsäule und vermeiden Rückenschmerzen oder Fehlpositionen.
- Eine Organkompression erzeugen wir mit Asanas durch Vor-, Seit- oder Rückbeugen, wodurch die jeweiligen Organe kurzzeitig massiert werden und wir eine verbesserte Durchblutung und bessere Funktion erreichen.
- Die Hydrostatik in den Umkehrhaltungen schult die Anpassungsfähigkeit der Gehirndurchblutung durch Druckveränderungen.
- Asanas werden begleitet durch eine gelenkte Atmung in einen bestimmten Bereich des Körpers. Diese jahrhundertealte Technik fördert die Dehnfähigkeit der Muskulatur, schult die Konzentration und harmonisiert Körper und Geist.
- Die fünfte Wirkungsebene nach Minzinger ist der Muskeltonus. Die Spannung der Muskulatur wird in den Asanas bewusst verändert, wobei ein Teil des Blutes in den Rumpf bzw. in die Organe gelenkt wird. Die darauffolgende Reduktion des Muskeltonus und der Rückfluss des Blutes können als elektrisierend in der Muskulatur empfunden werden.
- Durch die gezielte Fokussierung auf einen Punkt schulen wir die Konzentration und lernen so durch gezielte Entspannung, willentlich unsere Aufmerksamkeit zu lenken, was wiederum zu einer Steigerung unserer Leistungsfähigkeit führt.

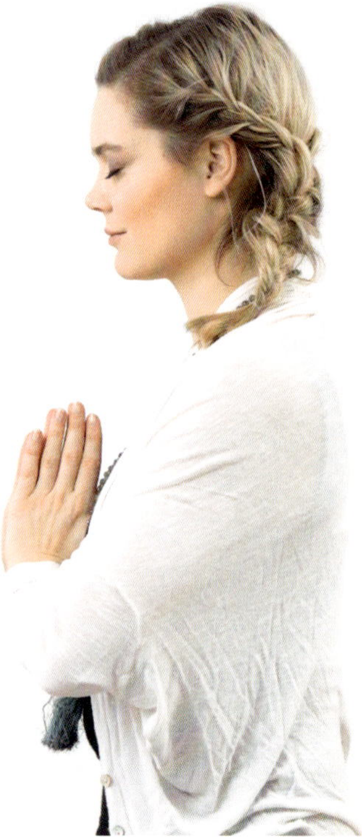

- Das siebte Grundprinzip ist die Verweildauer in den Asanas. Sie kann 4 Atemzüge bis hin zu zwei Stunden dauern. Eine lange Verweildauer hat insbesondere Auswirkungen auf unser Durchhaltevermögen und unsere Geduld und kann so weit wirken, dass Blockaden gelöst werden.

Mit einer Asana sprechen wir mehrere Wirkungsebenen an. Zum Beispiel in der Asana Dreieck/Trikonasana gibt es mehrere Wirkungsgrade: Funktionsanregung der Bauchorgane, Kräftigung der Hals- und Brustwirbelsäulenmuskulatur, Stabilisation der Wirbelsäule und Dehnung des ISG-Gelenks/Kreuzbein-Darmbein-Gelenks.

Bei einer Rumpfbeuge im Sitzen (Paschimottanasana) umfassen die Wirkungsebenen die Unterstützung bei der Regulation der Verdauung durch die Massage und Peristaltik von Magen, Niere, Leber, Milz, Bauchspeicheldrüse auf organischer Ebene sowie die Stabilisierung und Flexibilität der Wirbelsäule und die Dehnung des ISG-Gelenks/Kreuzbein-Darmbein-Gelenks.

Du wirst feststellen, wie viel sich für dich zum Guten verändert, wenn du Yoga praktizierst. Ich stellte in meinem Training fest, dass ich nach einer High Intensity Einheit häufig aufgeregt und gepusht bin und lange brauche, um wieder runterzukommen und schlafen zu können. Damit bin ich nicht allein: Eine Studie belegt, dass der Körper beim Yoga gut entspannt, und das beginnt bei unserem Herzschlag. Beim High Intensity sind wir im hohen Herzfrequenzbereich, beim Yoga hingegen in einem niedrigen. Ein Vergleich diverser Yogapraktiken ergab Pulsbereiche im zweistelligen Bereich [6]. Jeder ist anders. Versuche herauszufinden, was für dich am besten ist.

Jedes Workout hat einen anderen Fokus, wobei High Intensity und Asanas ideal aufeinander abgestimmt sind! Enjoy yourself!

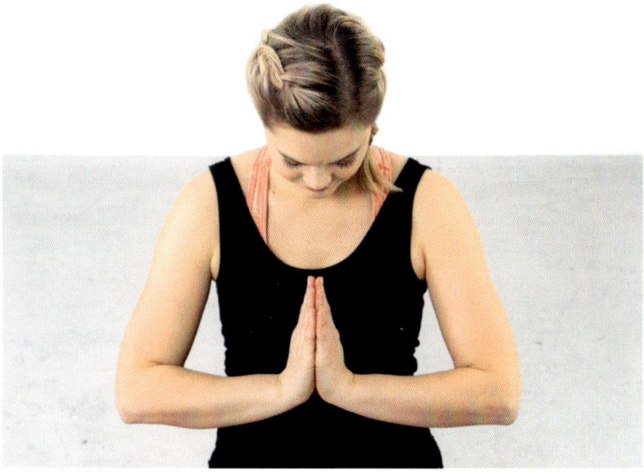

WIRKUNGSWEISEN UND CHARAKTERISTIKA EINER REGELMÄSSIGEN YOGAPRAXIS

- Emotionale Stabilität und Stressresistenz
- Optimale vegetative Balance und Körperbewusstsein
- Abbau von Muskelverspannungen und verbesserte Muskeldurchblutung
- Beweglichkeit und Gesundheit der Wirbelsäule
- Erhöhte Beweglichkeit in den Gelenken
- Verbesserter Stoffwechsel in Gelenken, Knorpeln und Bandscheiben
- Herz-Kreislauf-Stärkung
- Gesunderhaltung der Venen und Lymphdrainage

[1] Buchheit, M., Laursen, P.B. (2013). High-intensitiy interval training, solutions to the programming puzzle. Part II: anaerobic energy, neuromuscular load and practical applications. Sports Medicine (Auckland, N.Z.), 43(10), 927-954
[2] Achten, J., Gleeson, M. & Jekdendrup A. (2002). Determination of the exercise intensity that elicits maximal fat oxication. Medicine and Science in Sports and Exercise (Birmingham, UK), 2002, Jan 31(1), 92-97
[3] Schoenfeld, Brad J. (2010). The Mechanisms of Muscle Hypertrophy and Their Application to Resistance Training. The Journal of Strength and Conditioning Research, 2010, October 24(10), p.2857-2872
[4] Henneman, E., Somjen, G. & Carpenter, D. O. (1965). Functional significance of cell size in spinal motoneurons. J. Neurophysiol. 28, 560-580.
[5] Deutzmann, Hans (2002). Yoga als Gesundheitsförderung – Grundlagen, Ziele und Rezeption. Wuppertal
(Ergebnisse FEUERABENDS und HAMMER 1993)
[6] Cowen, Virginia S. Ph.D., Adams, Troy B. Ph.D. (2007) Heart rate in yoga asana practice: A comparison of styles. Journal of Bodywork and Movement Therapies. 11(1), 91-95

WARM-UP

Jedes Training beginnt mit einem Warm-up. Du bist nicht schneller, wenn du das überspringst – ganz im Gegenteil. Mit dem Warm-up bereitest du deine Muskeln und Gelenke auf die folgende Belastung vor und minimierst somit das Verletzungsrisiko. Darüber hinaus bereitet dich das Aufwärmen mental auf das Training vor. Es ist wie eine Brücke zwischen Alltag und Stress hin zu deiner Zeit, die ganz dir gehört.

Auf den folgenden Seiten findest du eine Auswahl an Warm-ups für die beiden Bereiche High Intensity Training und Yoga. Ich empfehle dir das längere Warm-up, wenn du aber unter Zeitdruck stehst, genügt auch ein kürzeres. Die Hauptsache ist, dass du immer aufgewärmt mit deinem Training startest!

DAUER:
Kurz: 5 Min.
Lang: 10 Min.

ZIEL:
Aufwärmen

BENEFIT:
Geringeres Verletzungsrisiko

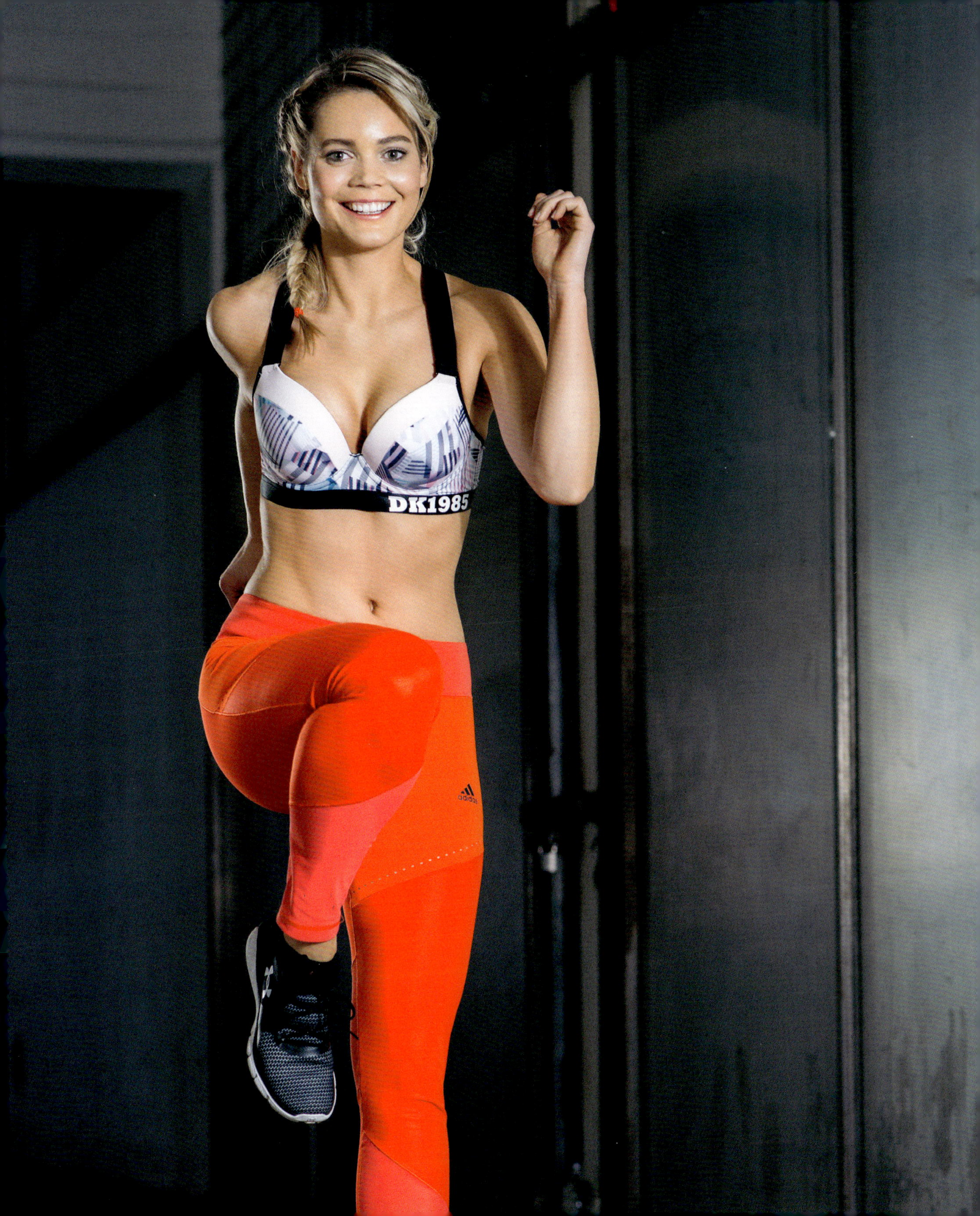
DK1985

WARM-UP HIGH INTENSITY (QUICKIE)

2 Runden, jeweils 10 Wiederholungen pro Übung bzw. ggf. Seite

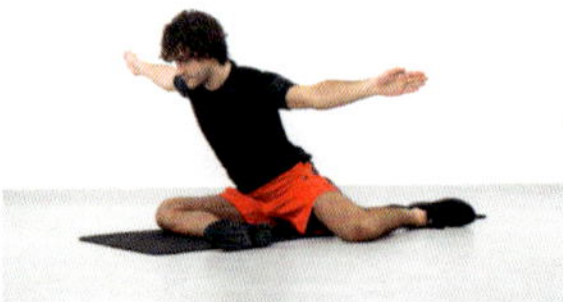

90/90 mit Vorlehnen

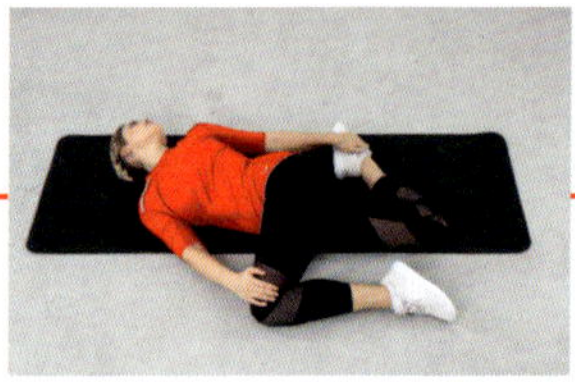

Bretzl

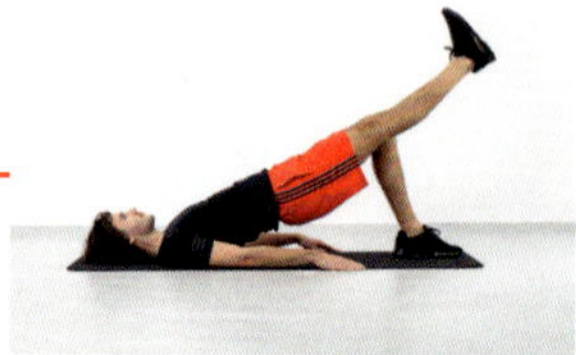

Brücke mit Beinwechsel

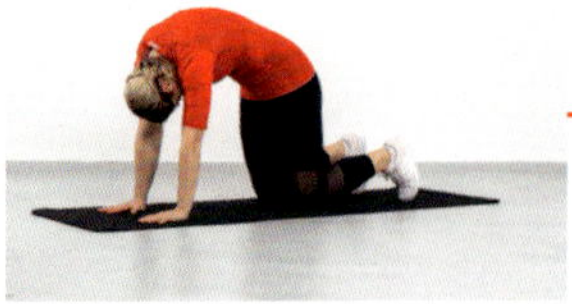

Katzenbuckel

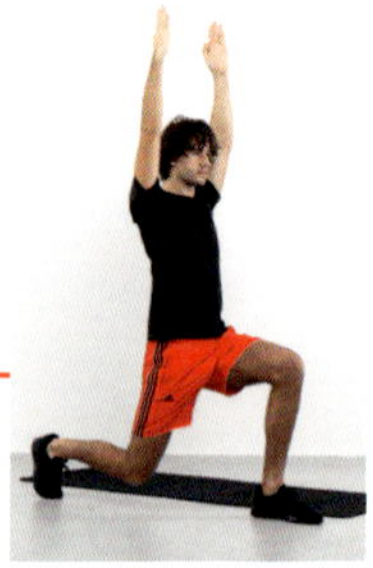

Inline Lunge

WARM-UP HIGH INTENSITY (LANG)

2 Runden, jeweils 10 Wiederholungen pro Übung bzw. ggf. Seite

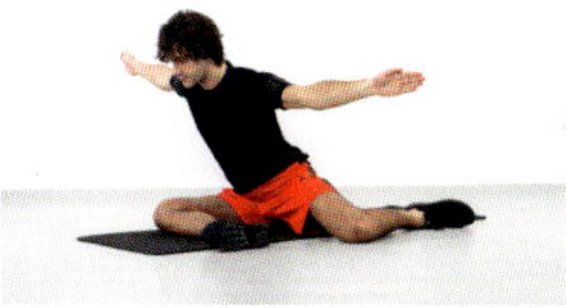

90/90 mit Vorlehnen

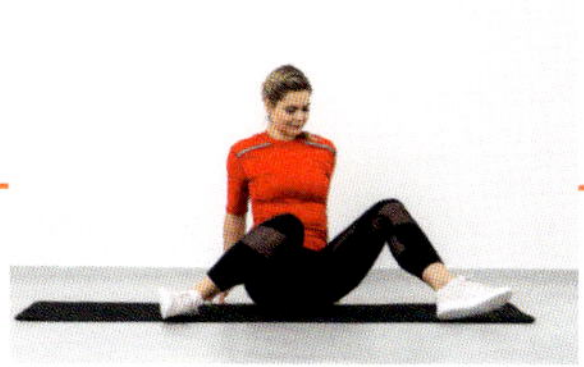

90/90 im Wechsel

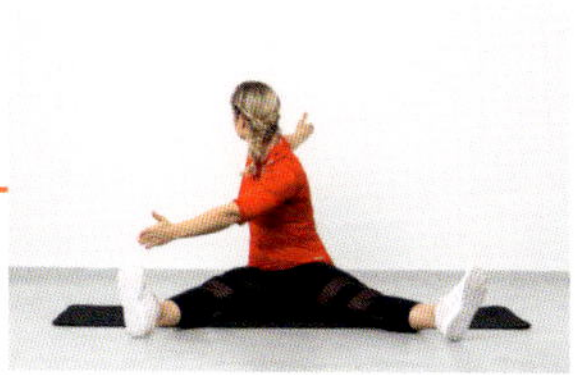

V-Sitz mit Aufdrehen

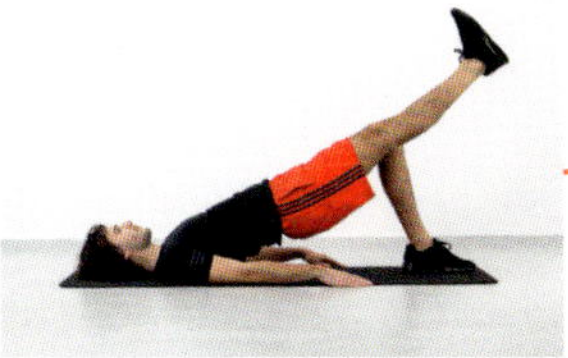

Brücke mit Beinwechsel

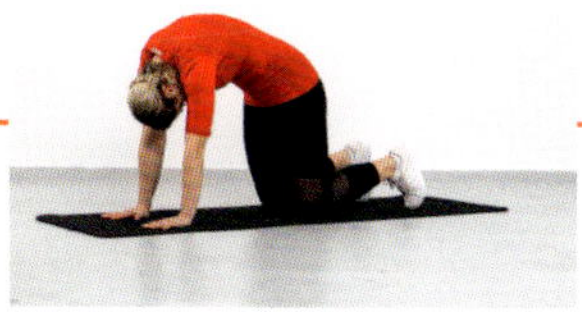

Katzenbuckel

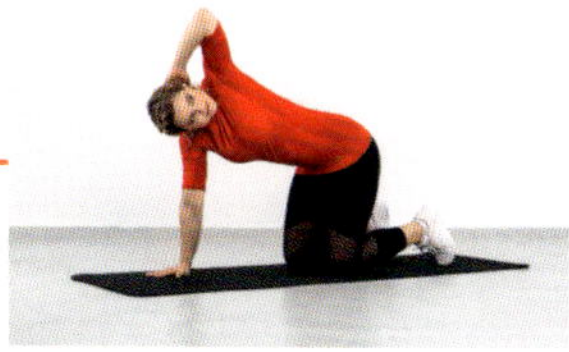

Aufdrehen aus dem Vierfüßlerstand

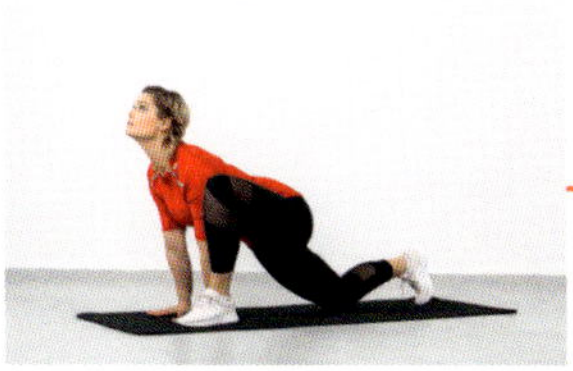

Gator

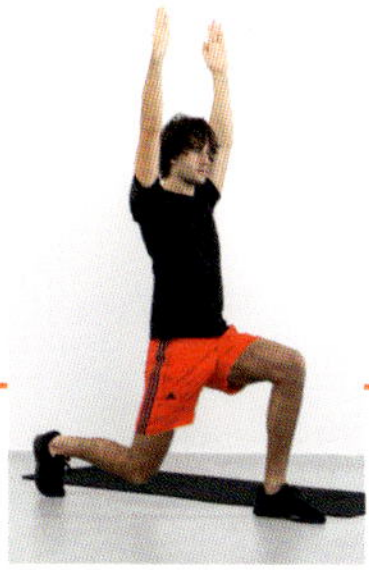

Inline Lunge

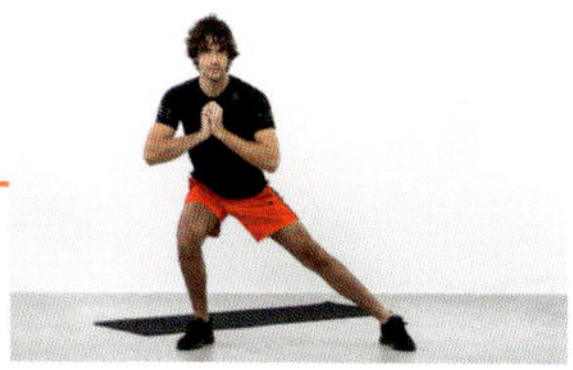

Side Lunge im Seitenwechsel

90/90 MIT VORLEHNEN

1

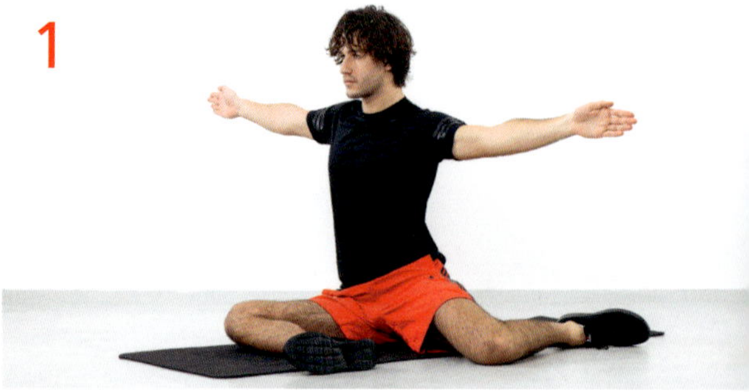

2

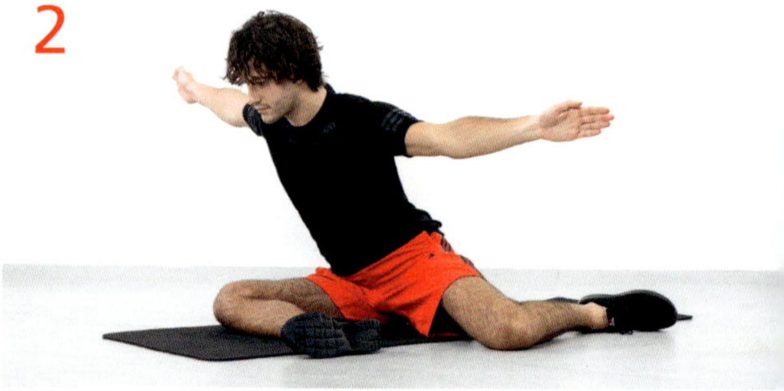

AUSGANGSPOSITION

Setze dich auf deine Matte. Stelle deine Füße so auf, dass sich zwischen Becken und Beinen sowie bei deinen Knien ein etwa 90-Grad großer Winkel bildet. Lege deine Beine auf der linken Seite ab, sodass sie von oben wie ein halbes Rad im 90-Grad-Winkel aussehen (1).

AUSFÜHRUNG

- Lehne dich leicht mit dem Oberkörper nach vorne. Der Rücken bleibt gerade, die Arme sind zur Seite ausgestreckt. Verweile hier kurz, bevor du in die Ausgangsposition zurückkehrst (2).
- Führe 10 Wiederholungen aus und wechsle dann die Seite.

BRETZL

1

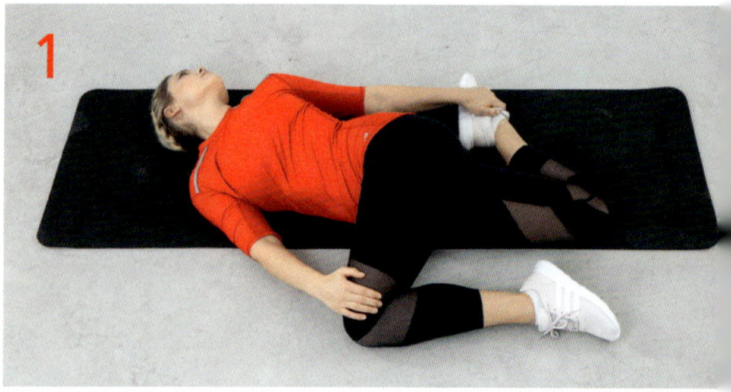

AUSGANGSPOSITION

Lege dich auf deinen Rücken und strecke deine Beine aus. Ziehe dein linkes Knie in Richtung Brust und lege es auf seiner rechten Seite ab. Drücke dein Knie aktiv leicht nach unten, falls es den Boden nicht berühren sollte.

AUSFÜHRUNG

- Greife dein rechtes Bein hinter deinem Rücken am Sprunggelenk und ziehe es leicht nach oben in Richtung deines Pos. In dieser Position spannst und entspannst du immer abwechselnd für 2 Atemzüge deine Po-Muskulatur (1).
- Führe 10 Wiederholungen aus und wechsle dann die Seite.

1

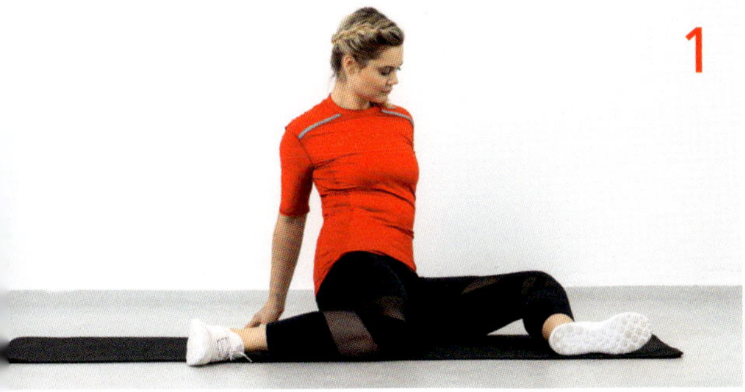

2

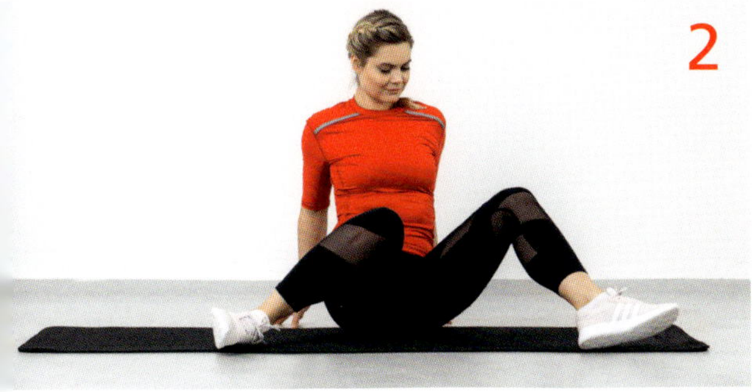

3

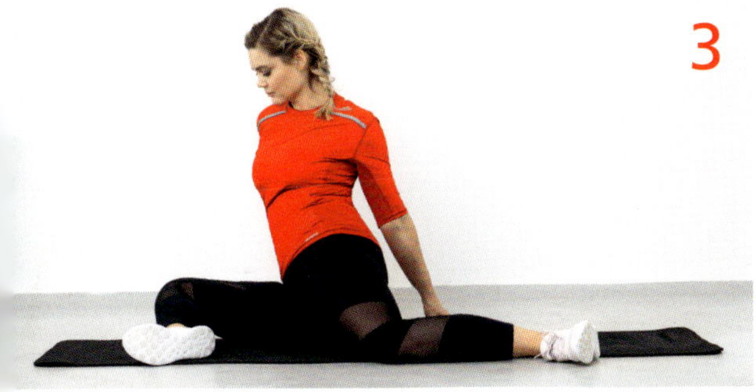

90/90 IM WECHSEL

AUSGANGSPOSITION

Setze dich auf deine Matte. Stelle die Füße so auf, dass dein Becken zum Oberkörper einen etwa 90-Grad großen Winkel im Becken bildet. Auch deine Knie stehen im 90-Grad-Winkel. Lege deine Beine auf der linken Seite ab, sodass sie von oben wie ein halbes Rad im 90-Grad-Winkel aussehen (1).

AUSFÜHRUNG

- Richte deine gebeugten Beine auf (2) und lege sie auf der gegenüberliegenden Seite der Matte wieder ab (3).
- Du bewegst dich dabei über die Fußsohle, und deine Füße bleiben die ganze Zeit am Boden. Dein Blick folgt deinen Knien, und der Oberkörper dreht sich mit deiner Blickrichtung.
- Führe 10 Wiederholungen aus.

BENEFIT

Mit dieser Warm-up-Übung mobilisierst du nicht nur die Hüfte, sondern wärmst sie auch auf.

BRÜCKE MIT BEINWECHSEL

AUSGANGSPOSITION

Lege dich auf den Rücken und stelle deine Fersen auf, sodass deine Knie einen 90-Grad-Winkel bilden. Hebe nun deine Hüfte nach oben, die mit den Knien und den Schultern eine gerade Linie bildet (1).

AUSFÜHRUNG

- Hebe abwechselnd dein rechtes und dein linkes Bein vom Boden und strecke es nach oben. Achte darauf, dass deine Oberschenkel dabei stets parallel bleiben (2, 3).
- Spanne deinen Po an und ziehe deinen Bauchnabel nach innen. Dein Becken bleibt während der ganzen Bewegung ruhig.
- Führe 10 Wiederholungen aus.

1

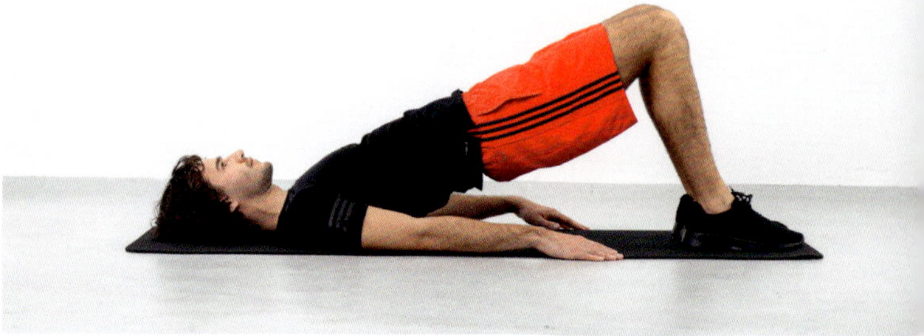

2

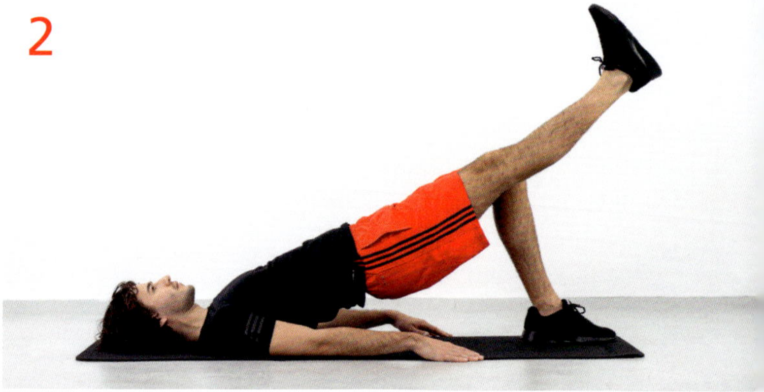

3

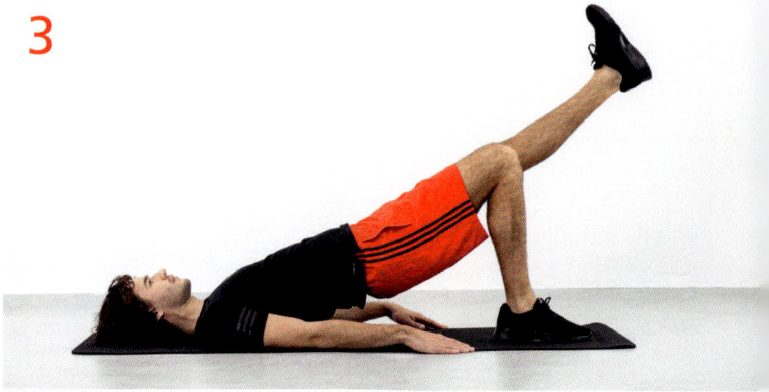

KATZENBUCKEL

1

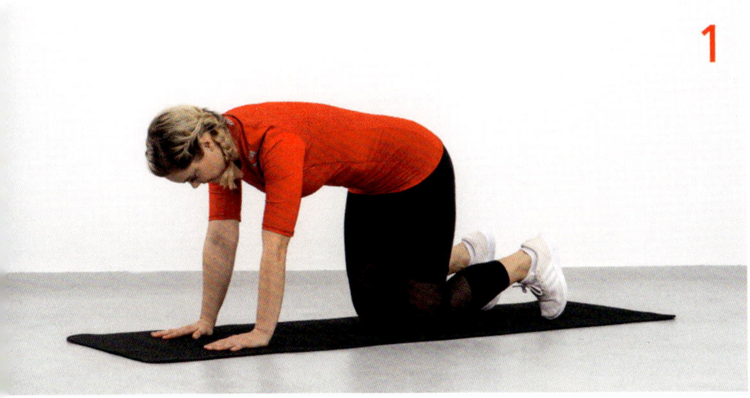

2

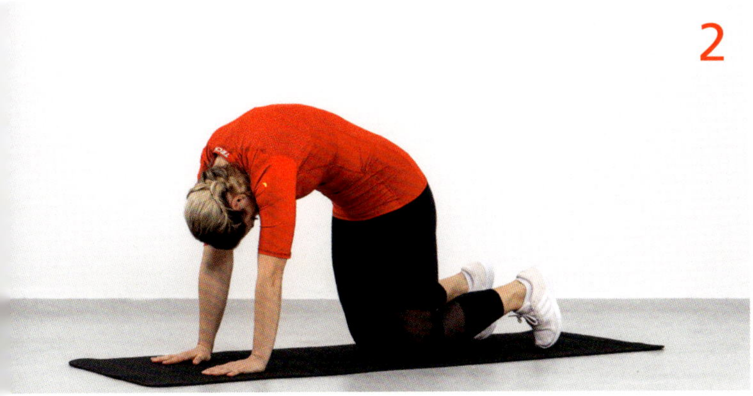

3

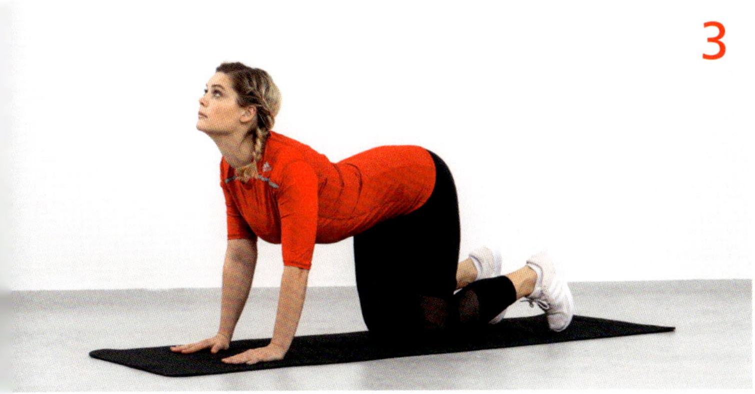

AUSGANGSPOSITION

Geh in den Vierfüßlerstand. Deine Hände befinden sich direkt unter den Schultern und deine Knie unter deiner Hüfte (1).

AUSFÜHRUNG

- Mit der Ausatmung beginnst du, dein Kinn in Richtung Brust einzurollen, weiter über die Wirbelsäule, bis dein Rücken einen schönen Bogen bildet (2).
- Beim Einatmen rollst du dich wieder so weit auf, dass deine Brust sich wieder Richtung Boden öffnet und in deinem Rücken ein leichtes Hohlkreuz entsteht. Dein Blick ist dabei nach vorne gerichtet. Die Bewegung ist flüssig wie eine Wellenbewegung (3).
- Führe 10 Wiederholungen aus.

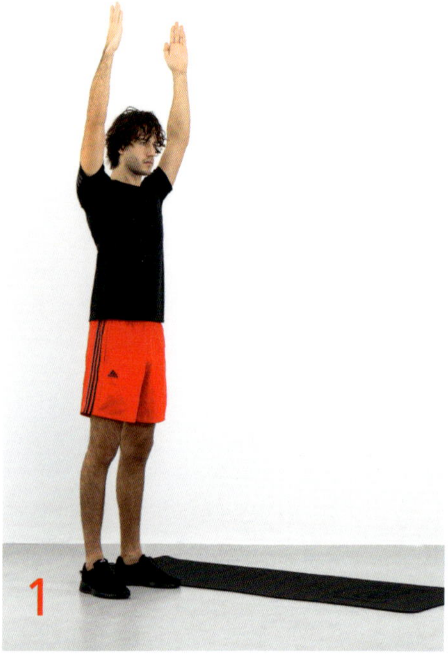

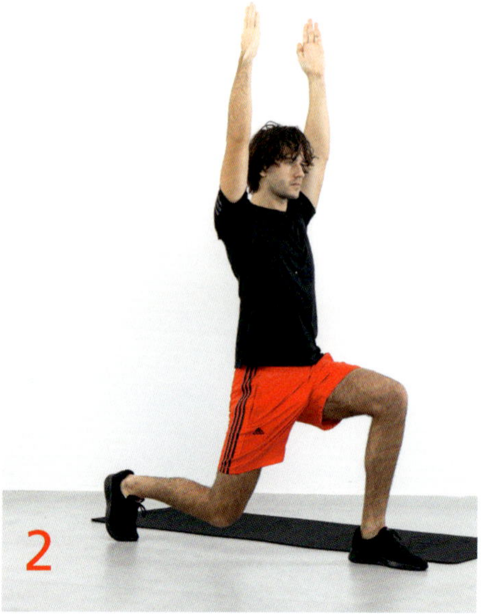

INLINE LUNGE

AUSGANGSPOSITION

Stelle dich hüftbreit an das Ende deiner Matte bzw. neben deine Matte. Strecke beide Arme nach oben über deinem Kopf aus (1).

AUSFÜHRUNG

- Mache einen großen Ausfallschritt, etwa drei Fußlängen, nach vorne.
- Halte deinen Oberkörper gerade und aufrecht. Bewege deine Hüfte senkrecht zum Boden und beuge dabei deine Knie. Beide Knie bilden einen nahezu 90-Grad großen Winkel, wohingegen das hintere Knie in seiner Beugung fast den Boden berührt. Mit dem hinteren Fuß stehst du auf dem Ballen (2).
- Stemme deine vordere Ferse fest in den Boden und drücke dich dabei kontrolliert und langsam aus dem vorderen Bein wieder nach oben in eine aufrechte Position zurück (1).
- Führe 10 Wiederholungen aus und wechsle dann die Seite.

BENEFIT

Mit dem Inline Lunge kannst du deine Knie- und Sprungelenkstabilität verbessern.

SIDE LUNGE IM SEITENWECHSEL

1

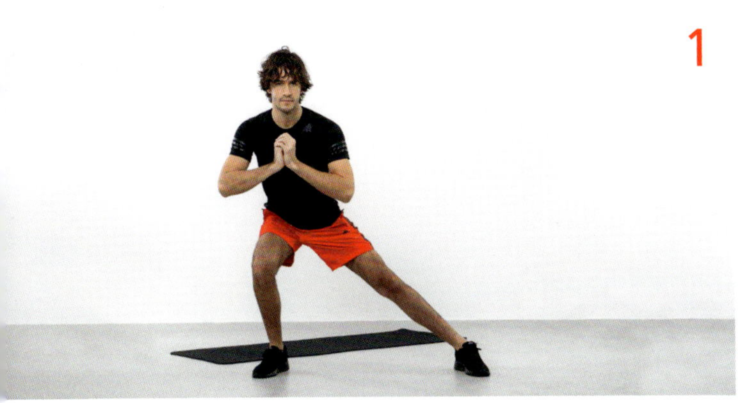

2

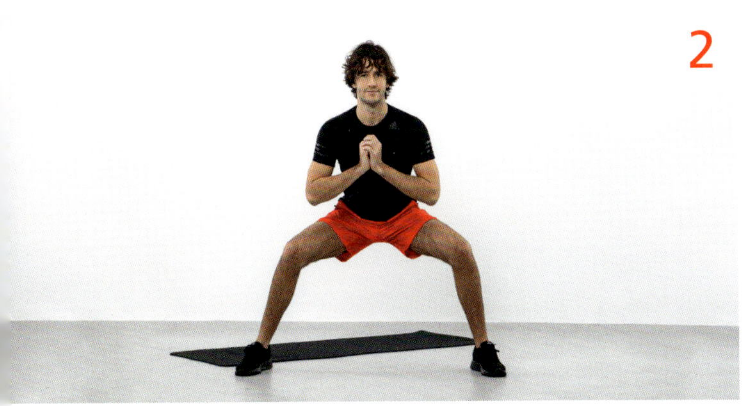

3

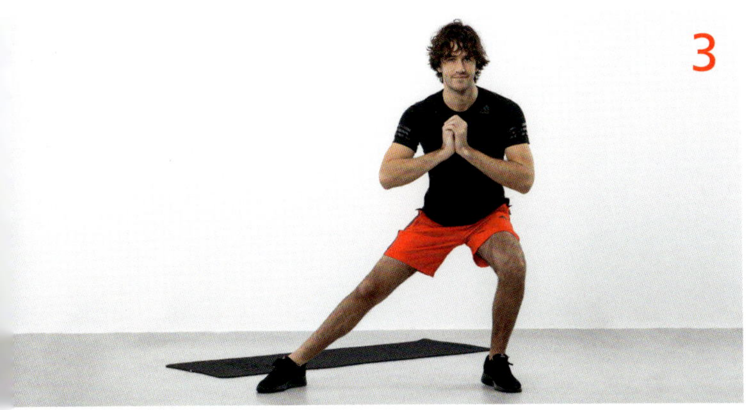

AUSGANGSPOSITION

Stelle dich mit deinen Füßen leicht über schulterbreit auseinander hin.

AUSFÜHRUNG

- Schiebe dein Gesäß über deine Fersen nach hinten und beuge dein linkes Knie zur Seite – halber Squat. Dein Oberkörper bleibt aufrecht und dein rechtes Bein ist gestreckt. Verweile hier für zwei Atemzüge (1).
- Drücke dich in einer flüssigen Bewegung über dein gebeugtes Bein nach oben, komme zur Mitte zurück (2) und wiederhole die Bewegung direkt zur rechten Seite (3).
- Führe 10 Wiederholungen aus.

V-SITZ MIT AUFDREHEN

AUSGANGSPOSITION

Setze dich auf deine Matte. Dein Rücken ist gestreckt und aufrecht. Deine Beine liegen im 60-Grad-Winkel gespreizt auf dem Boden ab. Deine Arme sind vor der Brust ausgestreckt und zusammengeführt, sodass sich die Handinnenflächen berühren (1).

AUSFÜHRUNG

- Drehe dich mit deinem linken Arm so weit wie möglich nach hinten links. Deine rechte Hand geht bis zu deinem linken Fuß mit. Dein Rücken bleibt dabei gerade (2).
- Drehe dich zurück zur Mitte. Führe anschließend die gleiche Bewegung auf der rechten Seite aus (3).
- Führe 10 Wiederholungen aus.

1

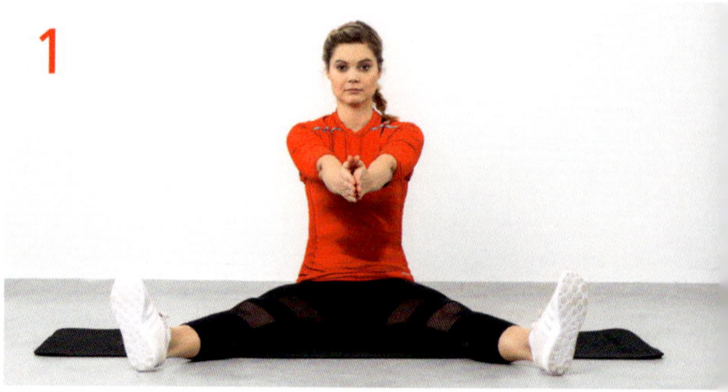

2

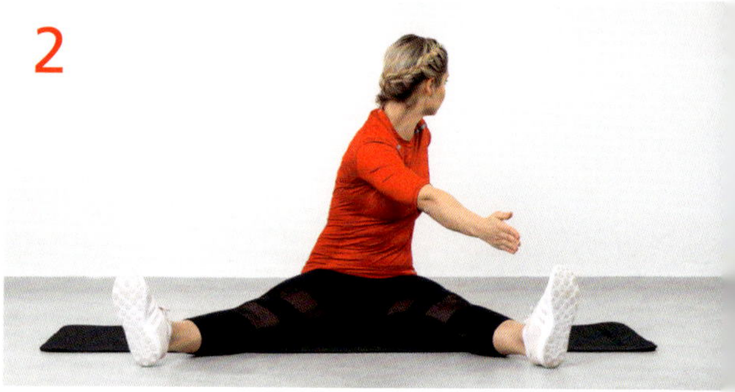

3

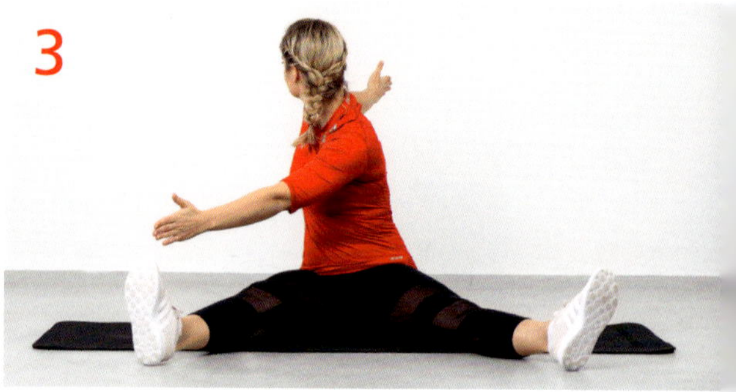

AUFDREHEN AUS DEM VIERFÜSSLERSTAND

1

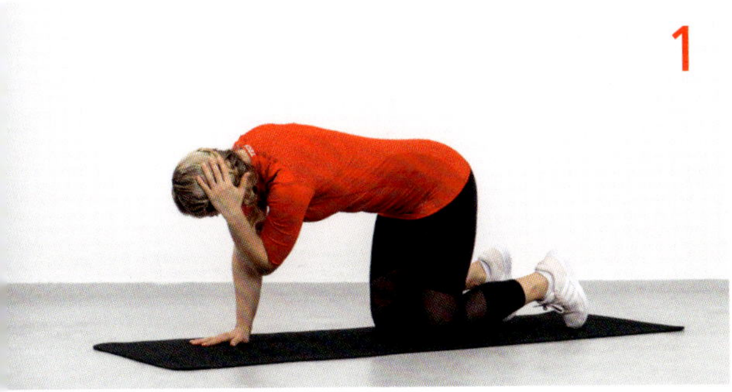

2

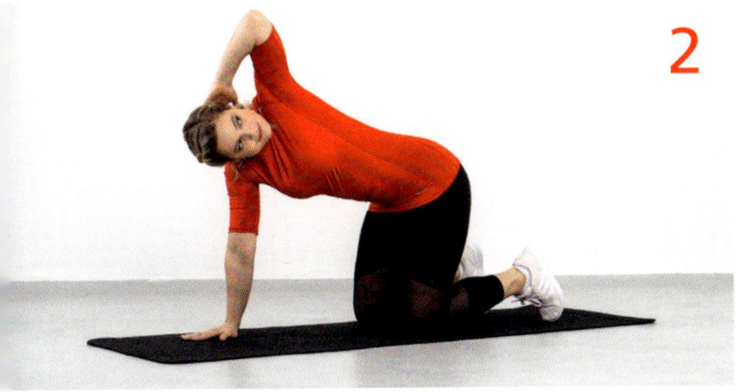

AUSGANGSPOSITION

Geh in den Vierfüßlerstand. Deine Hände sind direkt unter deinen Schultern und deine Arme dabei gestreckt. Deine Knie befinden sich unter deiner Hüfte.

AUSFÜHRUNG

- Lege deine rechte Hand mit der Handinnenläche auf deiner rechten Schläfe ab (1). Drehe deinen Ellbogen nach oben auf. Dein Blick folgt der Bewegung. Atme durch (2).
- Kehre wieder in die Ausgangsposition zurück. Dein Blick folgt deinem Ellbogen. Vermeide hierbei ruckartige Bewegungen (1).
- Wechsle nach 10 Wiederholungen die Seite.

GATOR

1

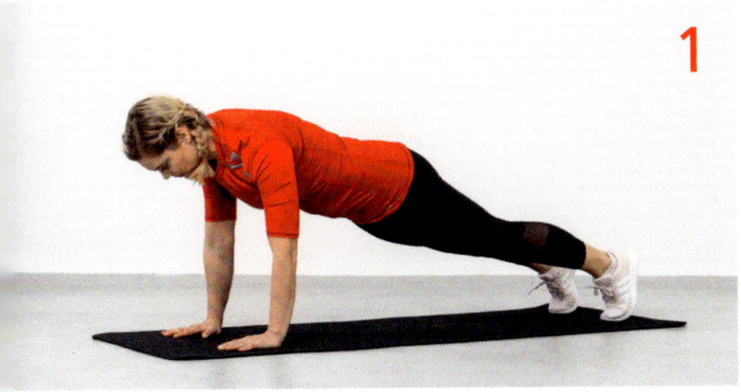

2

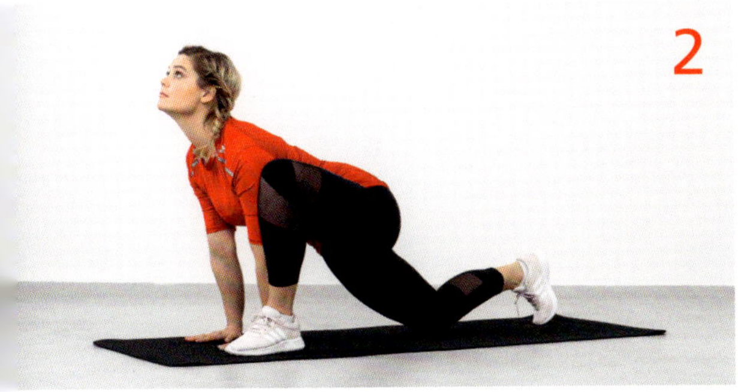

AUSGANGSPOSITION

Gehe in die Liegestützposition. Dein gesamter Köper bildet eine gerade Linie. Deine Hände befinden sich direkt unter deinen Schultern (1).

AUSFÜHRUNG

- Setze nun mit einem großen Schritt deinen linken Fuß an die Außenkante deiner linken Hand. Richte dabei deinen Oberkörper auf und schiebe dein Becken in Richtung Hände (2).
- Halte diese Position für 2 Atemzüge. Wechsle nach 10 Wiederholungen die Seite.

SONNEN-GRUSS

Lass deine innere Sonne leuchten! Es gibt unzählige Varianten, die Sonne zu grüßen. Den Sonnengruß, den ich dir ans Herz legen möchte, habe ich aus Indien mitgebracht. Morgens um fünf bin ich dort aufgestanden. Das Ritual habe ich beibehalten, allerdings habe ich die Uhrzeit ein wenig geändert. Ein Sonnengruß am Morgen bringt den ganzen Tag auf die Sonnenspur. Auch bei Regen! Probier es mal aus – ich bin sicher, nach einer Weile wird es auch ein lieb gewonnenes Ritual für dich, das du nicht mehr missen möchtest.

DAUER:
Kurz: 5 Minuten
Lang: 10 Minuten

ZIEL:
Vorbereitung auf Yogapraxis

BENEFIT:
Bewegungsfluss und Ruhe

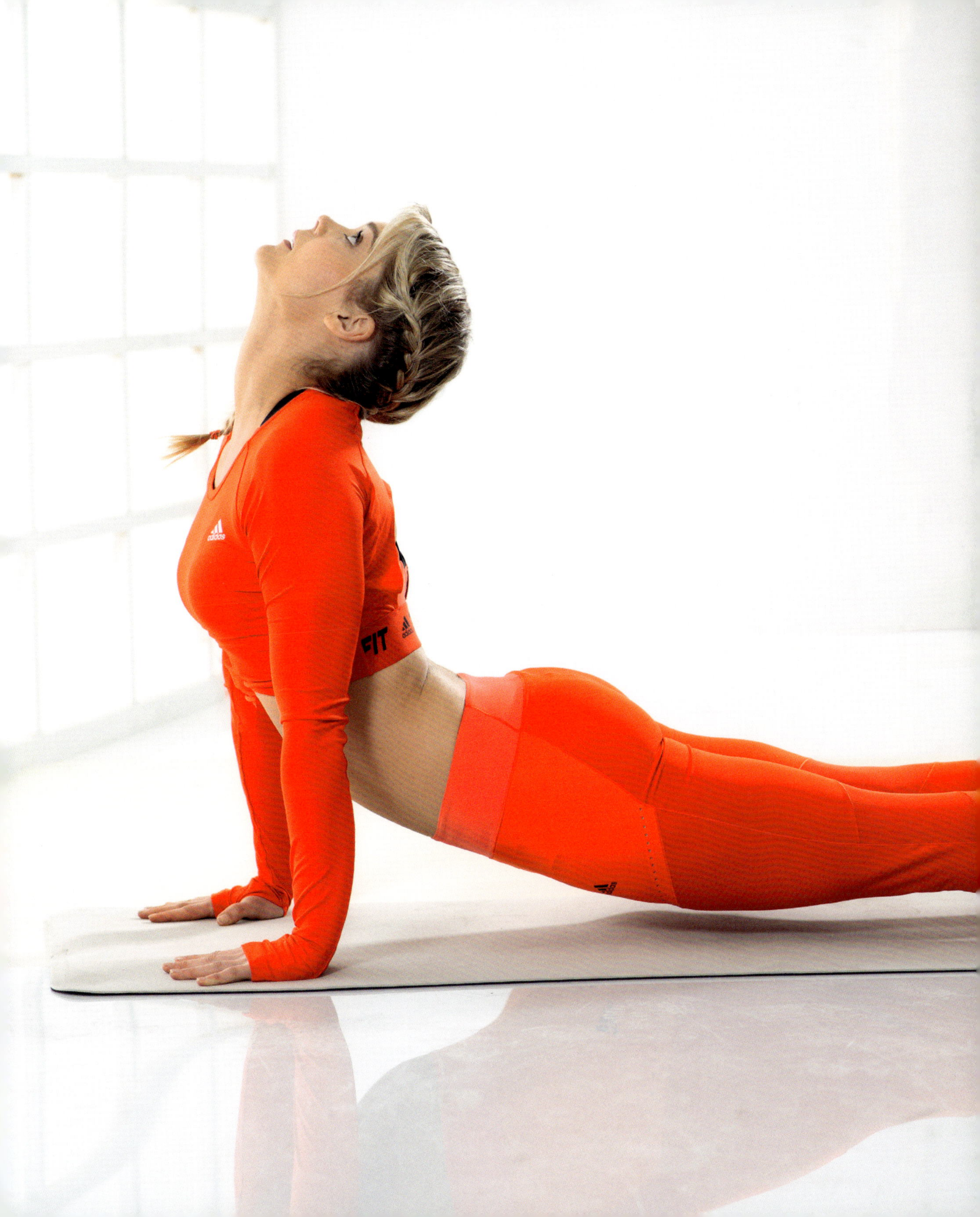
FIT

SONNENGRUSS 1 (KURZ)

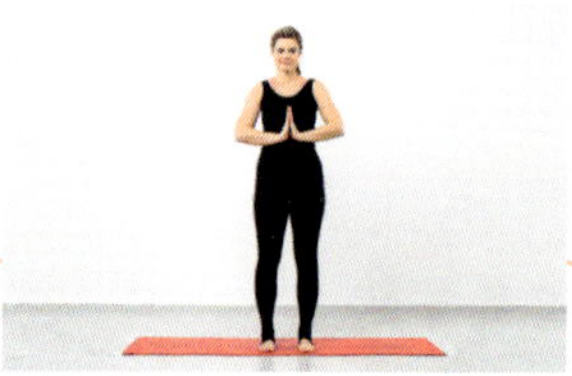

A: Berg

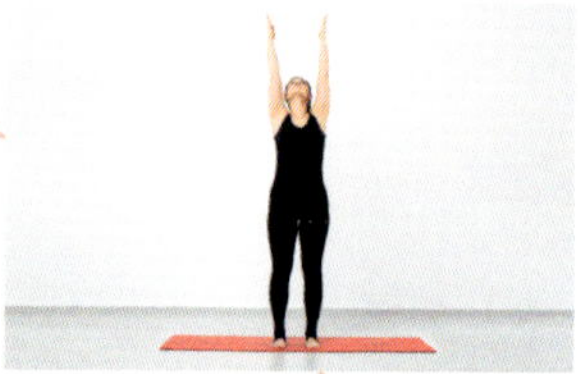

E: Berg Arme nach oben

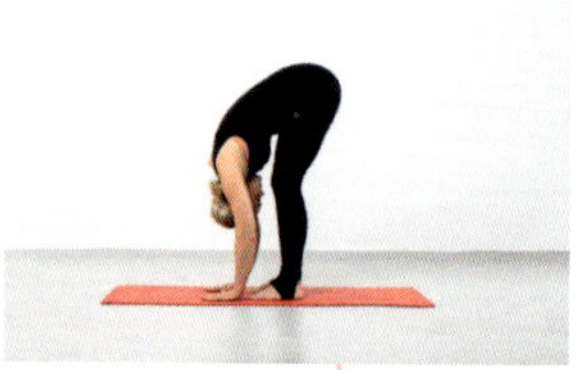

A: Vorbeuge

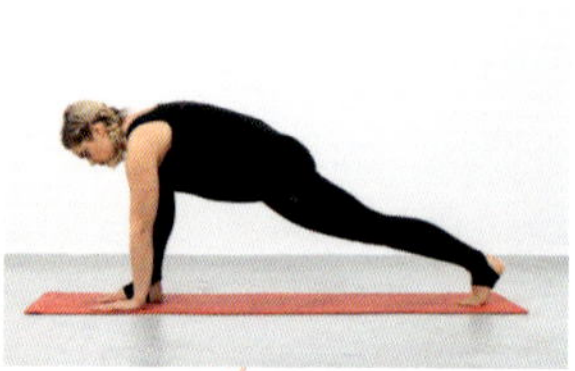

E: Übergang Ausfallschritt

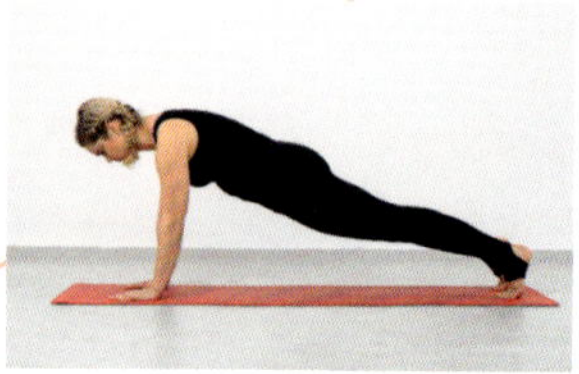

E: Brett

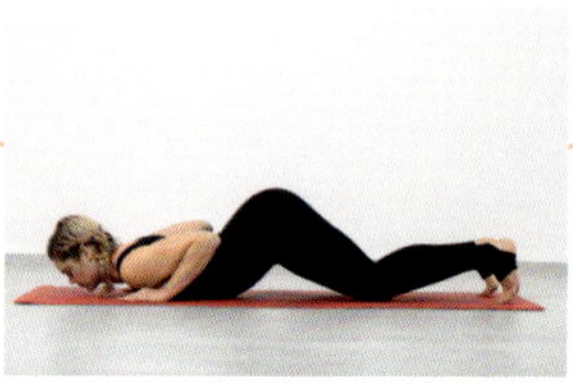

A: Raupe

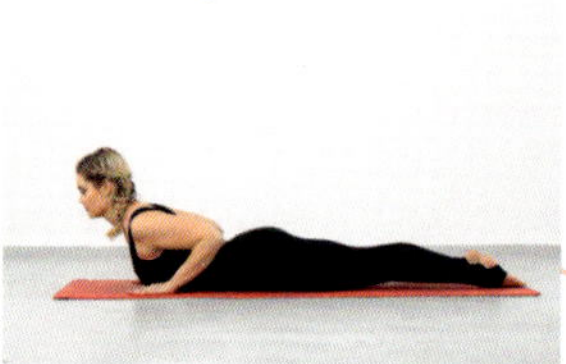

E: Kobra

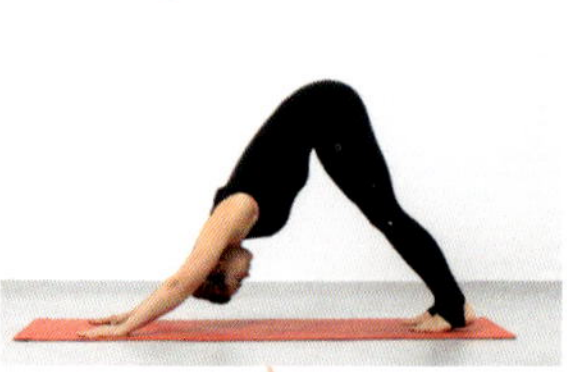

A: Herabschauender Hund

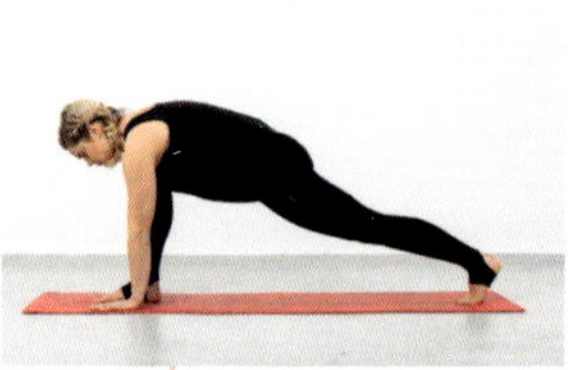

E: Übergang Ausfallschritt

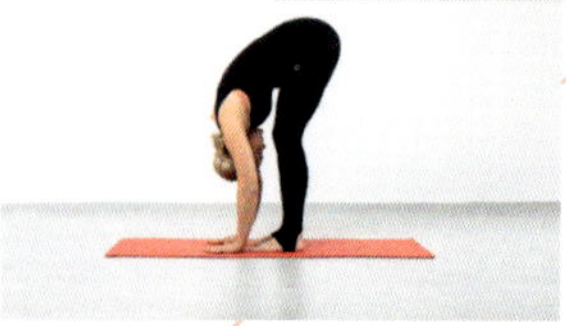

A: Vorbeuge

E: Berg Arme nach oben

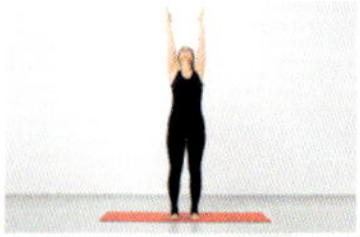

SONNENGRUSS 2 (LANG)

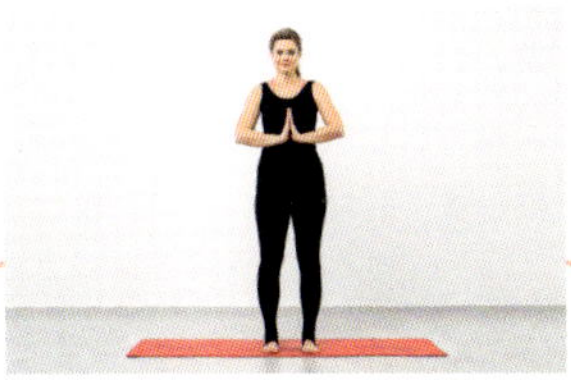

A: Berg

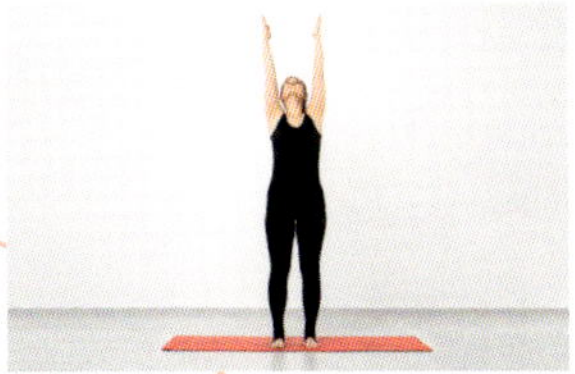

E: Berg Arme nach oben

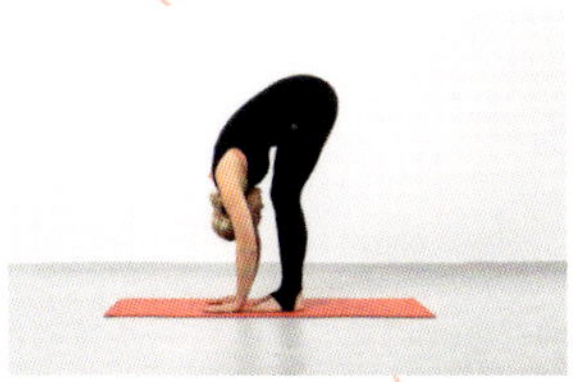

A: Vorbeuge

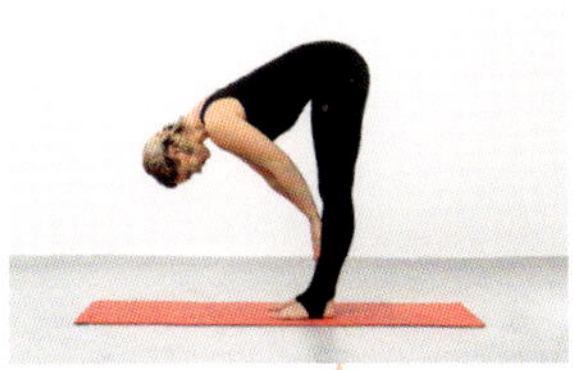

E: Halbe Vorbeuge

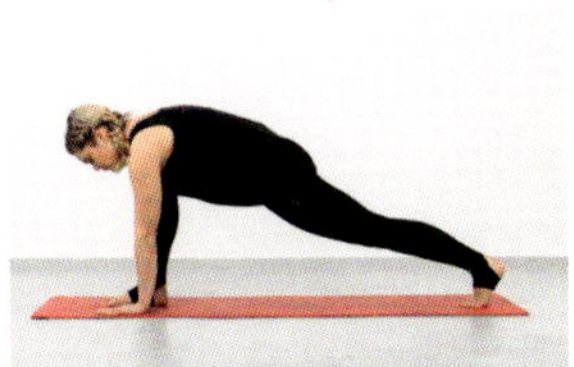

A: Übergang Ausfallschritt

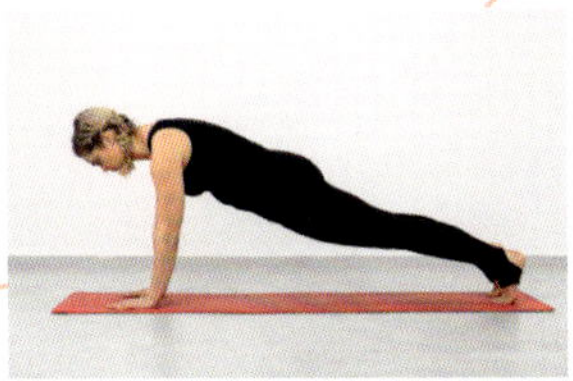

E: Brett

A: Liegestütz

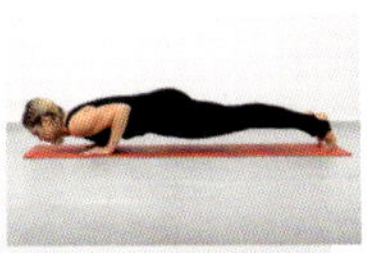

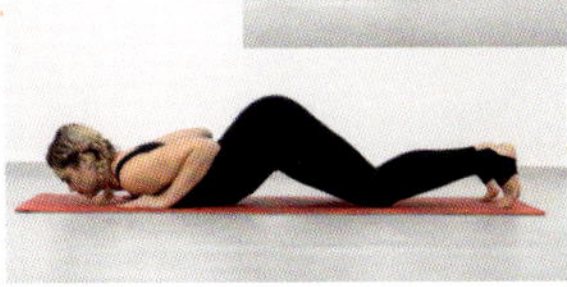

A: Raupe

E: Heraufschauender Hund

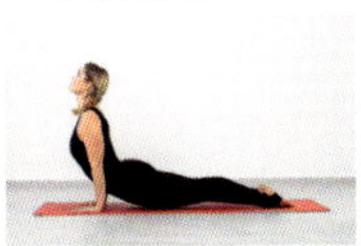

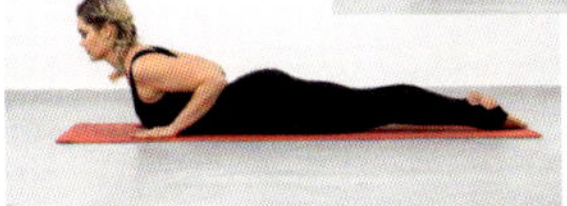

E: Kobra

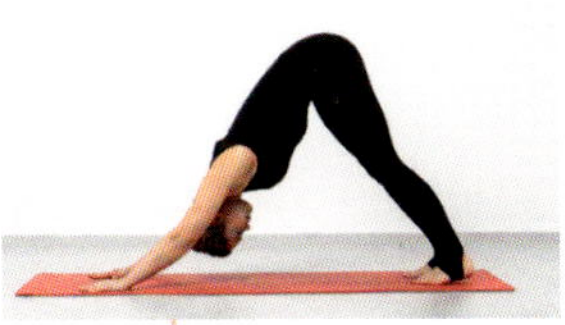

A: Herabschauender Hund

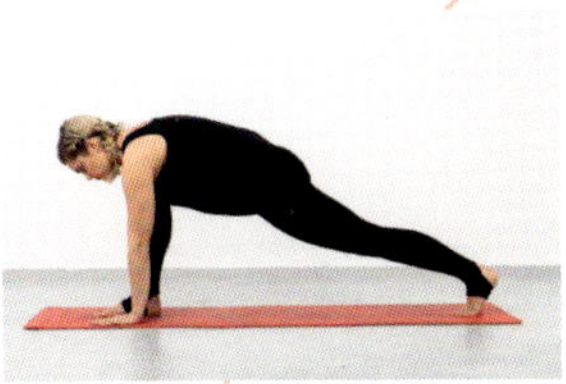

E: Übergang Ausfallschritt

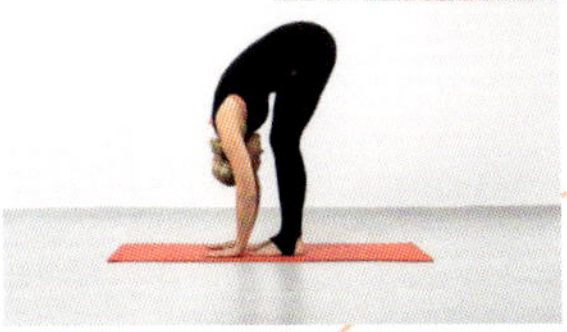

A: Vorbeuge

E: Berg Arme nach oben

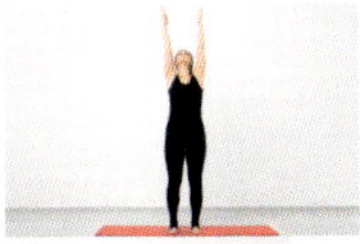

Dieses Asana beginnt mit
A = Ausatmen
E = Einatmen

Hier wird die erste Atmung des Asanas angegeben. Zwischenatmungen sind erlaubt. Vorausgehende Atmungen beziehen sich auf die Ausgangsposition.

BERG ARME NACH OBEN *(Urdhva Hastasana)*

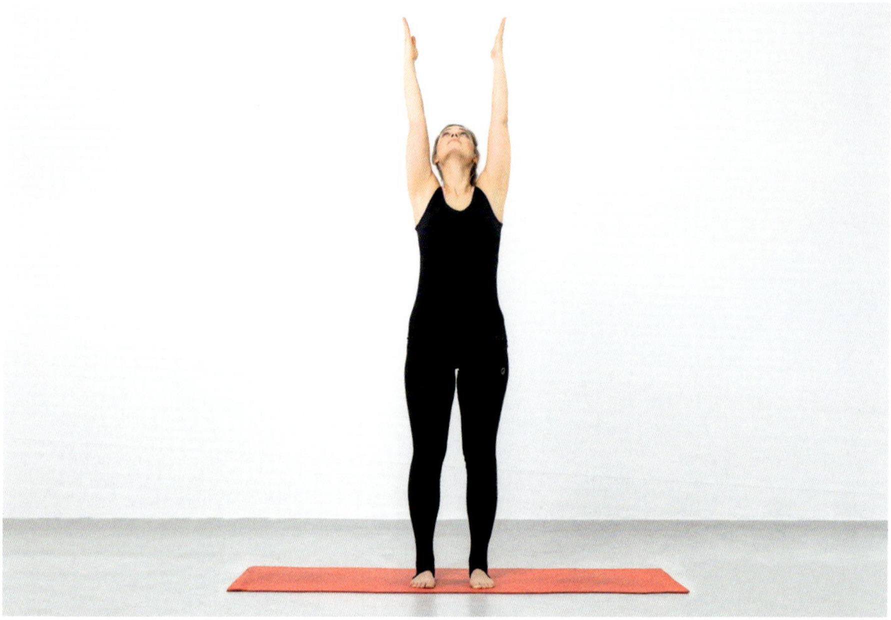

Einatmen

Stelle dich aufrecht auf deiner Matte hin. Deine Füße berühren sich. Die Schultern sind entspannt, und der Rumpf ist angespannt.

Ausatmen

Die Arme hängen locker, und dein Blick zeigt nach vorne.

Einatmen

Gehe mit den Armen nach oben.

Dein Blick folgt der Bewegung.

VORBEUGE *(Uttanasana)*

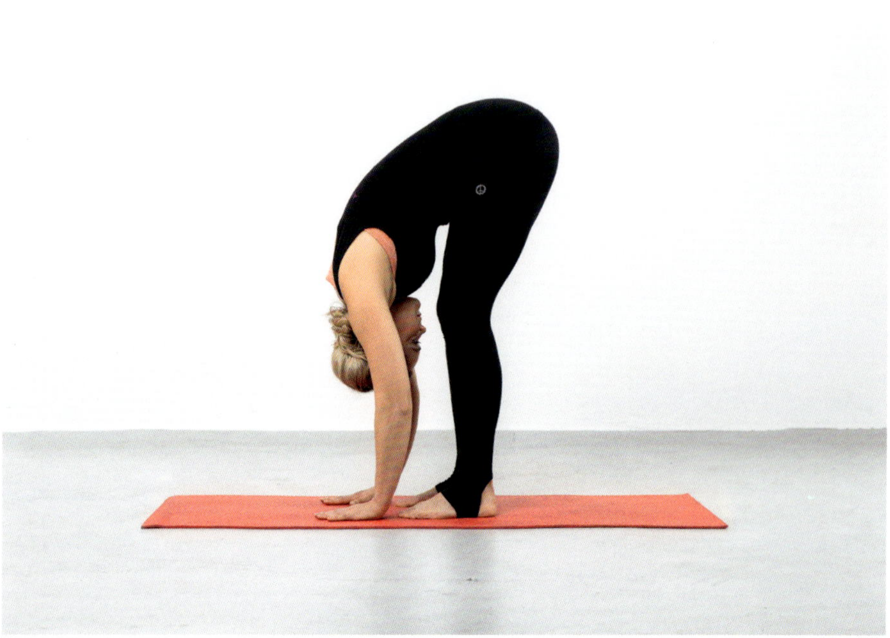

Einatmen

Stelle dich aufrecht auf deiner Matte hin.

Ausatmen

Beuge deinen Oberkörper nach unten und lasse dabei Rücken und Nacken locker.

Deine Hände berühren mit der gesamten Handinnenfläche den Boden.

HALBE VORBEUGE *(Ardha Uttanasana)*

Einatmen

Halte deinen Rücken gerade und gehe mit dem Oberkörper leicht nach oben.

Lege die Hände auf deine Schienbeine.

Gehe in den Ausfallschritt (siehe Seite 52).

Ausatmen

Lege die Hände auf die Matte und gehe mit dem linken Fuß nach hinten, sodass ein 90-Grad-Winkel im vorderen Bein entsteht.

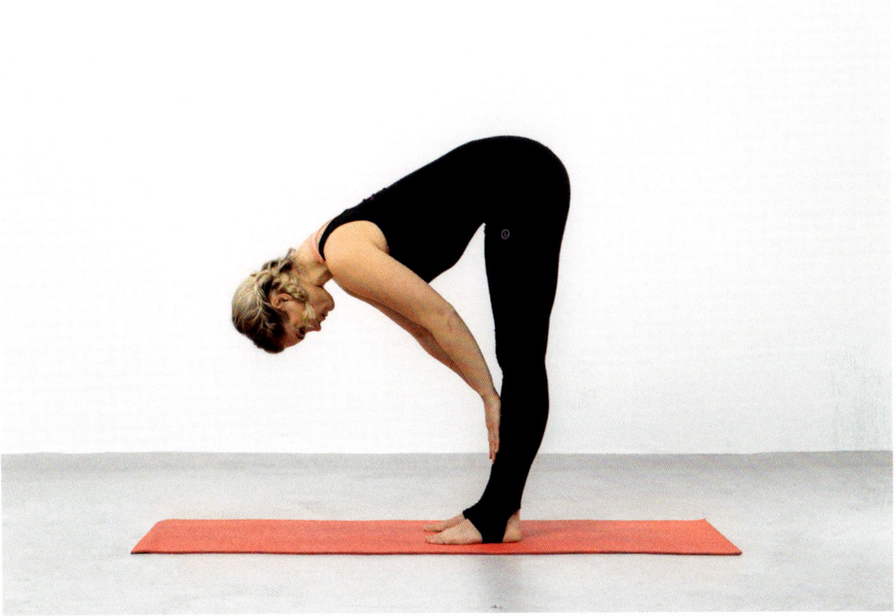

BRETT *(Phalakasana)*

Einatmen

Stelle dein rechtes Bein nach hinten und setze die Hände unter den Schultern am Boden auf.

Ziehe den Bauchnabel nach innen und spanne den Po an.

Dein gesamter Körper bildet eine gerade Linie.

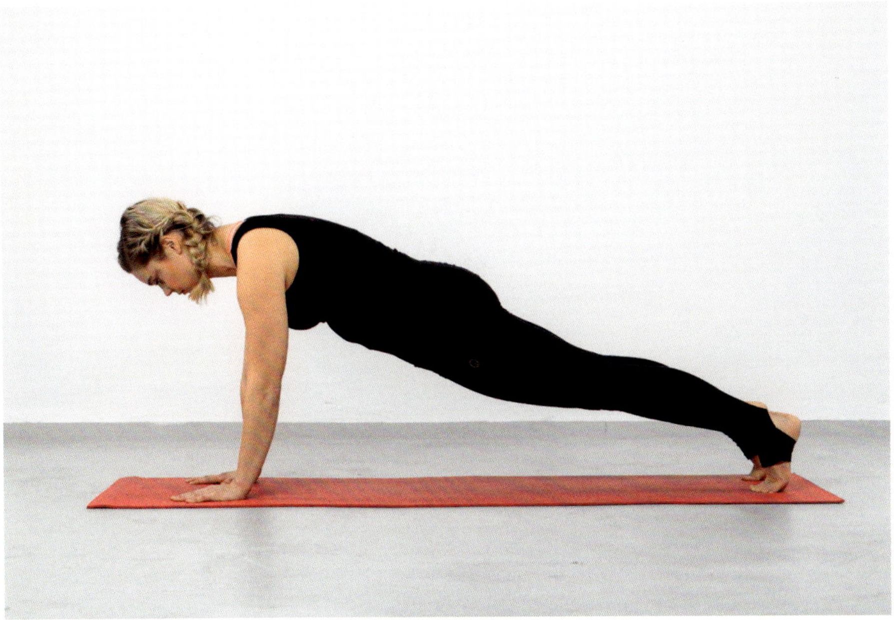

RAUPE *(Ashtanga Namaskar)*

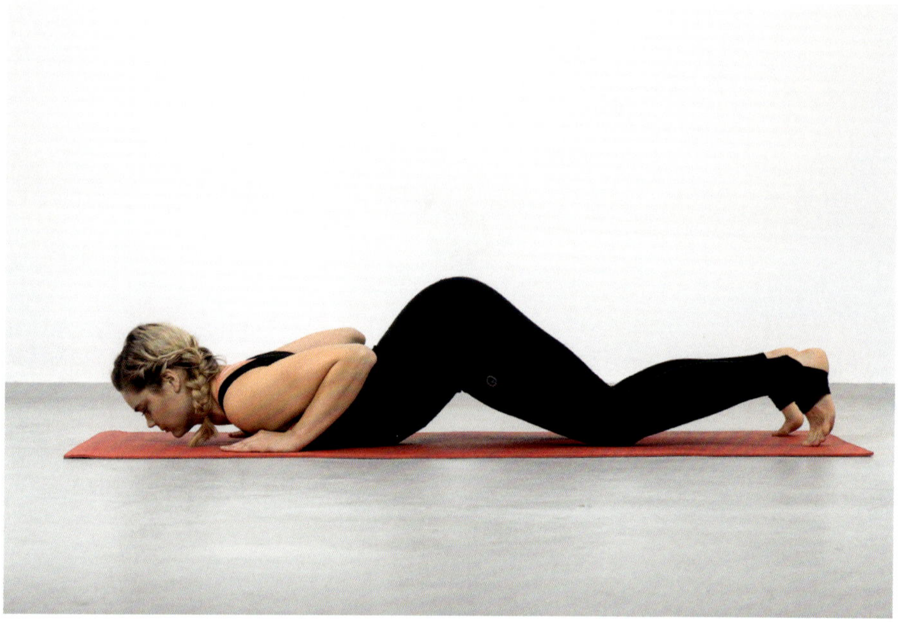

Ausatmen

Gehe mit den Knien und der Brust zur Matte.

Dein Hals ist in der Verlängerung der Wirbelsäule.

LIEGESTÜTZ *(Chaturanga Dandasana)*

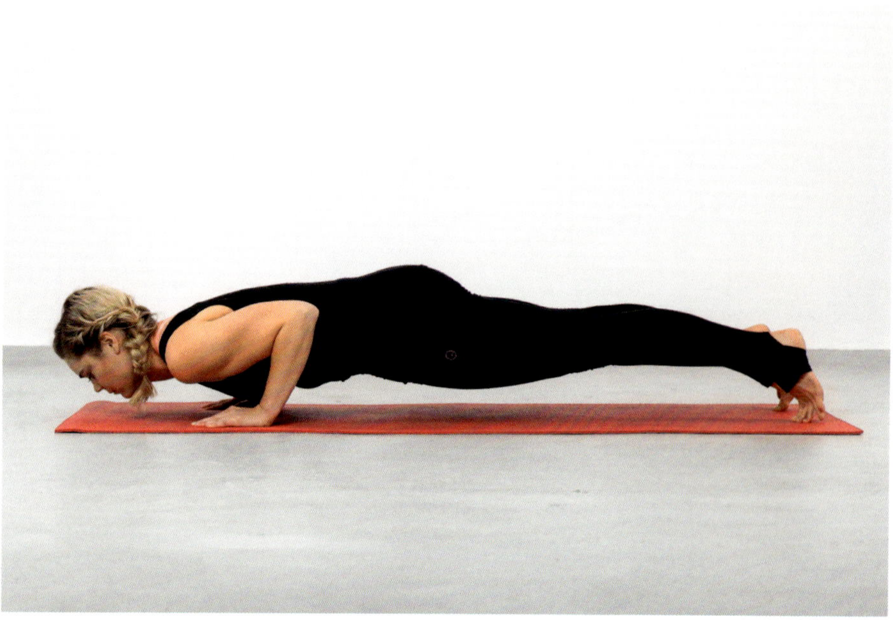

Ausatmen

Beuge deine Arme und halte sie eng am Körper.

Senke Oberkörper und Beine langsam so weit ab, dass du mit deinem Körper eine parallele Linie zum Boden bildest.

Rumpf und Beine sind angespannt.

KOBRA *(Bhujangasana)*

Einatmen

Schiebe dich nach vorne und richte deinen Oberkörper auf.

Lege dich auf dem Boden ab, deine Arme sind hinter deinen Schultern angewinkelt.

Ausatmen

Ziehe nun die Schultern nach hinten, spanne gleichzeitig den Po an und drücke den Oberkörper leicht nach oben.

Du solltest zu jeder Zeit deine Hände von der Matte lösen können.

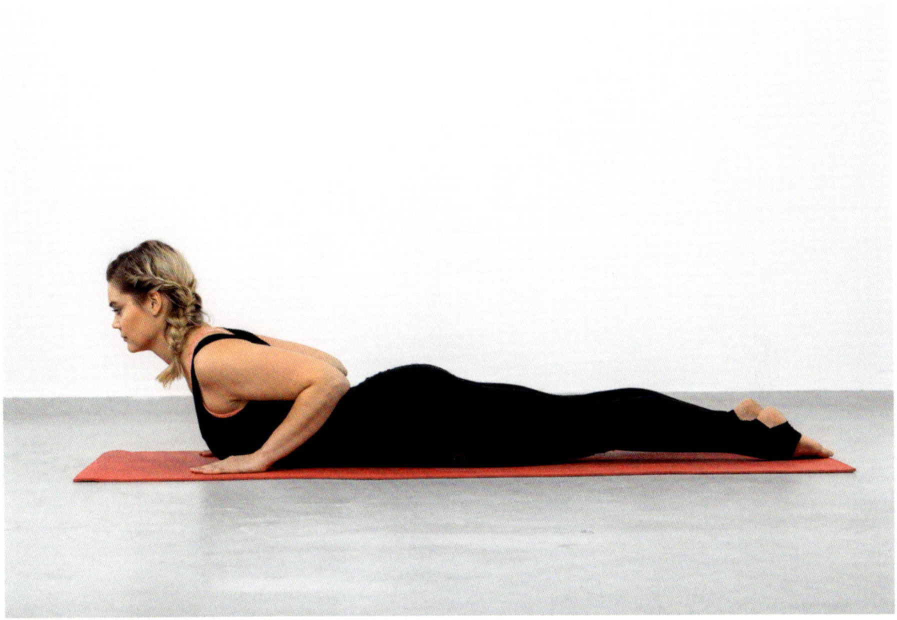

HERAUFSCHAUENDER HUND *(Urdhva Mukha Svanasana)*

Einatmen

Schiebe dich nach vorne und richte deinen Oberkörper auf.

Strecke deine Arme durch.

Dein Kopf ist in Verlängerung der Wirbelsäule.

Dein Rumpf ist angespannt.

Es berühren nur noch deine Hände und deine Fußrücken den Boden.

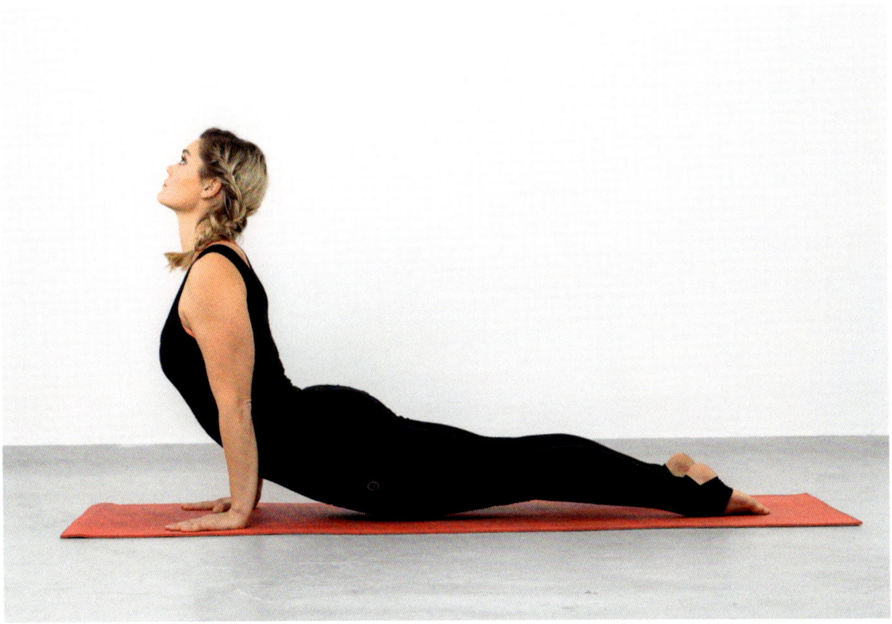

HERABSCHAUENDER HUND *(Adho Mukha Svanasana)*

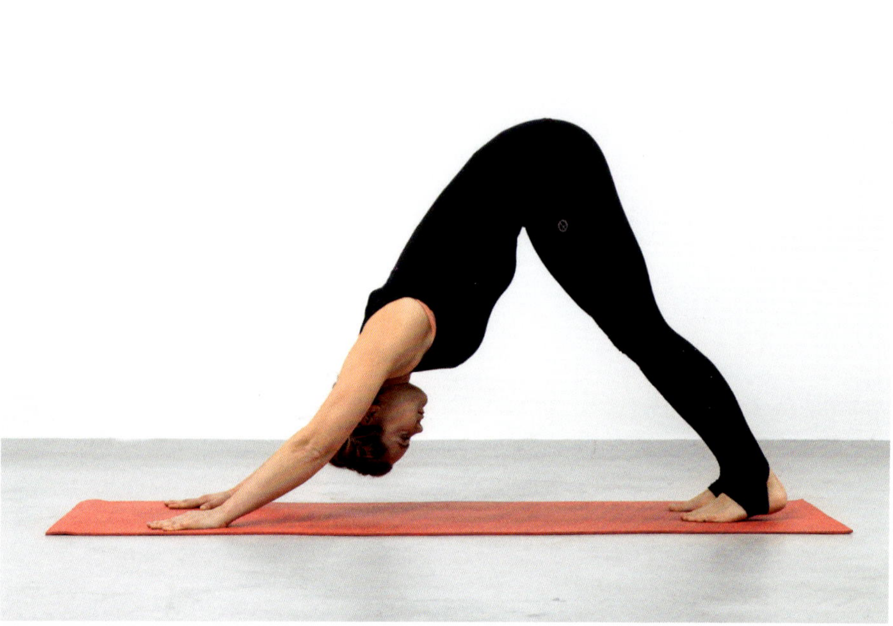

Ausatmen

Stelle die Zehen auf und hebe das Gesäß so weit nach oben, bis deine Beine und Arme gestreckt sind.

Einatmen

Deine Handflächen drücken in den Boden.

Ausatmen

Dein Kopf befindet sich zwischen deinen Schultern und ist nach unten gerichtet.

Verweile für 4 Atemzüge.

ÜBERGANG AUSFALLSCHRITT *(Utthita Ashwa Sanchalanasana)*

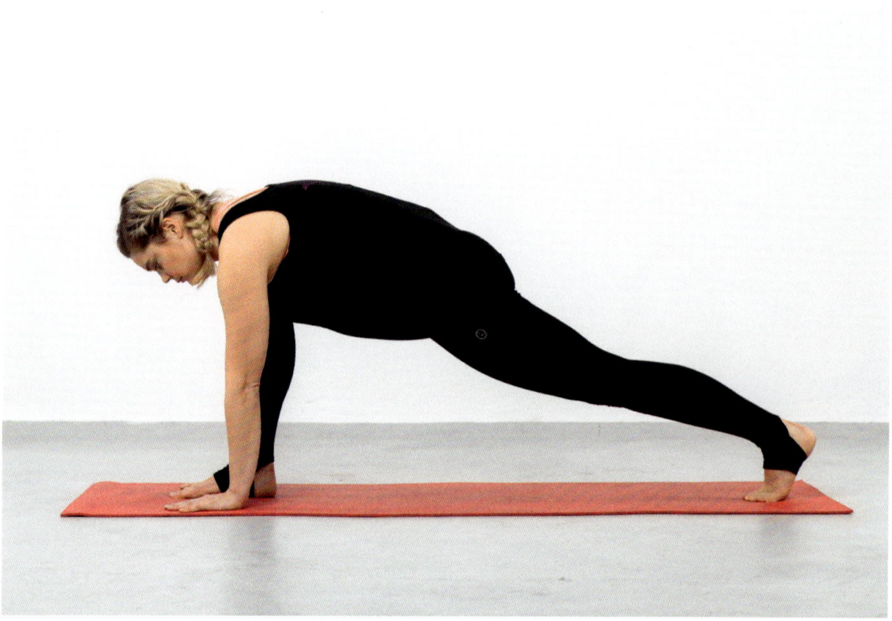

Ausatmen

Gehe mit deinem linken Bein nach vorne, zwischen deine Hände.

BERG *(Tadasana)*

Einatmen

Du stehst gerade. Nimm die Hände über die Seiten nach oben und mach dich lang.

Ausatmen

Nimm die Hände vor die Brust.

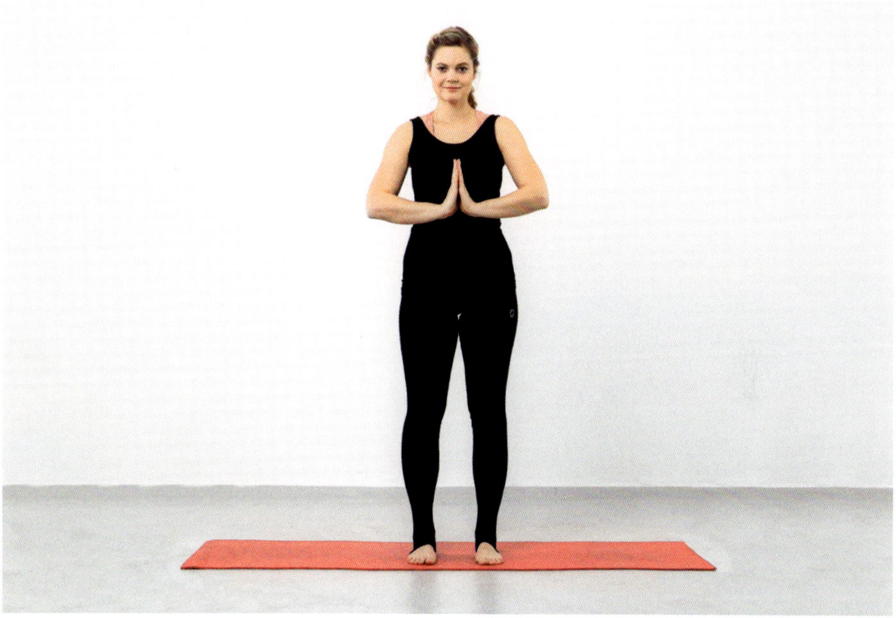

Die folgenden zwei Asanas sind sehr wichtig, denn wir werden im Laufe des Buches öfters darauf zurückkommen. Die „Kindshaltung" nimmst du ein, wenn du eine kurze Pause benötigst, oder du nutzt sie als Gegenbewegung für verschiedene Rückbeugen wie zum Beispiel das „Kamel".

„Shavasana" sollte am besten nach jedem Yoga Flow durchgeführt werden. Wie lang, bleibt dir selbst überlassen. Ich empfehle dir mindestens 10 Minuten, um das Training wirken zu lassen und das „Pranayama", die Atmung und Entspannung, zu genießen.

KINDSHALTUNG *(Balasana)*

Du kommst über den Vierfüßlerstand und legst deinen Po auf den Fersen ab.

Strecke deinen Oberkörper nach vorne und lege deine Stirn auf den Boden.

Deine Arme liegen locker rechts und links neben dem Körper und die Handinnenflächen zeigen nach oben.

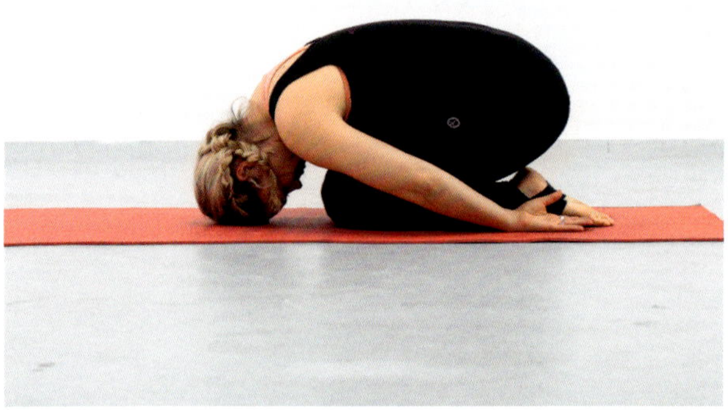

SHAVASANA

Lege dich auf den Rücken. Die Arme liegen parallel neben dem Körper, die Handflächen zeigen nach oben. Deine Füße fallen nach außen.

Dein Atem wird ruhiger und tief. Deine Bauchdecke hebt und senkt sich langsam durch die Atmung.

Du sinkst langsam in den Boden. Entspanne deinen gesamten Körper und Geist.

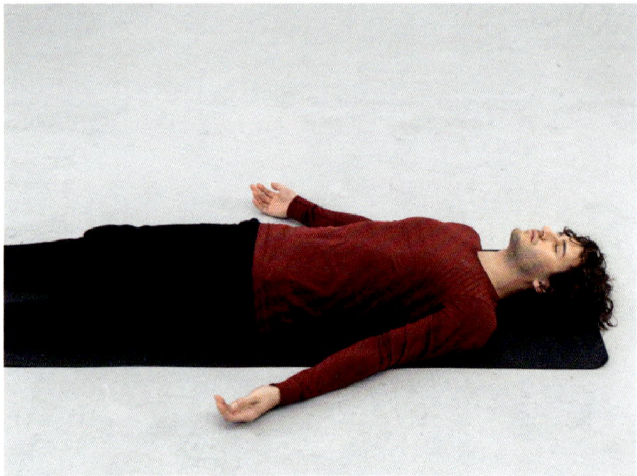

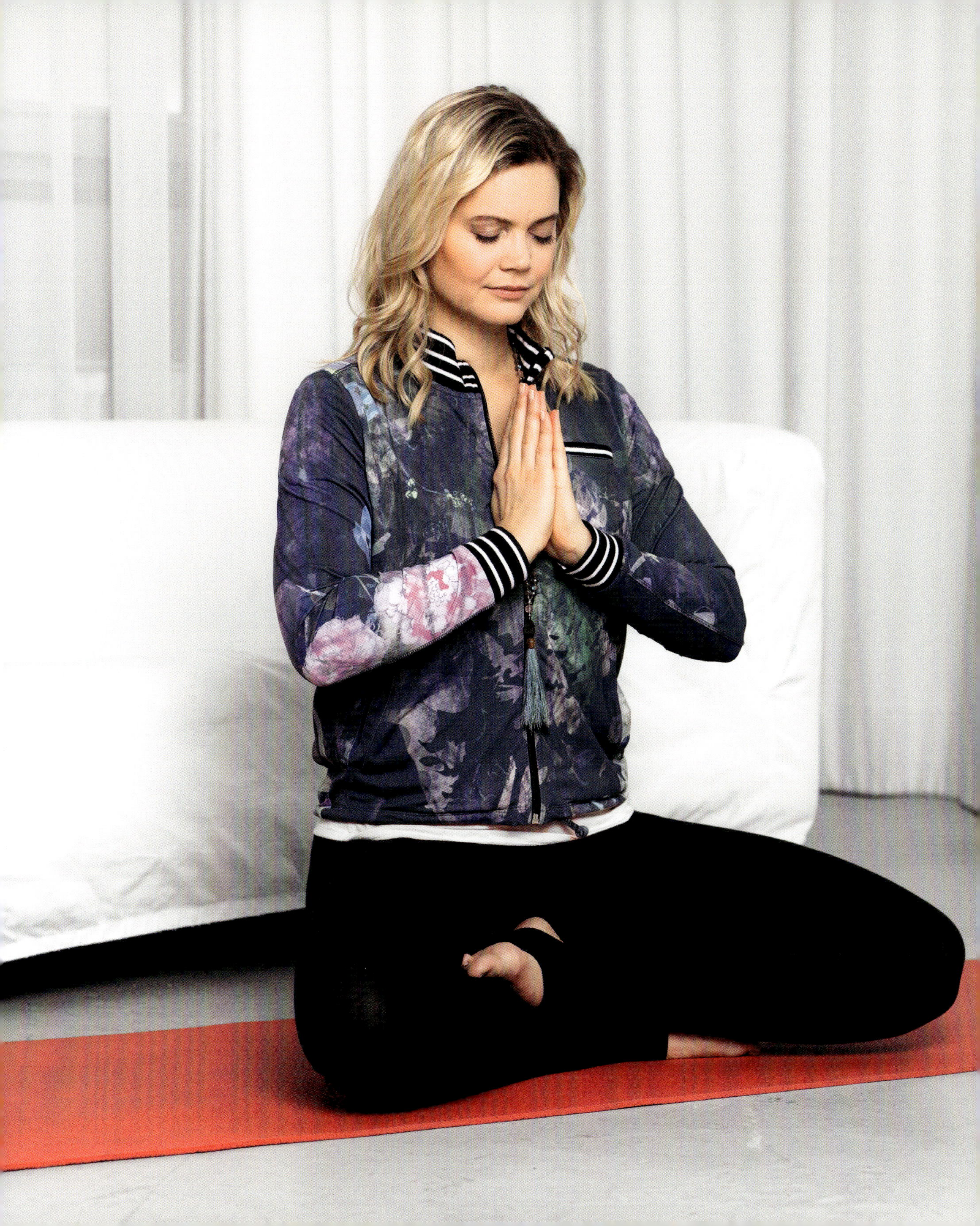

FEUER

Ich glaube an die Kraft der Begeisterung! Sie kann alle Grenzen überwinden. Du kannst deine gute Energie überall entfachen. Auch wenn du in einem Umfeld lebst, in dem es dir im Moment nicht so gut gefällt. Mit deiner Leidenschaft kannst du alles verändern. Puste in die Glut deiner Energie! Mit „Burning Balance“ wächst auch dein inneres Feuer. Brenne für das, was du tust – und erfreue dich an deiner neuen Power.

DAUER:
20–40 Minuten, je nach Intensität

ZIEL:
Auspowern und Stressabbau

BENEFIT:
Fettverbrennung

BURN — BALANCE

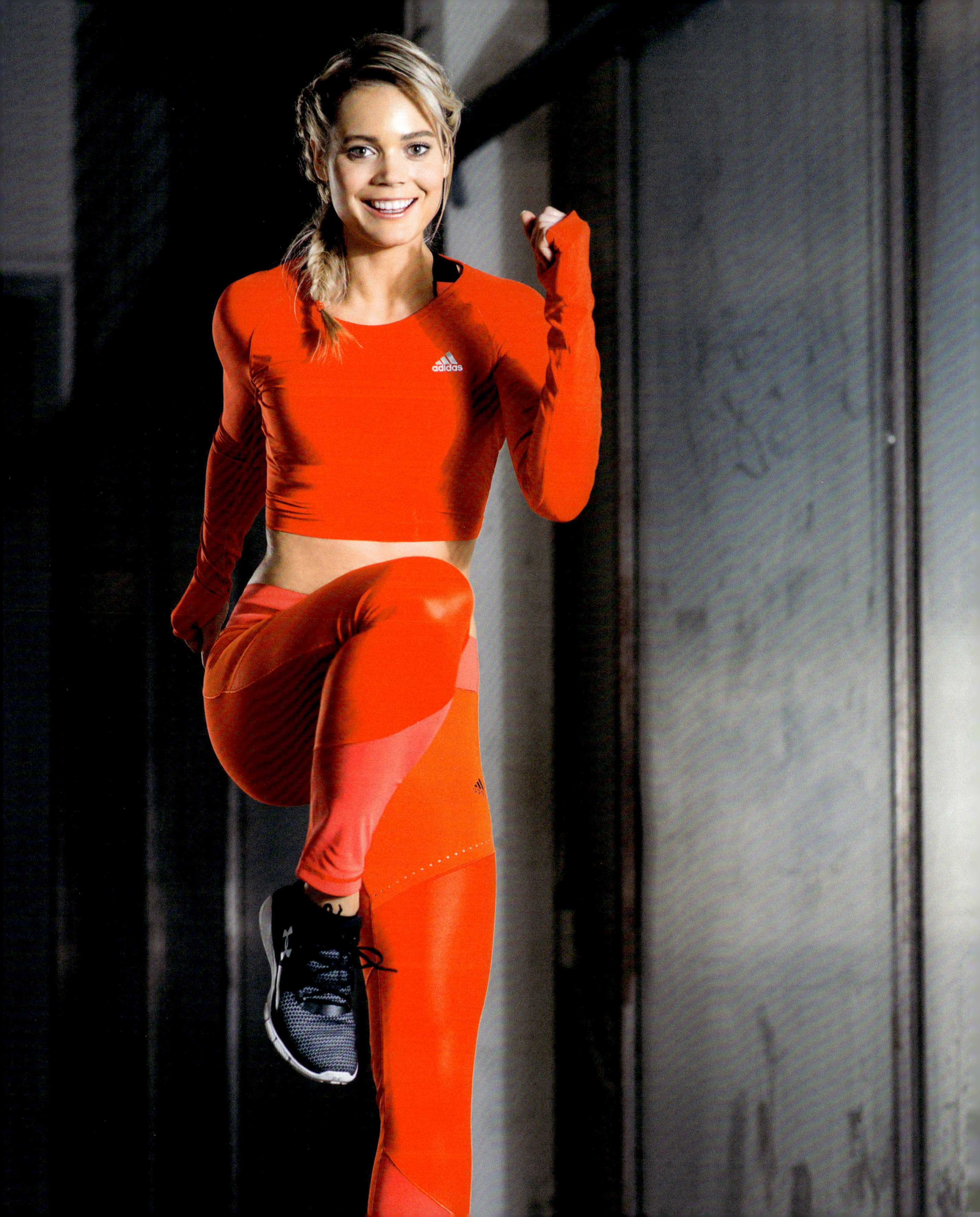
adidas

MOTIVATION

Feuer ist faszinierend und gefährlich zugleich. Es wärmt und schützt, kann aber auch zerstörerische Kräfte entfalten. Am Feuer sehen wir deutlich, was geschieht, wenn etwas außer Kontrolle gerät. Genauso ist es mit unserer Begeisterung. Sie spornt uns zu Höchstleistungen an, doch wenn wir zu hitzköpfig werden, laufen wir Gefahr, uns daran zu verbrennen.

Ich liebe das Feuer. Doch ich habe gelernt, mich nicht nur von einem Impuls oder einer wilden Energie durchströmen zu lassen, sondern sie für mich zu nutzen. Das bedeutet, dass ich mir zu Beginn einer Aktivität oder Aufgabe und ganz besonders bei einer neuen Herausforderung meiner Motivation bewusst werde, indem ich meine Ziele visualisiere. Ein brennendes Verlangen hin zu meinem Ziel bringt mich dazu, alles zu geben. Da will ich hin. Das will ich erreichen. Gleichzeitig öffne ich mein Herz für meinen Wunsch, und ich spüre: Ich kann das schaffen! Dieses Gefühl motiviert mich noch mehr. Doch mit dem Kopf allein schaffe ich es nicht. Ich brauche einen starken, gesunden Körper, der gleichzeitig so geschmeidig ist, dass er, wenn es mal richtig heiß wird, auch über ein Feuer springen kann. Ein Körper, der viel Feuer aushält, mich aber zugleich vor dem Verbrennen schützt. Ein trainierter Körper, der den Tanz mit dem Feuer wagt.

»Das Element Feuer schult meine Disziplin. Es ist ein Spiel aus Anspannung und Entspannung.«

Ich nutze die Motivation, renne aber nicht blind los, sondern gehe die Dinge mit einem klaren Fokus an.

Und dann geschieht etwas ganz Wunderbares, wie bei jedem Feuer. Nach einer Weile verwandeln sich die Flammen in Glut. Glut ist sehr heiß, doch sie züngelt nicht unkontrolliert. Diese Glut kannst du für deine Ziele nutzen. So bist du fokussiert, motiviert und idealerweise verwandelt sich die Glut nach einer Weile in eine gute Gewohnheit.

Ich kenne diesen Prozess aus jedem neuen Training, das ich beginne. Zuerst muss ich mich anstrengen, manchmal vielleicht sogar ein Stück weit überwinden, um meine Vorsätze einzuhalten. Dann lodert das Feuer, ich bin begeistert und mit diesem Schwung überwinde ich gelegentlich sogar eine Grenze. Das merke ich spätestens beim Wechsel von „Burn" zu „Balance". Mein Ziel ist eine schöne warme Glut, ein gesunder innerer Antrieb, der mich dauerhaft motiviert, aber nicht übermotiviert. Und auf einmal merke ich, dass ich mich an das neue Training gewöhnt habe. Ich absolviere es,

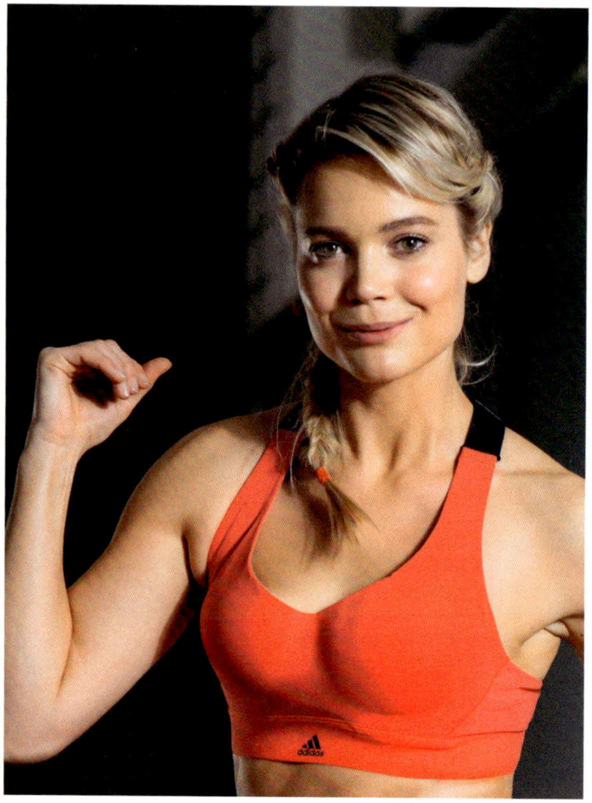

weil es zu meinem Alltag gehört. Das wiederum nährt die Glut meines inneren Feuers, und so glüht die Motivation immer weiter in mir.

STROHFEUER MACHEN KEINE MUSKELN

Glut ist beständiger als Feuer. Sie braucht dennoch ein bisschen Aufmerksamkeit. Lass sie daher nicht erlöschen und bleibe stets in Bewegung. Genieße sie und die damit verbundene Kraft, Kondition und Geschmeidigkeit. Erfreue dich an den Spitzen und Flammen, die hochschießen, wann immer du deinen Kreislauf in Schwung bringst, dein Herz heftig pocht, du außer Atem und ins Schwitzen kommst. Und dann beruhige dich wieder und entspanne.

Lasse das Feuer in dir niemals erkalten! Es kostet enorm viel Energie, wieder bei Null anzufangen. Strohfeuer mögen spektakulär aussehen, sie sind aber nur von sehr kurzer Dauer – schnell entflammt, schnell gelöscht.

Kreiere lieber Rituale, die „deine" Glut erhalten. Wenn ich einmal nachlässig werde oder den Antrieb verliere, konzentriere ich mich wieder auf das, was ich erreichen möchte, dann bin ich sofort wieder motiviert. Ich genieße die Helligkeit des Feuers eine Weile und lasse seine Kraft auf mich einwirken. Mit der Gewissheit dieses wärmenden Energiespeichers kann ich zuversichtlich durch mein Leben gehen.

Denk also immer daran:

»Das Feuer in dir ist das, was dich antreibt, deine Energie, deine Leidenschaft.«

Es ist das A und O, um deine Wünsche und Ziele zu erreichen, und ein wesentlicher Bestandteil von dem Konzept „Burning Balance".

In dem Workout Feuer geht es darum, dein Feuer zu entfachen, Veränderung zu erreichen und dein Herz-Kreislauf-System ins „Schwitzen" zu bringen. Du wirst dich viel bewegen, an deine Grenzen und aus der Puste kommen. Denk daran, dein Atem arbeitet für dich. Halte ihn nicht an und bleibe ständig im Fluss.

Damit Feuer existieren kann, benötigen wir Sauerstoff als Energielieferanten. Bei diesem Training gilt, egal in welcher Intensitätsstufe du bist: Konzentriere dich zuerst auf die saubere Übungsausführung. Schau dir deshalb die Übungen vor dem Training in Ruhe an. Wenn du sie verinnerlicht hast, zieh dieses Training ohne Pausen durch.

Du wirst ins Schwitzen kommen – versprochen!

ZIELE DES FEUER-WORKOUTS

- Erzeuge Hitze, schwitze, erlebe Intensität.
- Finde deine Körperspannung.
- Bringe dein Lebensenergie in Fluss.

HIGH INTENSITY WORKOUT – ELEMENT FEUER

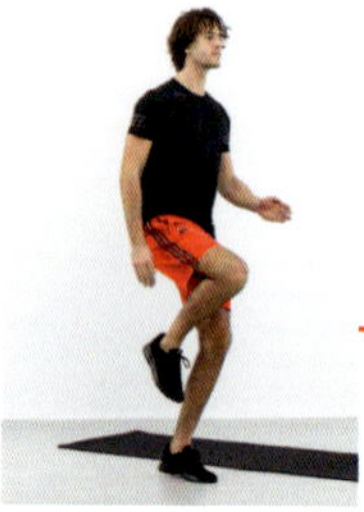

High Knee Run

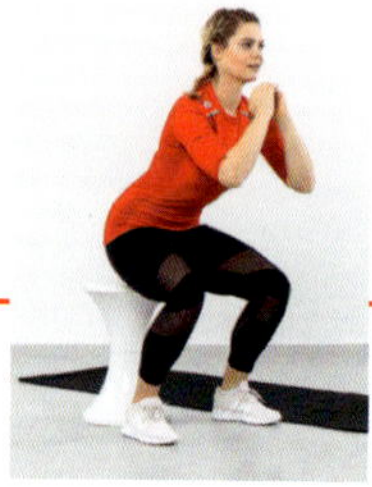

Box Squat

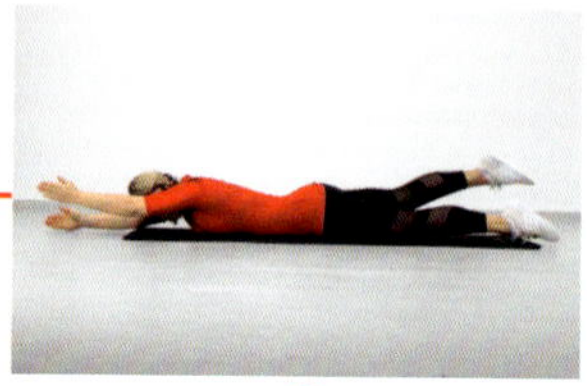

Swimmer

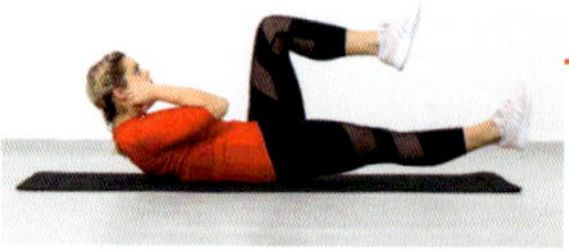

Sprinter Sit-ups

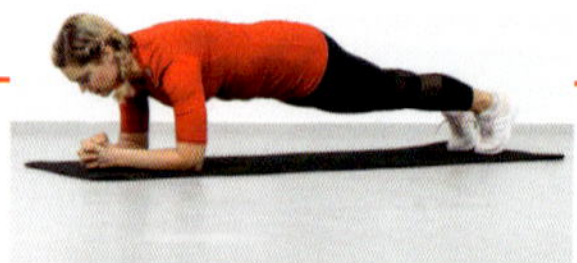

Plank

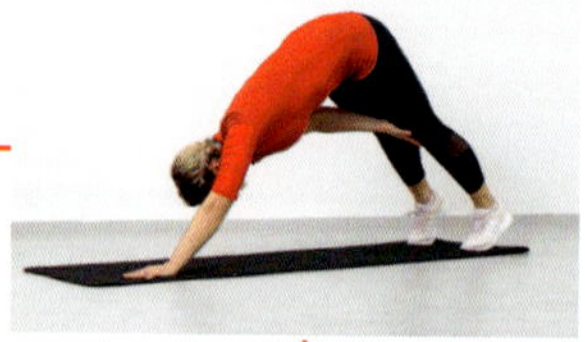

Knee Tap

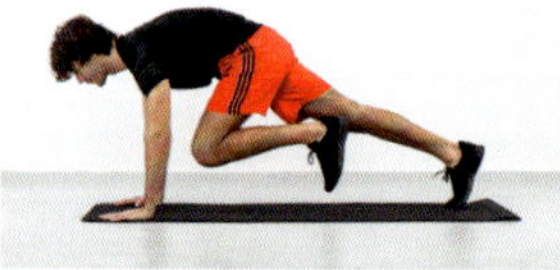

Mountain-Climber

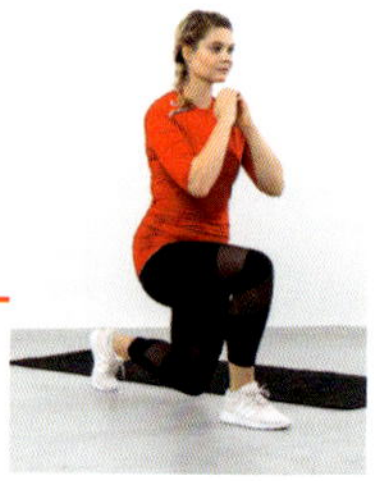

Walking Lunge

Deine Wiederholungsanzahl für die jeweiligen Übungen kannst du nach dem Selbsttest aus den Tabellen in den Buchklappen entnehmen.

YOGA FLOW – ELEMENT FEUER

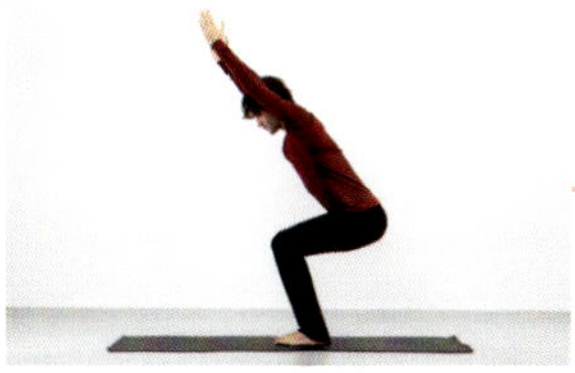

E: *Stuhl dynamisch*

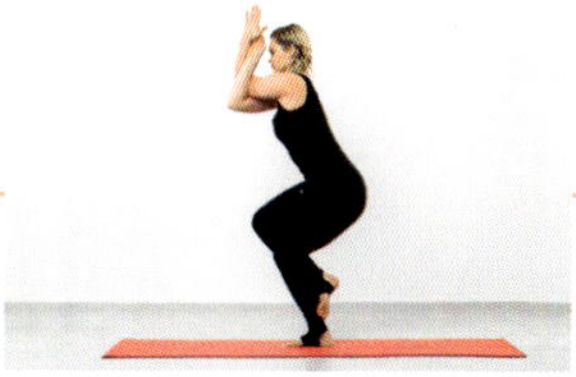

A: *Adler*

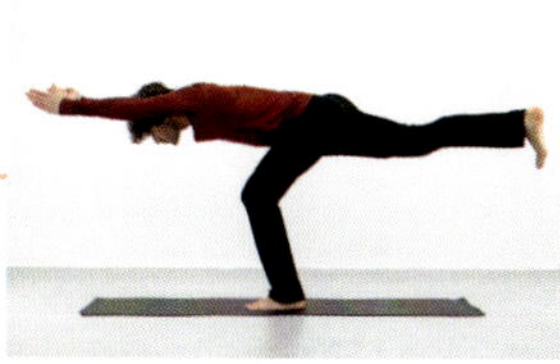

E: *Krieger III*

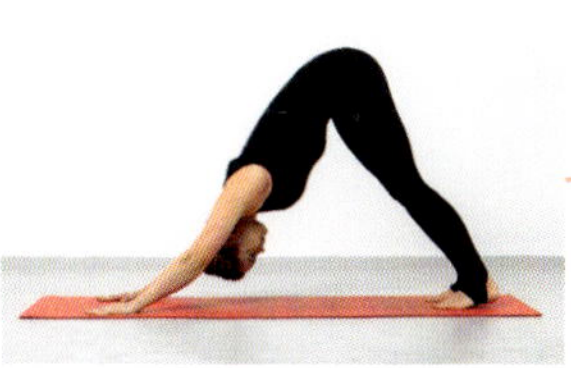

A: *Herabschauender Hund*

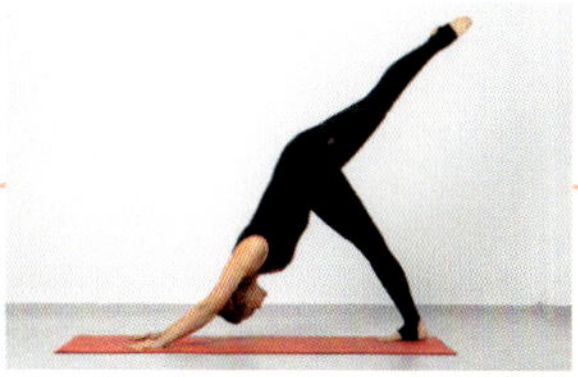

E: *Dreibeiniger Hund*

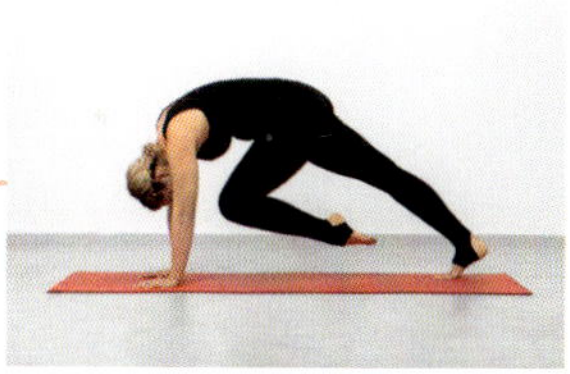

A: *Knie zur Stirn*

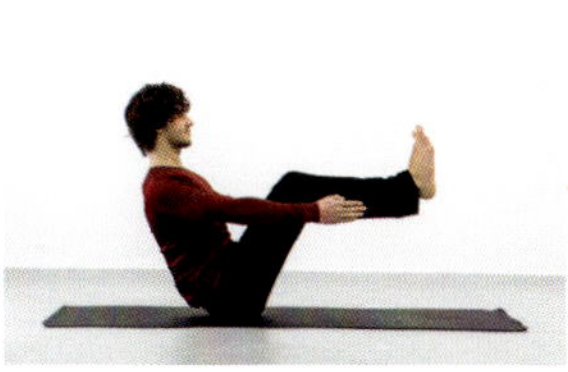

E: *Halbes Boot*

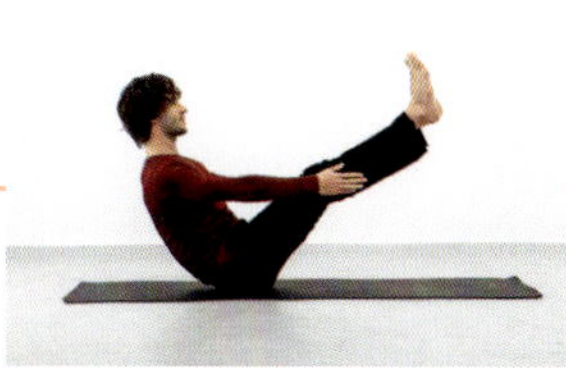

A: *Boot*

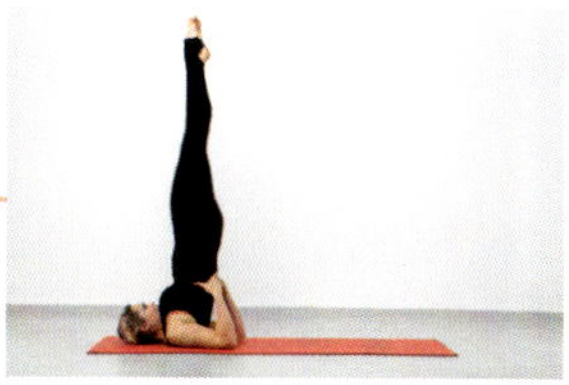

E: *Schulterstand*

Dieses Asana beginnt mit
A = Ausatmen
E = Einatmen

Hier wird die erste Atmung des Asanas angegeben. Zwischenatmungen sind erlaubt. Vorausgehende Atmungen beziehen sich auf die Ausgangsposition.

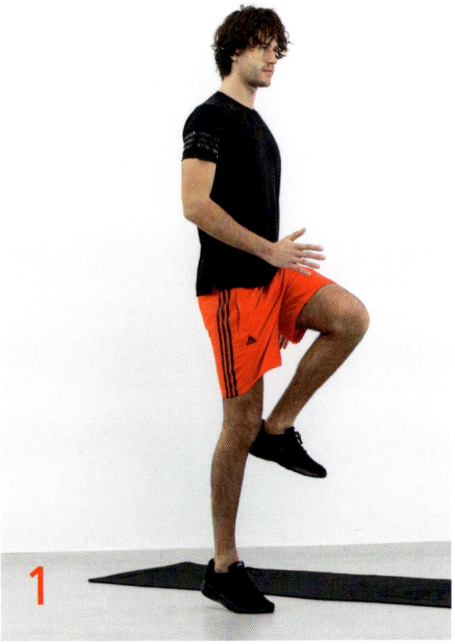

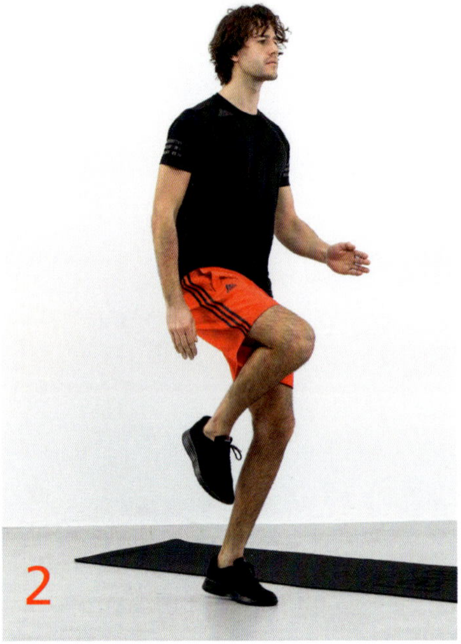

HIGH KNEE RUN

AUSGANGSPOSITION

Stelle dich aufrecht hin.

AUSFÜHRUNG

- Gehe im Kniehebelauf im Wechsel auf der Stelle und hebe abwechselnd das linke (1) und rechte Knie (2) an.
- Behalte ein Tempo, bei dem du das Standbein gestreckt halten kannst. Der Oberkörper bleibt dabei aufrecht und die Schultern locker.
- Nimm deine Arme angewinkelt und gegengleich zu deinen Beinen in die Bewegung mit. Achte darauf, nicht in der Hüfte abzuknicken (2).
- Go, go, go!

BENEFIT

Die High Knee Runs sind optimal, um deine Ausdauer und deinen Kreislauf zu stärken.

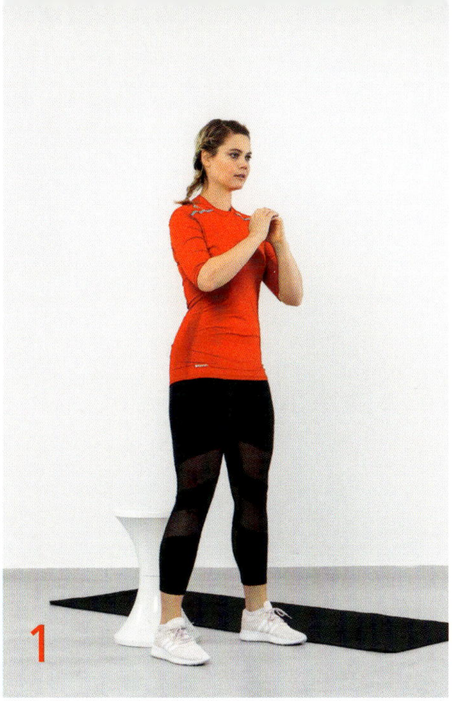

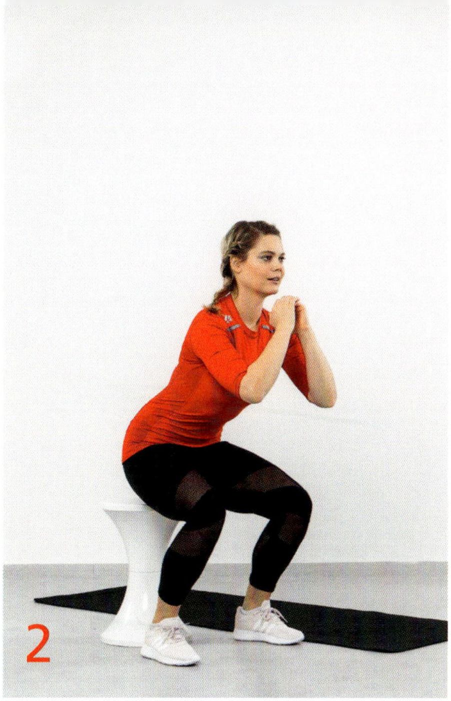

BOX SQUAT

AUSGANGSPOSITION

Stelle dich mit deinem Rücken leicht über hüftbreit zu einer stabilen Kiste, einer Bank oder einer Couch. Deine Zehen zeigen dabei nach vorne (1).

AUSFÜHRUNG

- Schiebe deinen Po nach hinten. Gehe in die Kniebeuge. Drücke deine Knie nach außen. Gehe so weit runter, bis du auf dem Gegenstand aufsetzt (2).
- Dein Gewicht ruht auf den Fersen. Zähle bis drei.
- Richte dich wieder auf und kehre in die Ausgangsposition zurück. Dein Po ist angespannt, deine Knie gestreckt. Schiebe deine Hüfte nach vorne (1).

SWIMMER

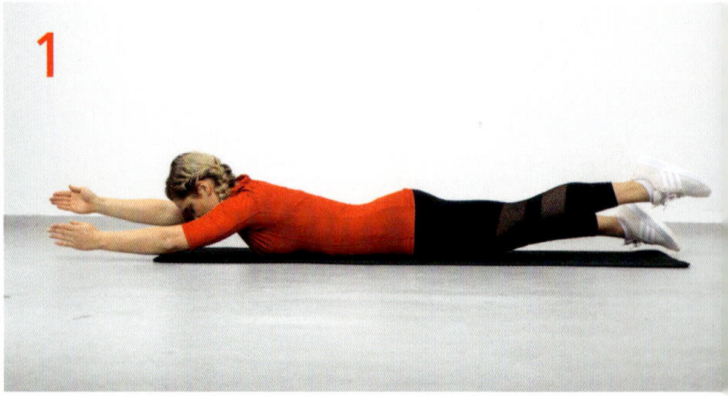

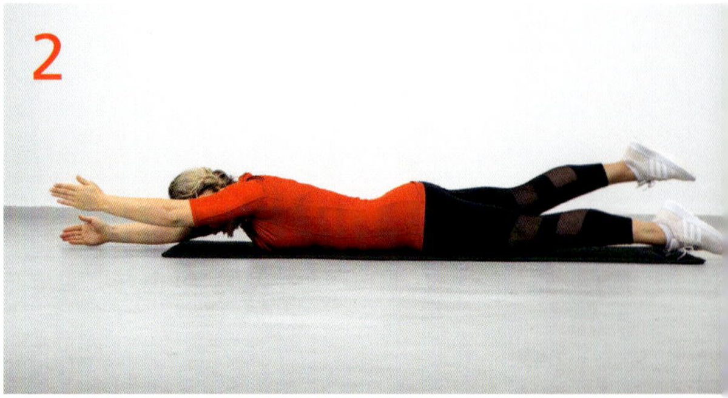

AUSGANGSPOSITION

Lege dich auf den Bauch und hebe deine Arme und Beine leicht an. Deine Handinnenflächen zeigen nach innen. Nur dein Bauch berührt den Boden (1).

AUSFÜHRUNG

- Ziehe den Bauchnabel für einen stabilen Rumpf nach innen. Dein Po und dein Rumpf sind angespannt. Bewege deine Arme und Beine diagonal versetzt – linkes Bein und rechter Arm bzw. rechtes Bein und linker Arm – auf und ab (ca. 5 cm hoch).

SPRINTER SIT-UPS

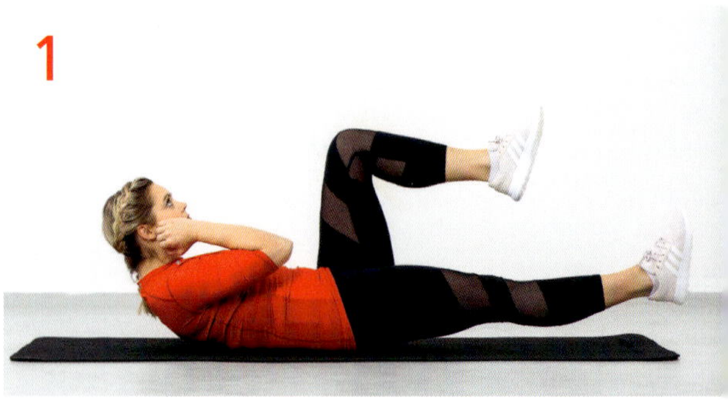

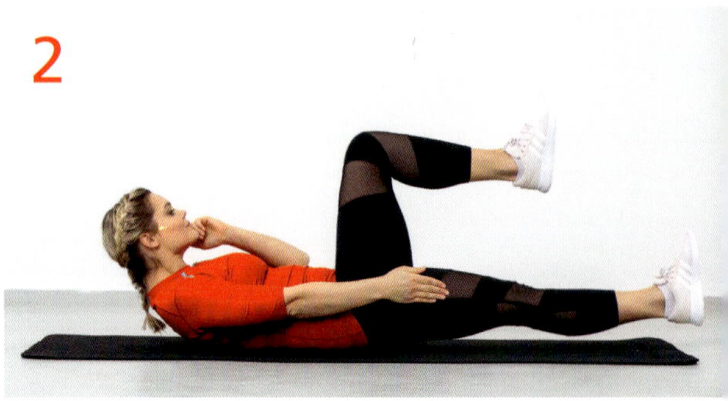

AUSGANGSPOSITION

Lege dich auf den Rücken und strecke deine Beine aus. Hebe deinen Kopf, deine Schultern, deine Arme und deine Beine leicht vom Boden ab.

AUSFÜHRUNG

- Beuge deinen rechten Arm im Ellenbogen, ziehe dein linkes Bein an und führe einen Sit-up aus (1, 2). Kehre anschließend in die Ausgangsposition zurück.
- Lege deinen Kopf, deine Arme und deine Beine nicht auf dem Boden ab und bleibe mit Armen und Beinen stets in einer Linie und wiederhole die Bewegung auf der anderen Seite. Freue dich, wenn deine Bauchmuskeln zittern!

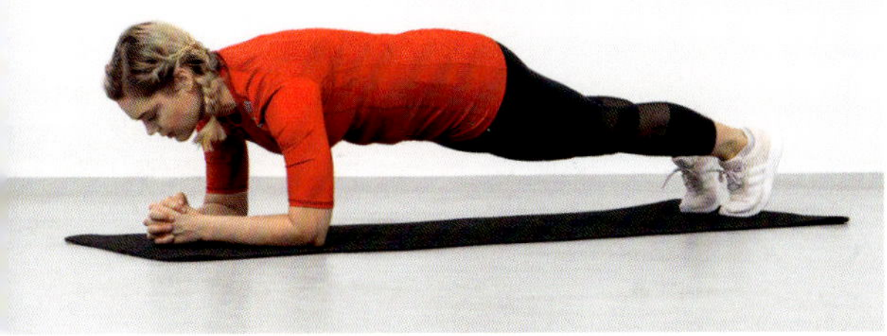

1

PLANK

AUSGANGSPOSITION

Gehe in den Unterarmstütz.

AUSFÜHRUNG

- Stelle deine Füße auf die Zehenspitzen und leg deine Unterarme auf dem Boden ab, sodass sich deine Schultern über deinen Ellenbogen befinden.
- Spanne deinen Po an und ziehe deinen Bauchnabel nach innen. Baue Spannung in deinem Brustkorb auf und stabilisiere auf diese Weise deinen Rumpf.
- Schiebe die Brust leicht nach vorne oben und ziehe die Schulterblätter nach hinten unten. Dein Körper bildet von den Fersen bis zum Kopf eine gerade Linie. Halte deine Beine gestreckt und atme (1)!

BENEFIT

Die Plank eignet sich ideal dazu, deine Körpermitte zu stabilisieren.

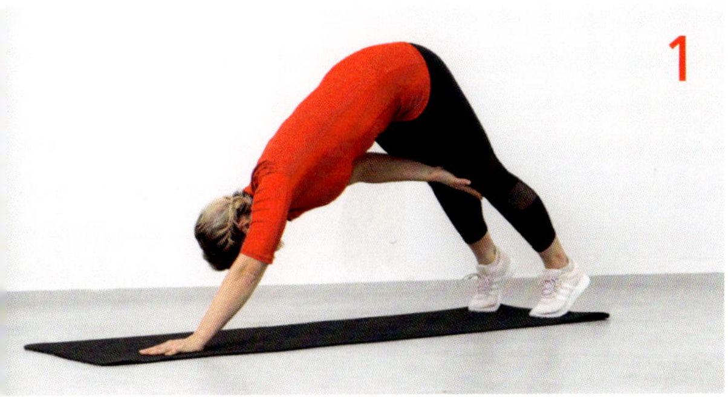

1

KNEE TAP

AUSGANGSPOSITION

Nimm die Liegestützposition ein. Positioniere deine Handinnenflächen unterhalb der Schultern auf dem Boden.

AUSFÜHRUNG

- Schiebe den Po nach oben. Mache den Rücken lang und bilde mit deinem Körper ein umgekehrtes V. Spanne deinen Po und den Bauch an. Der Kopf ist in Verlängerung der Wirbelsäule.
- Führe eine Hand zum entgegengesetzten Knie, berühre es kurz (1).
- Kehre in die Ausgangsposition zurück und wechsle die Seiten. Bewege dich in einem gleichmäßigen Tempo.

BENEFIT

Mithilfe des Knee Taps verbesserst du die Ansteuerung deiner Bauchmuskulatur.

MOUNTAIN CLIMBER

HIT

AUSGANGSPOSITION

Nimm die Liegestützposition ein. Dein Kopf befindet sich in Verlängerung der Wirbelsäule (1).

AUSFÜHRUNG

- Hebe deine Knie in Richtung Ellenbogen: Beginne zu laufen und steigere allmählich dein Tempo (2).
- Halte deine Hüfte dabei gerade.

1

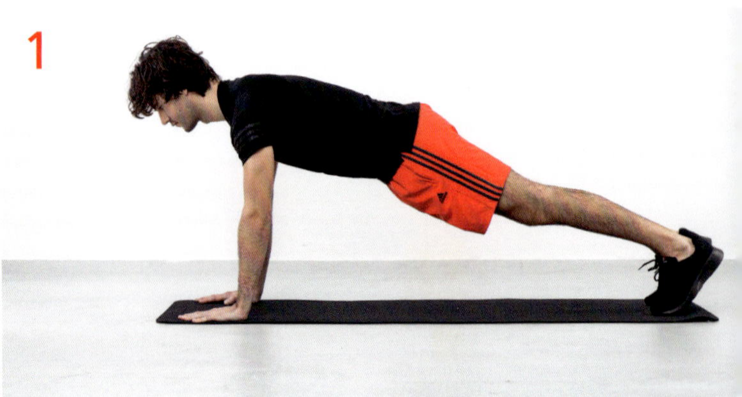

2

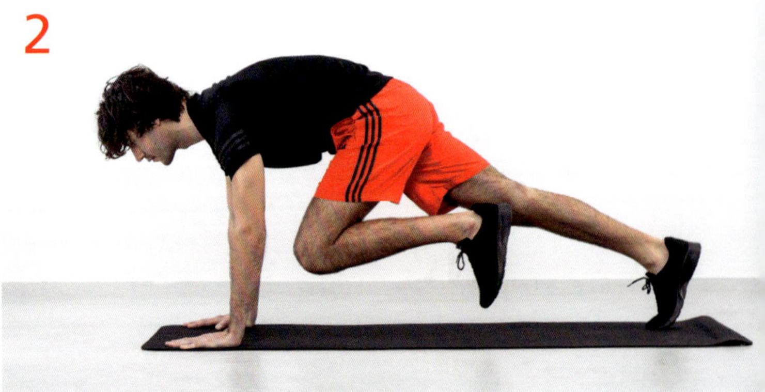

BENEFIT

Mit dem Mountain Climber verbesserst du deine Ausdauer sowie dein Energielevel.

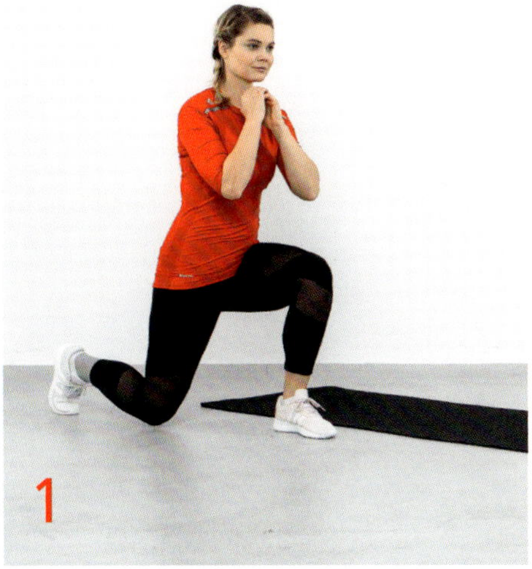

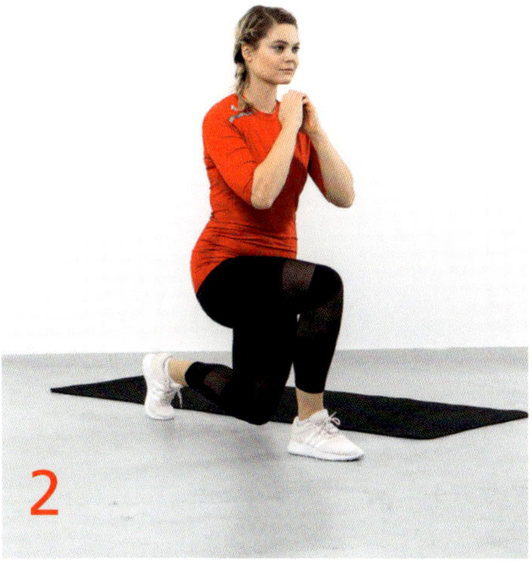

HIT

WALKING LUNGE

AUSGANGSPOSITION

Aus dem aufrechten Stand machst du einen Schritt nach vorne, etwa drei Fußlängen weit. Das Gewicht liegt auf der Ferse deines vorderen Fußes. Dein Oberkörper bleibt kontinuierlich aufrecht. Spanne deinen Po an, um das vordere Knie zu stabilisieren.

AUSFÜHRUNG

- Beuge dein vorderes linkes Bein im Ausfallschritt so weit, bis dein hinteres rechtes Knie den Boden fast berührt. Halte den Oberkörper dabei aufrecht, den Blick nach vorne und dein Knie ruhig (1).
- Drücke dich mit deinem vorderen Fuß ab und schiebe dich nach vorne und zurück in die Ausgangsposition.
- Wechsle das Bein nach jeder Wiederholung (2).

BENEFIT

Durch den Walking Lunge wird nicht nur deine Balance, sondern auch die Beinmuskulatur trainiert.

STUHL DYNAMISCH *(Utkatasana)*

1

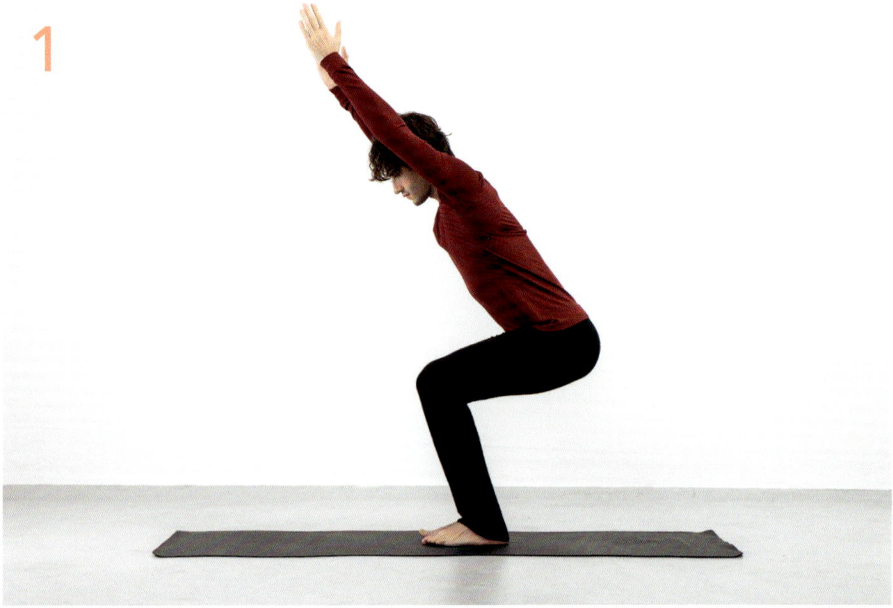

YOGA

Ausatmen

Stell dich aufrecht hin.

Deine Füße sind etwa hüftbreit auseinander.

Einatmen

Strecke deine Arme nach vorne.

Die Handinnenflächen zeigen zueinander, deine Ellenbogen sind gestreckt, und die Schultern bleiben unten.

Ausatmen

Beuge deine Knie und bewege dich langsam mit dem Becken leicht nach hinten, so als würdest du dich auf einen Stuhl setzen.

Die Fersen bleiben dabei fest auf dem Boden verankert.

Einatmen

Halte die Position möglichst entspannt. Gehe noch ein Stückchen tiefer.

Ausatmen

Arme und Oberköper locker lassen.

Die Arme schwingen nach hinten.

Einatmen

Gehe zurück in die Position. Der Rücken ist gerade.

Diese Bewegungsfolge wiederholst du 4–8 Mal, bis du eine leichte Wärme verspürst.

BENEFIT

Der Stuhl stärkt deine Bein- und Rückenmuskulatur und hilft dir außerdem bei Schlaflosigkeit.

ADLER *(Garudasana)*

2

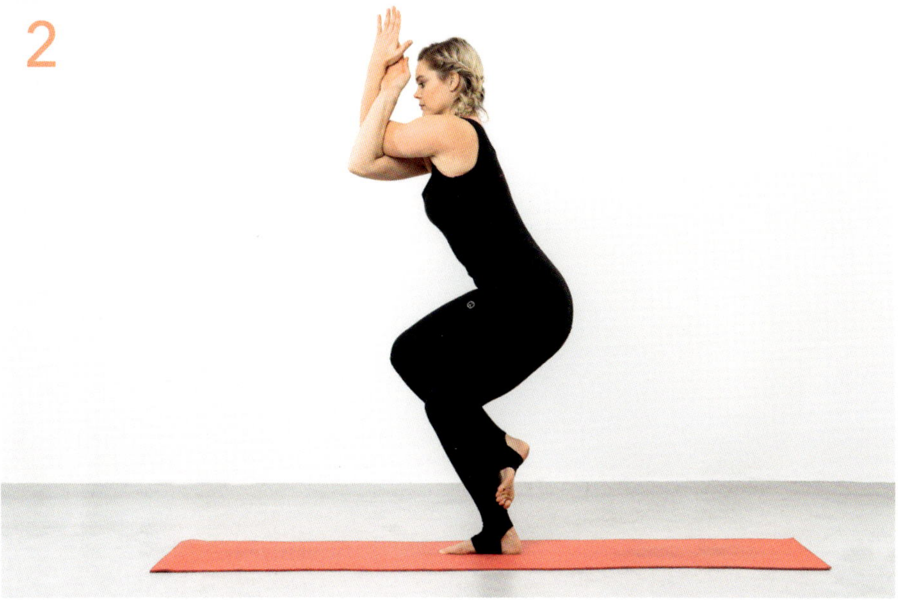

Ausatmen

Stelle dich aufrecht hin, deine Füße stehen etwa hüftbreit auseinander.

Einatmen

Beuge deine Knie etwas und verlagere dein Gewicht auf deinen rechten Fuß.

Überkreuze deinen rechten Oberschenkel mit deinem linken.

Die Zehen zeigen nach unten, während du deinen linken Fuß hinter die rechte Wade bzw. hinter das rechte Fußgelenk klemmst.

Ausatmen (Verweilen)

Stabilisiere dich, indem du deinen Bauchnabel nach innen ziehst.

Strecke deine Arme waagerecht nach vorne aus und ziehe deine Schulterblätter nach unten und möglichst weit auseinander.

Kreuze den linken über den rechten Oberarm und winkel die Unterarme zusammen nach oben an.

Schmiege den linken Ellenbogen in die rechte Armbeuge. Die Handrücken liegen aneinander.

Verweile für 4 ruhige Atemzüge, bevor du die Seite wechselst.

VARIANTE:

Für eine intensivere Variante des Adlers kannst du deine Handinnenflächen zusammenbringen.

Dabei sind die Schultern gesenkt, der Blick geht geradeaus.

KRIEGER III – VARIATION KNIEBEUGEN *(Virabhadrasana III)*

3

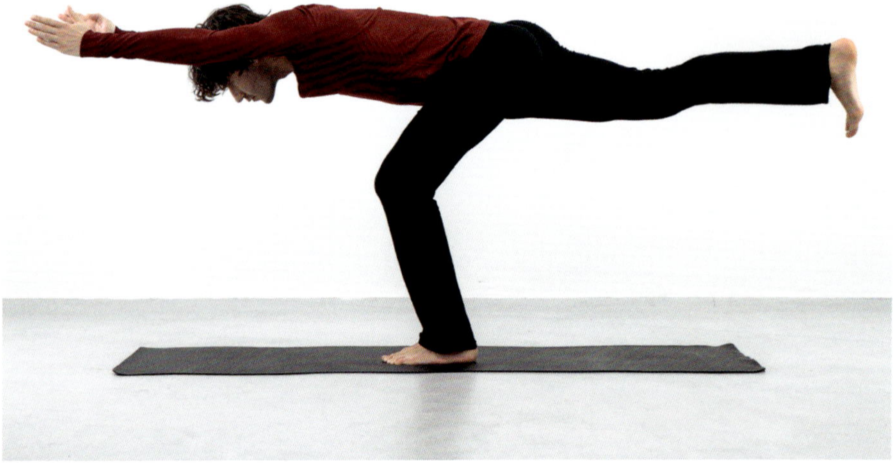

Einatmen

Stelle dich aufrecht hin. Deine Füße sind etwa hüftbreit auseinander.

Ziehe dein linkes Knie nach oben etwa auf Hüfthöhe an.

Ausatmen

Beuge deinen Oberkörper nach vorne und schiebe gleichzeitig deine Fersen nach hinten, sodass sie zusammen eine waagerechte Linie bilden.

Einatmen

Strecke deine Arme über deinem Kopf nach vorne aus, etwa auf der Höhe deiner Ohren.

Die Schultern bleiben locker.

Ausatmen

Beuge dein linkes Knie leicht, das rechte Bein bleibt waagerecht.

Einatmen

Strecke dein linkes Bein.

Wiederhole diese Bewegung 8 Mal, bevor du die Seite wechselst.

BENEFIT

Der Krieger III kräftigt deine Oberschenkel und deinen Rücken. Außerdem unterstützt er die Balance, beruhigt das Nervensystem und lindert Ängste.

HERABSCHAUENDER HUND *(Parvatasana)*

4

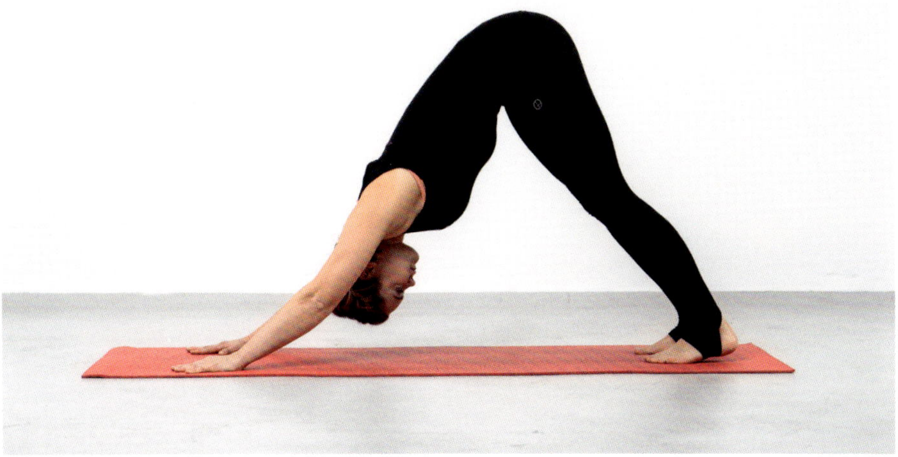

Gehe in den Vierfüßlerstand. Die Knie befinden sich unterhalb der Hüfte und die Hände unterhalb der Schultern.

Spreize deine Finger. Deine Hände zeigen nach vorne.

Stelle die Zehen auf.

Ausatmen

Hebe deine Knie und lasse sie beide zunächst noch gebeugt.

Einatmen

Mache deine Wirbelsäule lang.

Ausatmen (Verweilen)

Ziehe deinen Bauchnabel nach innen, schiebe deinen Po nach oben und strecke deine Beine.

Die Ausrichtung deines Oberkörpers bleibt stabil.

Verweile für 8 Atemzüge.

BENEFIT

Der herabschauende Hund verbessert deine Blutzirkulierung und lindert Kopf- und Rückenschmerzen.

DREIBEINIGER HUND *(Eka Pada Adho Mukha Svanasana)*

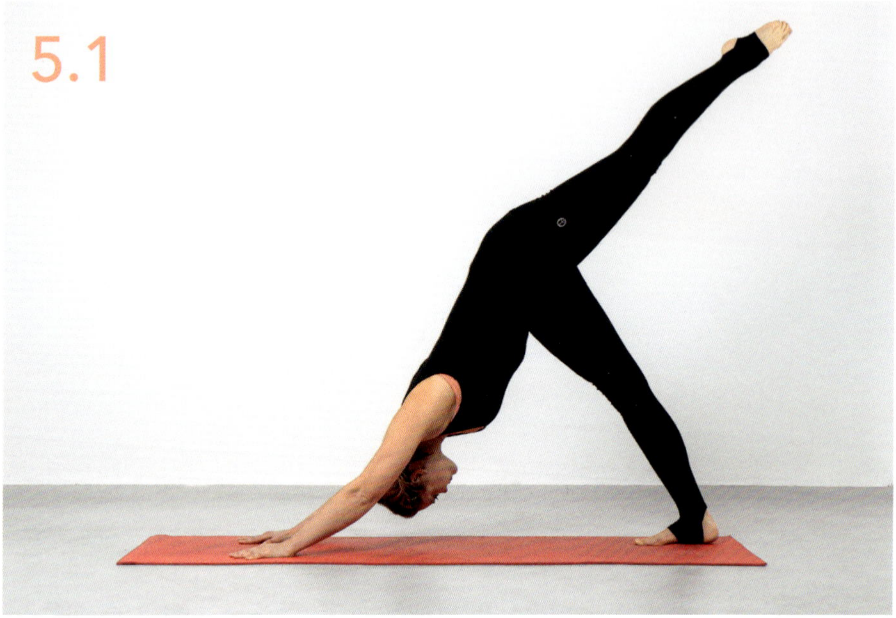

Einatmen

Komme aus dem Herabschauenden Hund und strecke dein linkes Bein nach oben, sodass es in Verlängerung zu deinem Arm und deinem Rücken steht und eine gerade Linie bildet.

BENEFIT

Der Dreibeinige Hund eignet sich hervorragend, um an deiner Körperspannung zu arbeiten.

KNIE ZUR STIRN

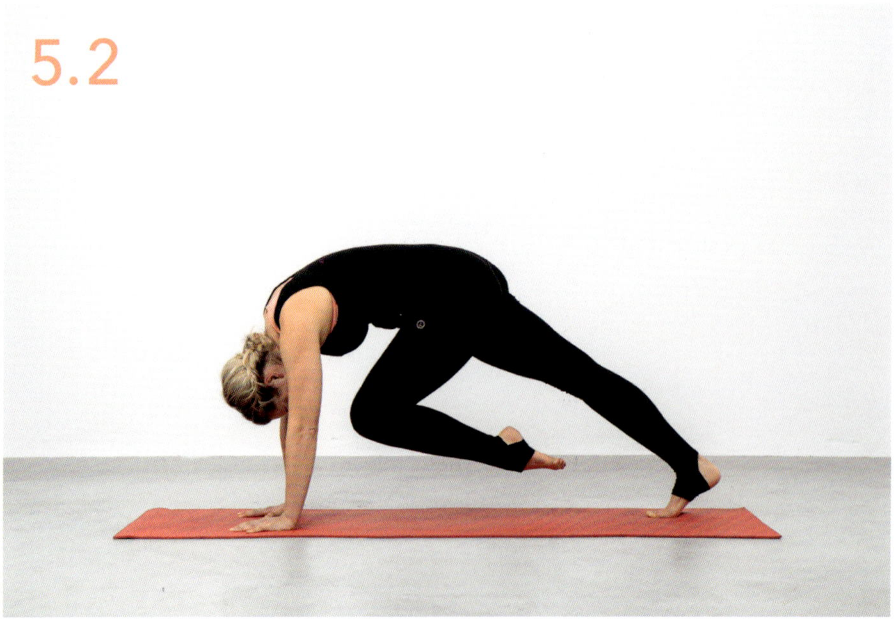

Ausatmen

Führe dein linkes Knie zur Stirn und ziehe deinen Bauchnabel nach innen. Dein Oberkörper kommt dabei leicht nach vorne.

Deine Hände befinden sich unterhalb deinen Schultern.

Halte die Spannung und atme vollständig aus.

Einatmen

Kehre in den Dreibeinigen Hund zurück.

Wiederhole diese Bewegung 4 Mal, bevor du die Seite wechselst.

Diese Übungen gehören zusammen und werden ab Dreibeiniger Hund als eine wiederholt

HALBES BOOT *(Ardha Navasana)*

Einatmen

Setze dich auf deine Yogamatte, sodass du beide Sitzhöcker spürst.

Ausatmen (Verweilen)

Lehne dich leicht nach hinten. Deine Beine sind leicht gebeugt.

Hebe deine Füße an. Dein Oberkörper bildet mit den Knien eine V-Form.

Halte deine Arme parallel und waagerecht nach vorn ausgestreckt. Deine Handinnenflächen zeigen nach innen.

Verweile in der Position für 4–8 Atemzüge.

6

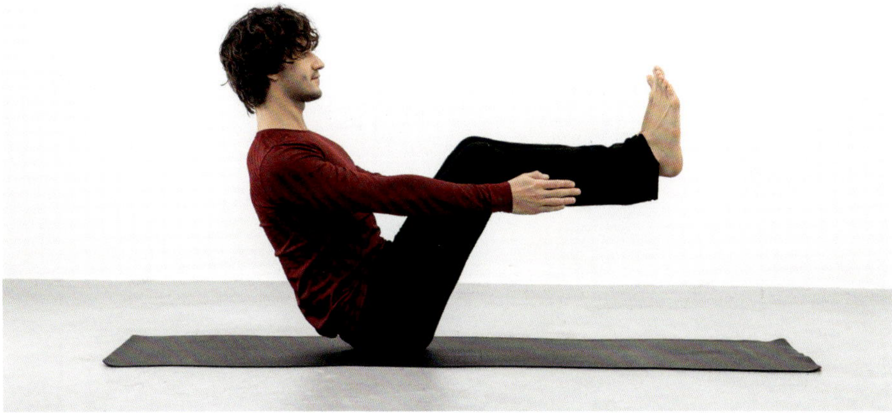

BOOT *(Navasana)*

Einatmen

Das halbe Boot ist hier deine Ausgangsposition.

Ausatmen (Verweilen)

Strecke deine Beine langsam und so weit aus, bis sich deine Zehenspitzen etwas oberhalb deiner Augenhöhe befinden.

Verweile in der Position für 4–8 Atemzüge.

7

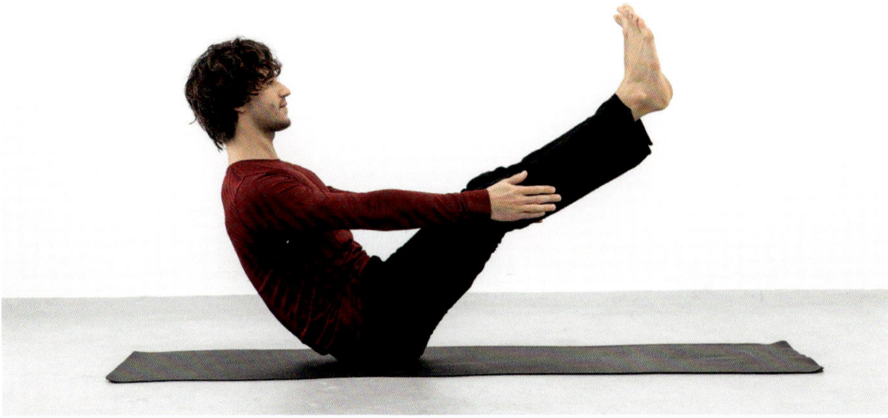

SCHULTERSTAND *(Sarvangasana)*

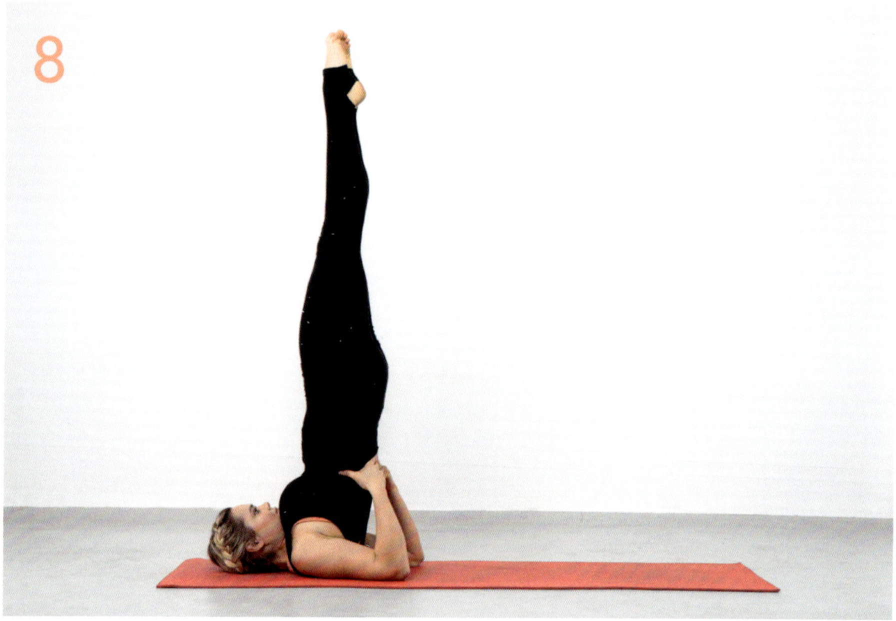

YOGA

Einatmen

Lege dich mit deinem Rücken auf den Boden. Deine Arme befinden sich seitlich am Körper.

Beuge deine Knie und stelle deine Füße an deinen Po.

Ausatmen

Ziehe deine Beine zur Brust und rolle dein Becken und deinen unteren Rücken nach oben, sodass sich die Knie nah an deinem Gesicht befinden.

Einatmen

Beuge deine Ellenbogen und lege deine Hände auf den Rücken.

Ausatmen (Verweilen)

Strecke deine Beine und hebe deine Fersen in Richtung Decke an.

Stütze dich dabei auf deinen Händen ab und bringe deine Beine senkrecht in die Luft.

Verweile in dieser Position für 8 Atemzüge.

Deine Arme unterstützen dich dabei, wenn du deine Beine wieder langsam nach unten führst.

BENEFIT

Der Schulterstand stimuliert deine Schilddrüse und sorgt für einen stabilen Kreislauf, eine gleichmäßige Atmung und einen stabilen Hormonspiegel.

DEINE AUFGABE FÜR DEN ALLTAG: DER FEUERLÖSCHER

Manchmal laufen uns die Gedanken im Kopf heiß. Immer wieder das Gleiche, selbst wenn wir das nicht möchten. Auch das ist eine Seite des Feuers: seine verzehrende Leidenschaft.

Um die Flammen zu stoppen, brauchen wir einen Feuerlöscher. Du kannst den Brand löschen, indem du innehältst, deine Gedanken sortierst und wieder Ruhe einkehrt.

Halte inne und atme drei Mal tief in den Bauch. Diesen Rat hat mir meine Oma schon früh gegeben. Wenn etwas nicht so geklappt hat, wie ich es wollte, wenn ich wieder mal so vor Begeisterung übersprudelte oder vor Aufregung die Nerven verlor, riet sie mir immer: „Schnauf mal tief durch!" das habe ich dann auch immer gemacht, weil meine Oma eine kluge und weise Frau ist. Und wisst ihr was? Es hat tatsächlich geholfen, und das tut es heute noch. Schnaufe also auch du einmal durch! Zum Beispiel jetzt.

Sehr inspirierend finde ich es auch, sich immer wieder die eigenen Ziele vor Augen zu halten. Wenn wir blind losstürmen, gestaltet sich der Weg meist steinig.

Fokussiere dich und erinnere dich daran, was du langfristig und kurzfristig erreichen willst. Deine Ziele sind in gewisser Weise also ein Feuerlöscher. Doch lösche niemals deine Glut, denn sie ist deine beständige Motivation, dein Antrieb!

WELCHE ZIELE ERKENNST DU IN DEINER GLUT? NOTIERE SIE IN STICHWÖRTERN.

____

____

____

Manchmal sitze ich auf meiner Fensterbank und lasse meine Gedanken schweifen. Ich stelle mir die Momente vor, in denen ich meine Ziele erreiche. Wie fühlt es sich an? Wie reagiere ich darauf? In genau einer Woche laufe ich einen Halbmarathon. Ich bin die Situation oft in meinem Kopf durchgegangen: Der Herzschlag, der meinen Körper zum Pulsieren bringt. Der Schweiß, der meinen Körper kühlt. Die Freude und Gänsehaut, die mich durchströmen, wenn ich über die Ziellinie laufe. Das alkoholfreie Bier, das ich mir als Belohnung gönne, und der Moment am Abend, in dem ich mit einem großen Lächeln im Gesicht einschlafe, weil ich es geschafft habe.

All das lässt meine Glut leuchten, und wenn ich während des Laufens einmal ans Aufgeben denken sollte, dann stelle ich mir genau diese Momente vor. Sie geben mir die Kraft, weiterzulaufen und immer weiterzumachen, denn Vorfreude ist eine der schönsten Freuden. Genieße sie in vollen Zügen!

WELCHE FREUDEN VERBINDEST DU MIT DEINEN ZIELEN?

____

____

____

WASSER

Mit Wasser kannst du ein Feuer löschen. Das ist manchmal die letzte Rettung vor dem Verbrennen. Und auch wir brauchen zuweilen eine kalte Dusche, wenn wir vor lauter Begeisterung Gefahr laufen, zu entflammen oder den Überblick zu verlieren. Entscheide dich aber niemals schmerzhaft zwischen einer Entweder-oder-Option. Finde stattdessen lieber einen Weg, der beides verbindet – wie das mitreißende Wasser, das über alle Hindernisse hinwegsprudelt. Übrigens bestehst auch du zu einem Großteil daraus, denn jeder Mensch hat ungefähr 70 Prozent davon in seinem Körper. Es ist also ein lebenswichtiges Element!

DAUER:
20–40 Minuten, je nach Intensität

ZIEL:
mehr Energie

BENEFIT:
gegen Müdigkeit

BURN — BALANCE

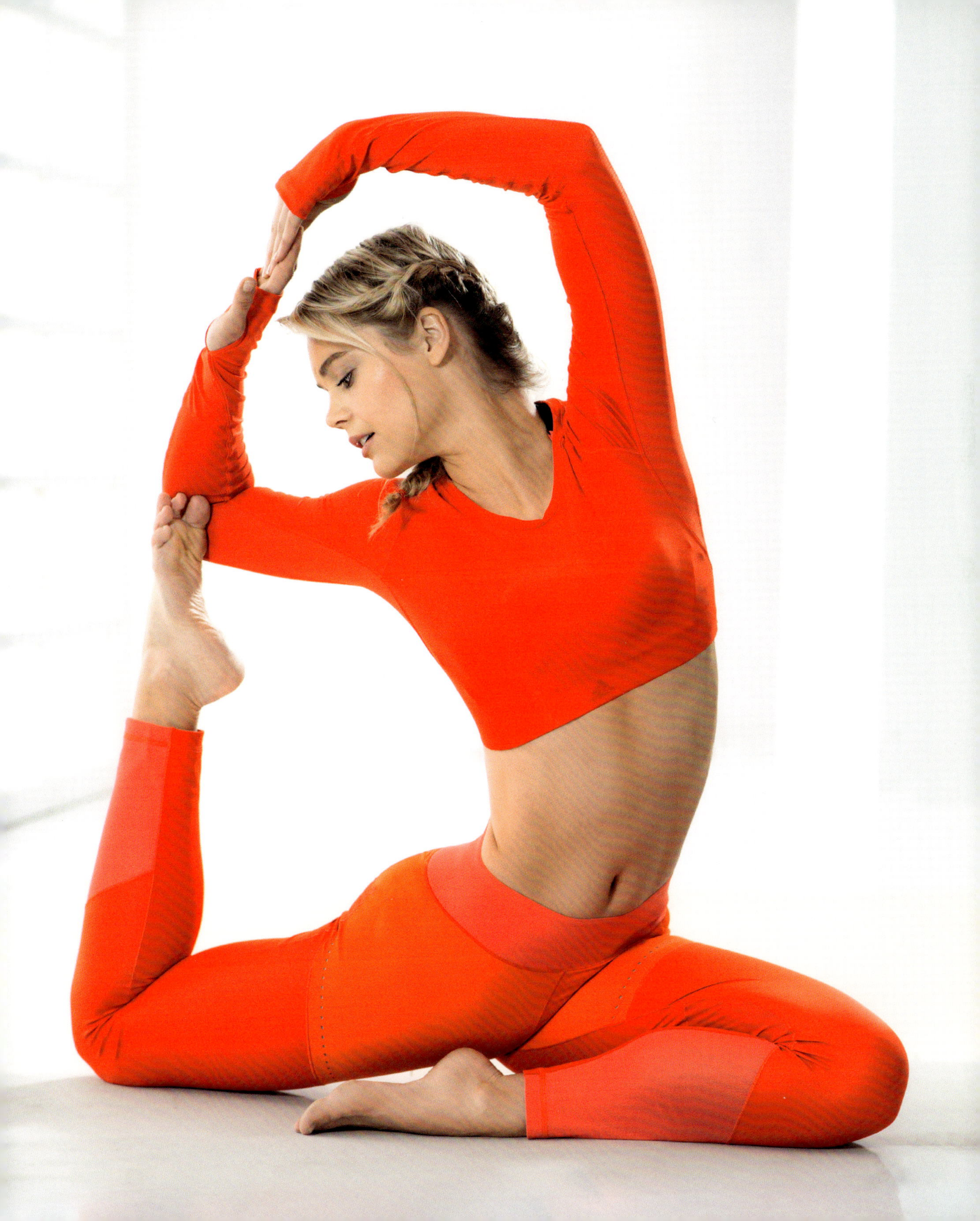

KLARHEIT

Als Kind war ich bei der DLRG (Deutsche Lebensrettungs-Gesellschaft). Das Schwimmen hat mir damals große Freude bereitet – und ich hatte auch im Wasser viel Ehrgeiz und war dabei, alle Abzeichen zu ergattern, die es gab. Doch eines Tages sagte mir mein Trainer, dass ich bis zum nächsten Schwimmabzeichen noch eine Weile warten müsste, da ich zu jung für die Prüfung sei. „Aber ich kann das doch schon alles!", widersprach ich. „Ja, ich weiß. Aber so sind die Regeln nun mal."

Diese Einschränkung löschte meinen brennenden Ehrgeiz, meine innere Glut. Ich hörte es förmlich zischen, und dann war sie verdampft im gechlorten Wasser des Beckens. Ich hatte meine Motivation verloren – mein Ziel war mir abhandengekommen.

Nun, damals waren zwei Jahre eine sehr lange Zeit für mich. Heute würde ich das anders sehen und mir ein Ziel nicht wegnehmen lassen. Ich würde es stattdessen ersetzen, wenn es mir im Moment noch als zu groß erscheint.

Ich liebe die Klarheit, die das Wasser für mich symbolisiert. Wann immer ich sie verliere, treffe ich die falschen Entscheidungen. Zum Glück ist es sehr einfach, sich mit dieser Klarheit erneut zu verbinden. Es genügt bereits, sich etwas kaltes Wasser ins Gesicht oder in den Nacken zu schöpfen.

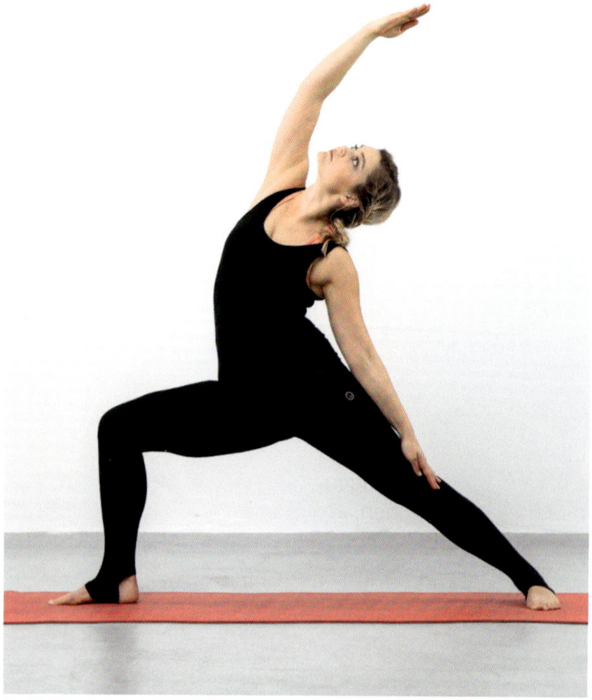

TANZ MIT DEN TROPFEN

Wasser kann von seiner Beschaffenheit her sowohl schnell und beweglich als auch träge sein. Damit du in deinen Bewegungen wie Wasser mitfließen kannst, brauchst du daher eine gewisse Flexibilität und Dynamik – Eigenschaften, die du von diesem Element lernen kannst. Wasser fordert außerdem Vertrauen, wenn du dich in ihm treiben lässt.

Wasser fließt weich und geschmeidig und eben diese Eigenschaft besitzt auch der Yoga Flow in diesem Buch. Du lernst hier klare und fließende Bewegungen. Wichtig ist, dass du zuerst die Bewegung verinnerlichst und dann erst das Gewicht, die Zahl der Wiederholungen oder die Schnelligkeit erhöhst, anderenfalls wird der Köper uns zeigen, welche Bewegungen nicht gut für ihn sind. Vielleicht nicht beim ersten, auch nicht beim zweiten, aber beim dritten oder vierten Mal.

Klarheit in der Bewegung ist auf jeden Fall der beste Weg zum Erfolg. Verletzungen sind Rückschläge, und Pausen möchte keiner machen, aber sie passieren, wenn die Übung nicht korrekt ausgeführt wird.

»Nutze die Klarheit dieses Elements und genieße den Fluss der Bewegung.«

ZIELE DES WASSER-WORKOUTS

- Achte bei deinem Training auf klare Bewegungsabläufe.
- Höre auf dein Innerstes und folge deiner Intuition, um deine Balance zu finden.
- Verbinde dich mit dem Fluss der Bewegungen.

HIGH INTENSITY WORKOUT – ELEMENT WASSER

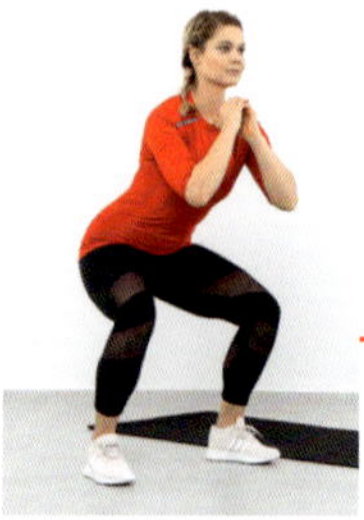

Squat

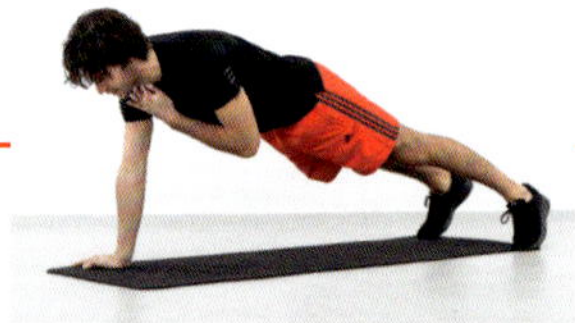

Shoulder Tap

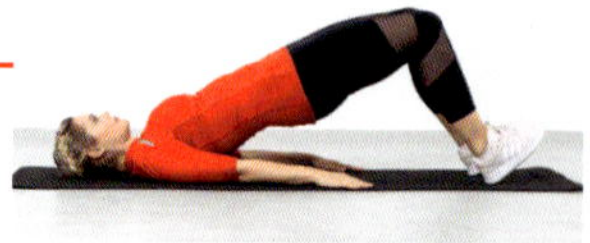

Bridge

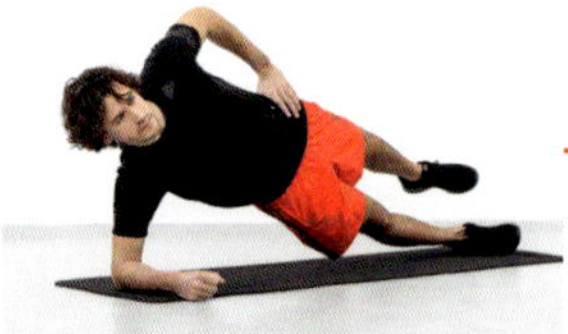

Side Plank Leg Rotation

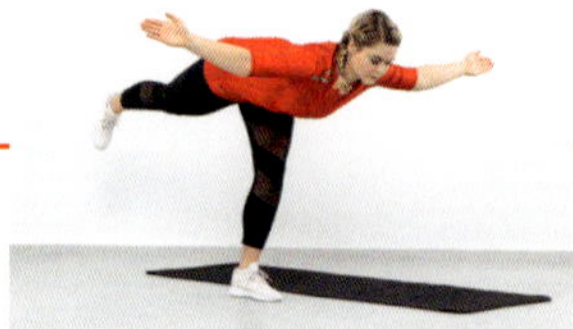

Standwaage

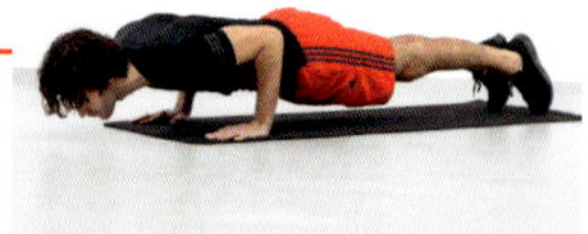

Push-up

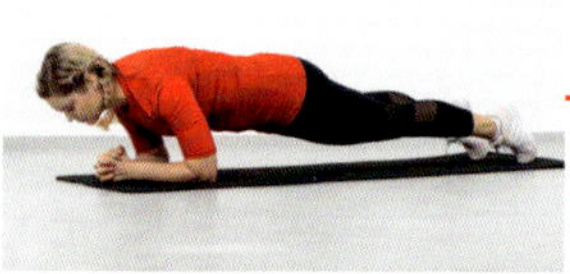

Seasaw Plank

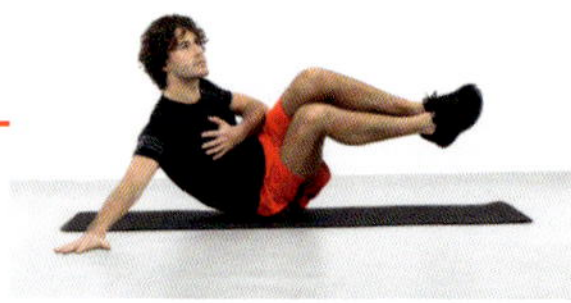

Side Crunch

Deine Wiederholungsanzahl für die jeweiligen Übungen kannst du nach dem Selbsttest aus den Tabellen in den Buchklappen entnehmen.

YOGA FLOW – ELEMENT WASSER

3 Wiederholungen

2 Wiederholungen

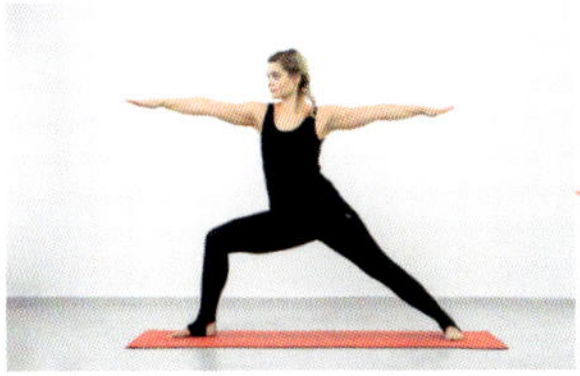

E: *Krieger II*

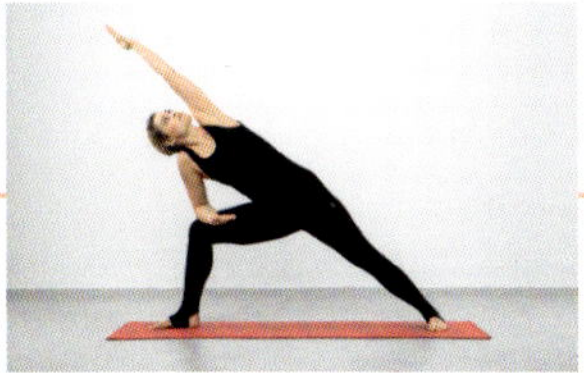

A: *Seitlicher Winkel*

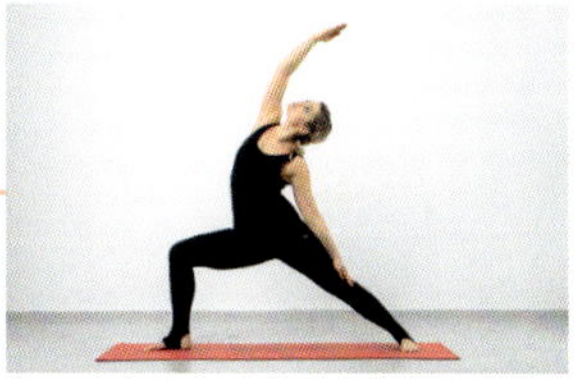

E: *Tanzender Krieger*

Die beiden Asanas Seitlicher Winkel und Tanzender Krieger werden abwechselnd wiederholt.

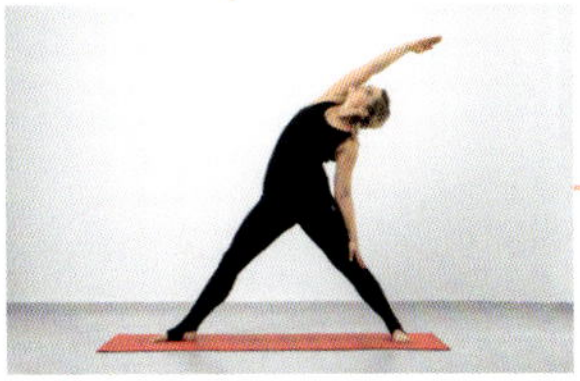

A: *Zurückgelehntes Dreieck*

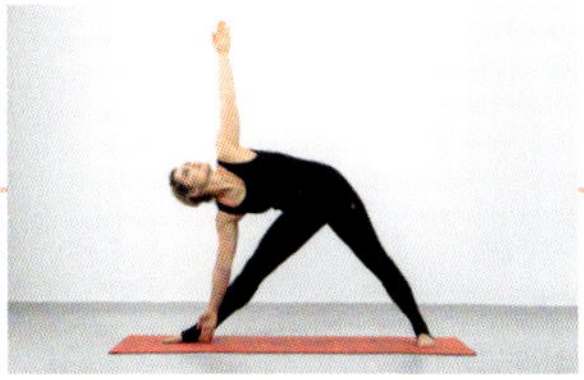

A: *Gestrecktes Dreieck*

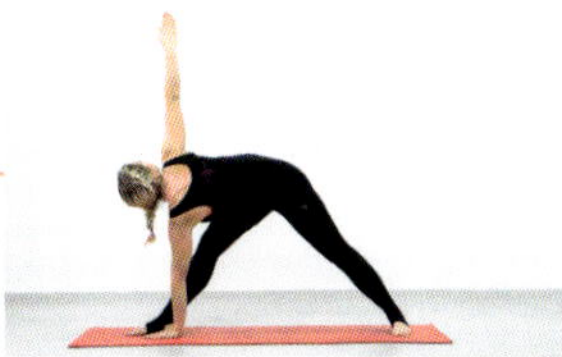

A: *Gedrehtes Dreieck*

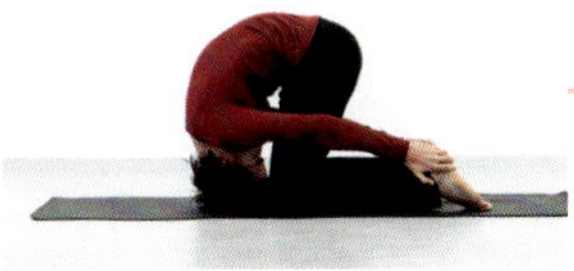

E: *Niederwerfungshaltung/Hase*

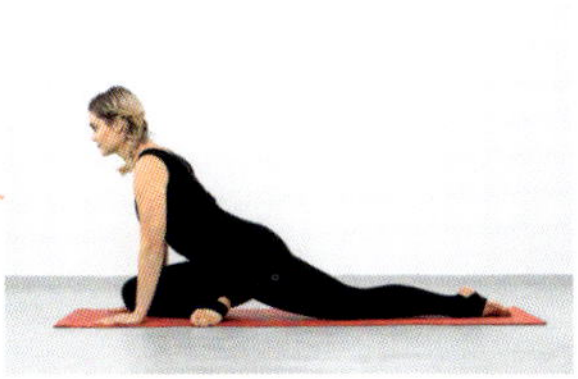

A: *Einbeinige Taube*

YOGA

Diese Asana beginnt mit
A = Ausatmen
E = Einatmen

Hier wird die erste Atmung des Asanas angegeben. Zwischenatmungen sind erlaubt. Vorausgehende Atmungen beziehen sich auf die Ausgangsposition.

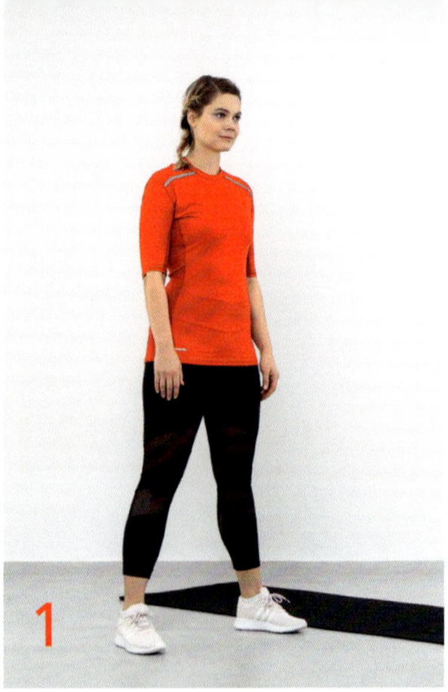

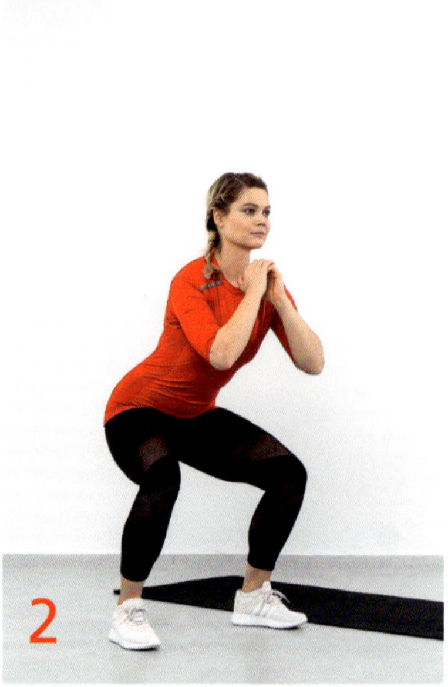

SQUAT

HIT

AUSGANGSPOSITION

Stelle dich aufrecht hin. Deine Füße stehen leicht bis etwas schulterbreit auseinander (1).

AUSFÜHRUNG

- Schiebe den Po leicht nach hinten und führe deine beiden Arme vor deinem Oberkörper zusammen. Beuge deine Knie bis zu einem 90-Grad-Winkel und drücke sie beim Herabsenken nach außen (2).
- Richte dich nun wieder auf, indem du deine beiden Füße in den Boden stemmst, deine Hüfte nach vorne schiebst und deine Knie streckst.
- In der Endposition ist dein Po angespannt. Halte deinen Blick nach vorne und deinen Oberkörper aufrecht (1).
- Atmen nicht vergessen!

BENEFIT

Der Squat ist eine effektive Übung für deine Beinmuskulatur und deinen Po!

1

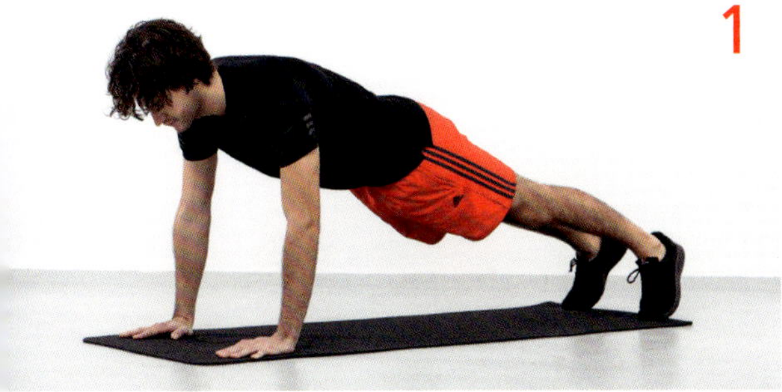

2

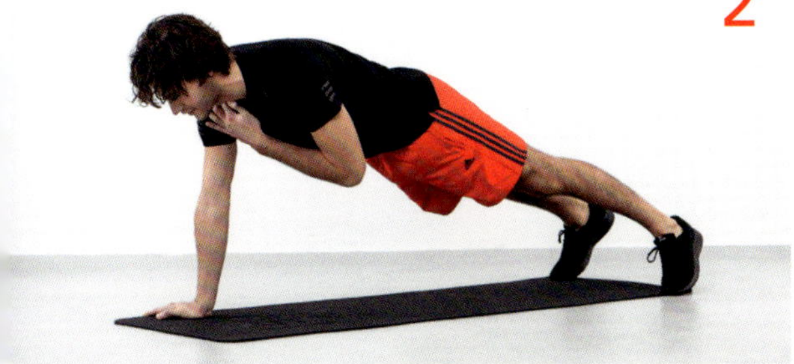

SHOULDER TAP

AUSGANGSPOSITION

Nimm die Liegestützposition ein. Die Hände befinden sich unter den Schultern, und die Handinnenflächen sind flach auf dem Boden (1).

AUSFÜHRUNG

- Stabilisiere dich, hebe die linke Hand vom Boden und berühre damit die gegenüberliegende rechte Schulter (2).
- Lege die linke Hand wieder auf den Boden ab und wechsle zur rechten Hand.
- Führe diese Bewegung langsam und kontrolliert durch. Dein Körper ist währenddessen von Kopf bis Fuß angespannt.

1

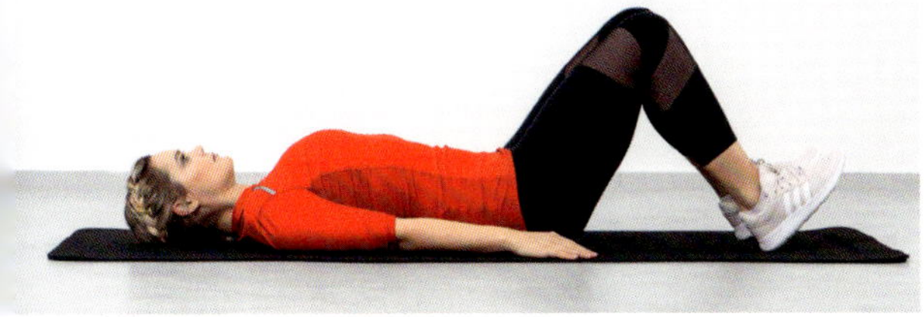

2

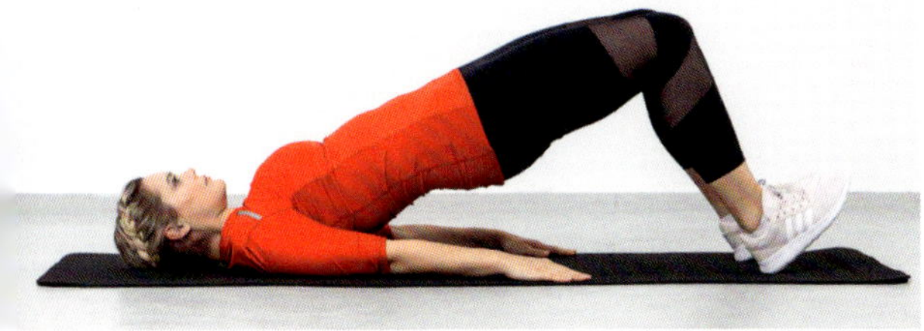

BRIDGE

AUSGANGSPOSITION

Lege dich auf den Rücken. Dein Kopf liegt entspannt auf dem Boden ab.

AUSFÜHRUNG

- Stelle deine Knie im 90-Grad-Winkel auf (1).
- Ziehe deinen Bauchnabel nach innen und drücke deinen Po so weit nach oben, bis deine Hüfte gestreckt ist und mit den Schultern und den Knien eine gerade Linie bildet. Drücke deine Knie leicht nach außen. Dein Kopf befindet sich in Verlängerung der Wirbelsäule (2).
- Senke und hebe dein Becken (um ca. 5 cm), indem du deinen Po an- und wieder entspannst.

SIDE PLANK LEG ROTATION

AUSGANGSPOSITION

Lege dich auf deine rechte Seite und stütze dich auf deinen rechten Unterarm im 90-Grad-Winkel zum Boden auf.

AUSFÜHRUNG

- Baue in deinem gesamten Körper Spannung auf und schiebe deine Hüfte nach vorne, sodass deine Füße, deine Hüfte und dein Kopf eine gerade Linie bilden.
- Hebe dein linkes Bein, halte es gestreckt und zeichne damit Kreise in die Luft: erst im (1, 2, 3) und dann gegen den Uhrzeigersinn.
- Halte die Körperspannung aufrecht. Führe die Wiederholungen in einem kontrollierten Tempo durch.
- Wechsle nach deiner Wiederholungszahl die Seite.

BENEFIT

Diese Side Plank-Variante steuert gezielt die kleinen Po-Muskeln an!

1

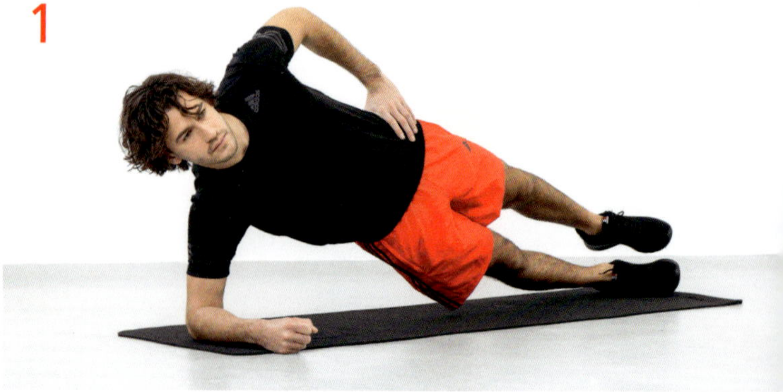

2

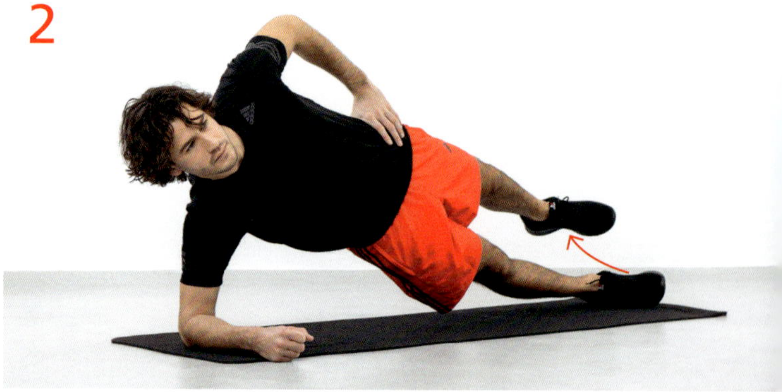

3

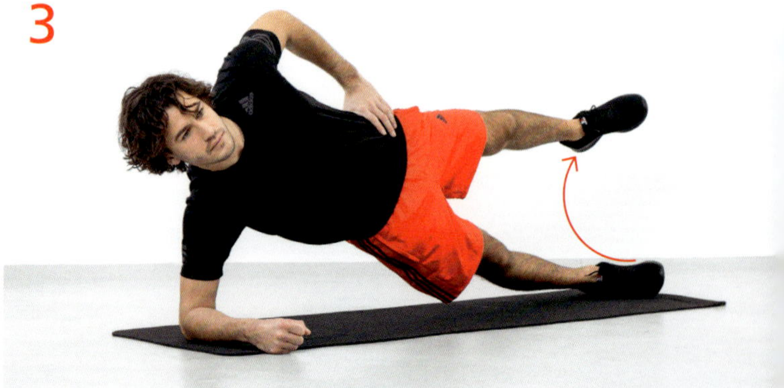

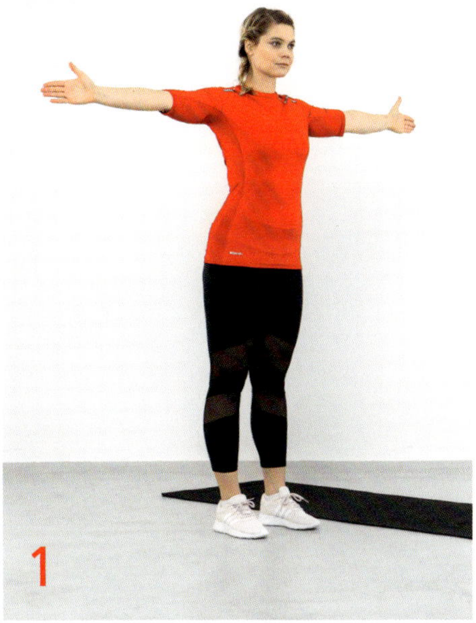

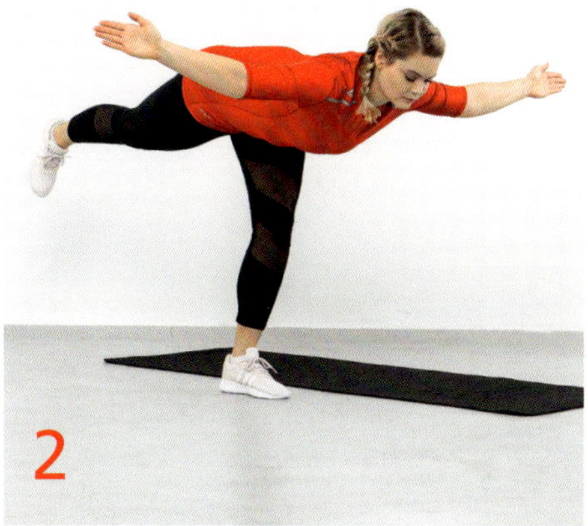

STANDWAAGE

AUSGANGSPOSITION

Stelle dich aufrecht hin. Öffne deinen Brustkorb, indem du deine Arme waagerecht auf Schulterhöhe von dir wegstreckst (1).

AUSFÜHRUNG

- Hebe langsam ein Bein und strecke es nach hinten oben.
- Gleichzeitig beugst du deinen Oberkörper mit geradem Rücken nach vorne. Dein Standbein ist leicht gebeugt. Dein Kopf steht in Verlängerung der Wirbelsäule und bildet mit der Ferse eine gerade Linie (2).
- Strecke beide Arme zur Seite. Deine Daumen sind nach oben gerichtet. Deine Handinnenflächen zeigen nach innen.
- Wenn du Schwierigkeiten dabei hast, das Gleichgewicht zu halten, dann fokussiere dich auf einen Punkt in deiner Blickrichtung.

BENEFIT

Die Standwaage schult dein Gleichgewicht und die Muskelketten deiner Körperrückseite.

PUSH-UP

1

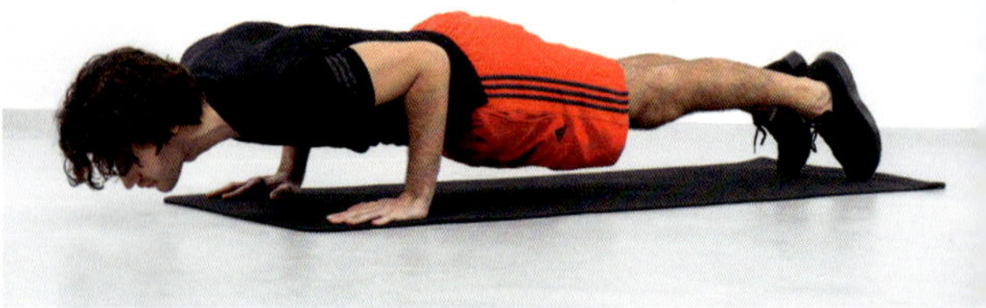

2

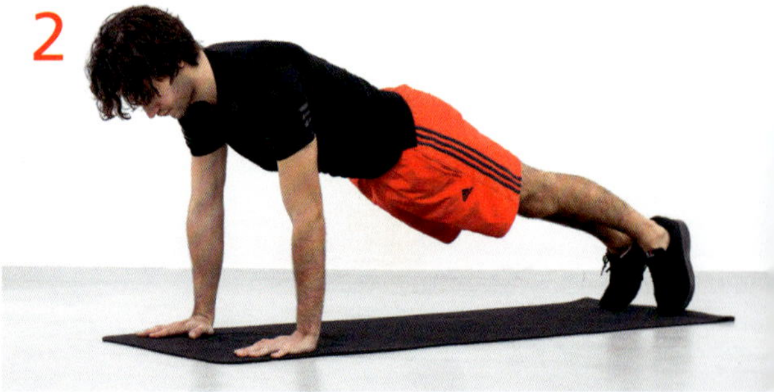

AUSGANGSPOSITION

Begebe dich in die Bauchlage: Fußballen aufsetzen, Hände in Brusthöhe und unterhalb der Schultern auf dem Boden ablegen (1).

AUSFÜHRUNG

- Öffne deine Brust, spanne deinen Bauch und Po an und drück dich fest nach oben, sodass deine Arme fast gestreckt sind. Atme ein (2).
- Kehre mit dem Ausatmen langsam wieder in die Ausgangsposition zurück. Deine Ellenbogen sind eng am Körper (1).

VARIATION

Setze deine Knie auf. Die Zehen befinden sich in der Luft oder sind mit aufgestellt. So wird die Übung etwas leichter!

SEASAW PLANK

1

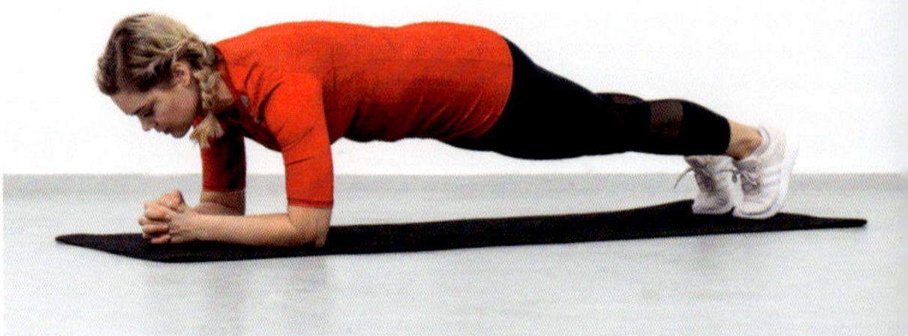

2

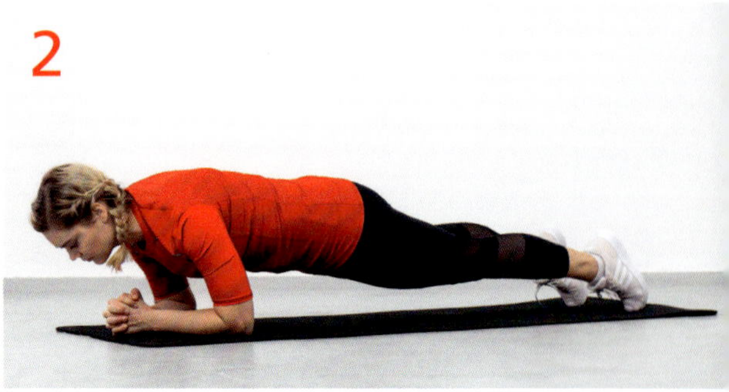

AUSGANGSPOSITION

Nimm die Position für den Unterarmstütz ein. Ziehe deinen Bauchnabel nach innen. Verschränke deine Finger ineinander. Die Füße setzen auf den Ballen auf. Dein Po ist angespannt (1).

AUSFÜHRUNG

- Schiebe dich nun mit dem ganzen Körper so weit wie möglich nach vorne. Dein Kopf bildet mit deiner Ferse eine gerade Linie. Halte diese Position kurz (2).
- Drücke dich nun aus deinen Unterarmen so weit wie möglich nach hinten. Bewegungsablauf: Schulter über Ellenbogen – Schulter vor Ellenbogen – Schulter hinter Ellenbogen.

SIDE CRUNCH

1

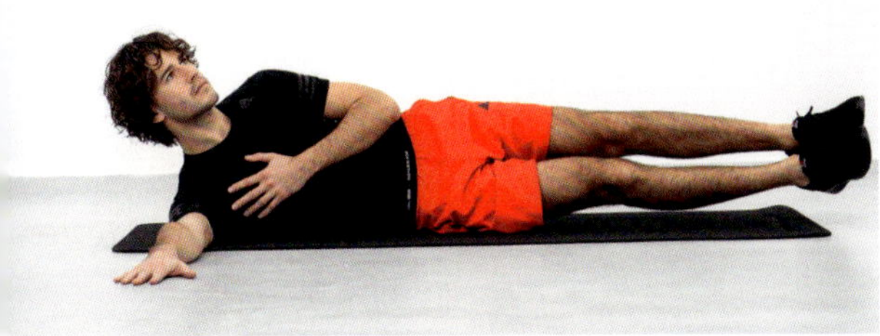

2

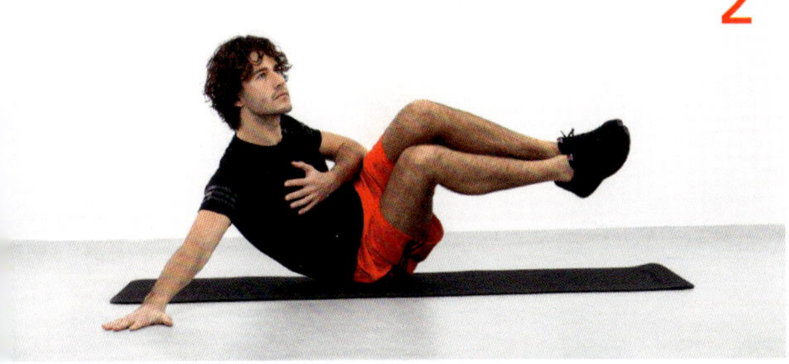

AUSGANGSPOSITION

Lege dich auf deine rechte Seite (Auflagepunkt: rechte Pobacke).

AUSFÜHRUNG

- Hebe deinen Oberkörper. Strecke deinen rechten Arm im 90-Grad-Winkel zum Oberkörper nach vorne und stütze dich dabei mit der Handinnenfläche auf dem Boden ab. Deine linke Hand liegt auf deiner rechten Brust. Dein Oberkörper und deine Beine schweben über dem Boden. Ziehe deinen Bauchnabel nach innen, um die nötige Körperspannung zu schaffen (1).
- Ziehe die Knie angewinkelt zur Brust (2) und strecke deine Beine dann wieder (1).
- Wechsle nach deiner Wiederholungszahl die Seite.

BENEFIT

Mit dieser Übung trainierst du das Zusammenspiel der schrägen und geraden Bauchmuskeln.

KRIEGER II *(Virabhadrasana II)*

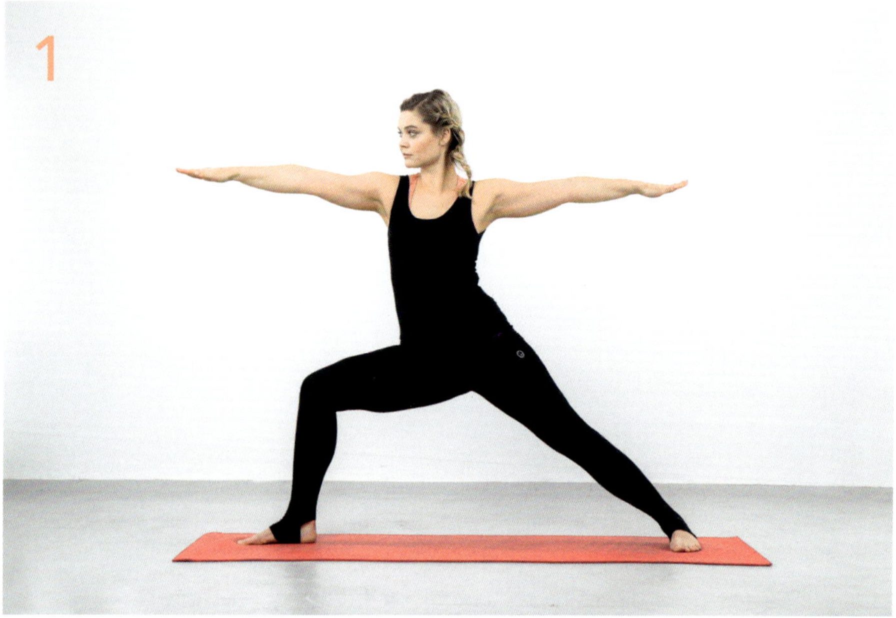

YOGA

Einatmen

Komm aus dem Ausfallschritt und stelle deinen hinteren linken Fuß quer zum Mattenende auf.

Richte deinen Oberkörper auf, drehe deine Hüfte und deinen Oberkörper parallel zur langen Mattenseite.

Dein vorderes rechtes Bein bleibt in der Position des Ausfallschitts (siehe Seite 52).

Ausatmen

Bringe deine Arme in eine horizontale Haltung.

Einatmen

Baue Körperspannung auf, indem du deine Schulterblätter zusammenziehst.

Ausatmen

Dein rechtes Knie befindet sich über dem rechten Fußgelenk und ist in einem 90-Grad-Winkel angewinkelt.

BENEFIT

Dieses Asana verbessert nicht nur deine Atmungsfähigkeit beim Brustöffnen, sondern hilft auch bei Rückenschmerzen im unteren Rückenbereich.

SEITLICHER WINKEL *(Parsvakonasana)*

Einatmen

Verweile kurz in der Position des Krieger II.

Ausatmen

Bringe den rechten Unterarm auf den rechten vorderen Oberschenkel und strecke den linken Arm seitlich über das linke Ohr nach oben über den Kopf.

Dein Blick folgt der Hand.

Ziehe deine Schulterblätter tief nach unten.

Deine linke Hüfte ist in Richtung Decke gedreht.

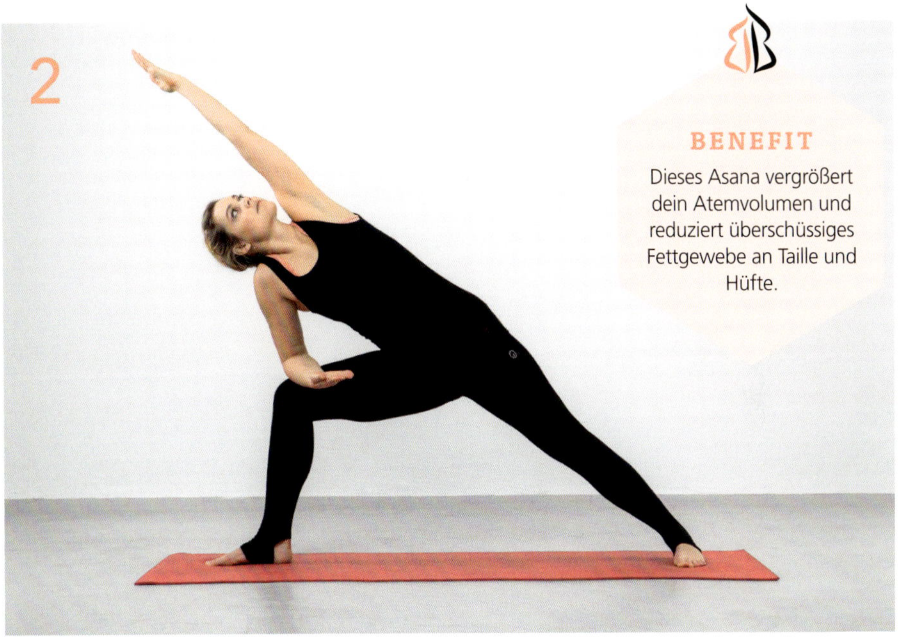

BENEFIT

Dieses Asana vergrößert dein Atemvolumen und reduziert überschüssiges Fettgewebe an Taille und Hüfte.

TANZENDER KRIEGER *(Viparita Virabhadrasana)*

Einatmen

Bringe den rechten Arm nach hinten oben und öffne deine Flanke.

Deine Beine bleiben starr.

Lege deine linke Hand auf deinem hinteren linken Bein ab.

Ausatmen

Kehre in den Seitlichen Winkel zurück.

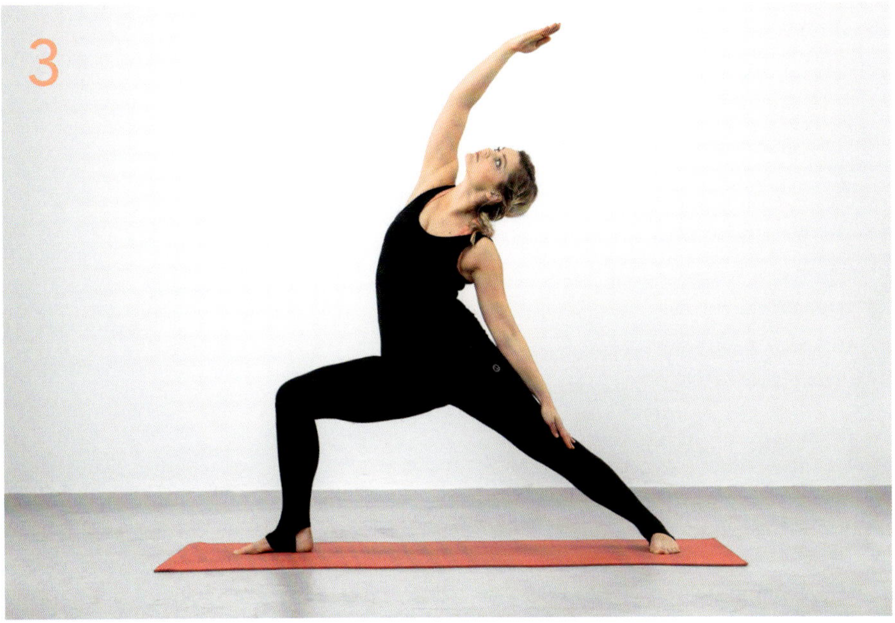

ZURÜCKGELEHNTES DREIECK *(Trikonasana V.)*

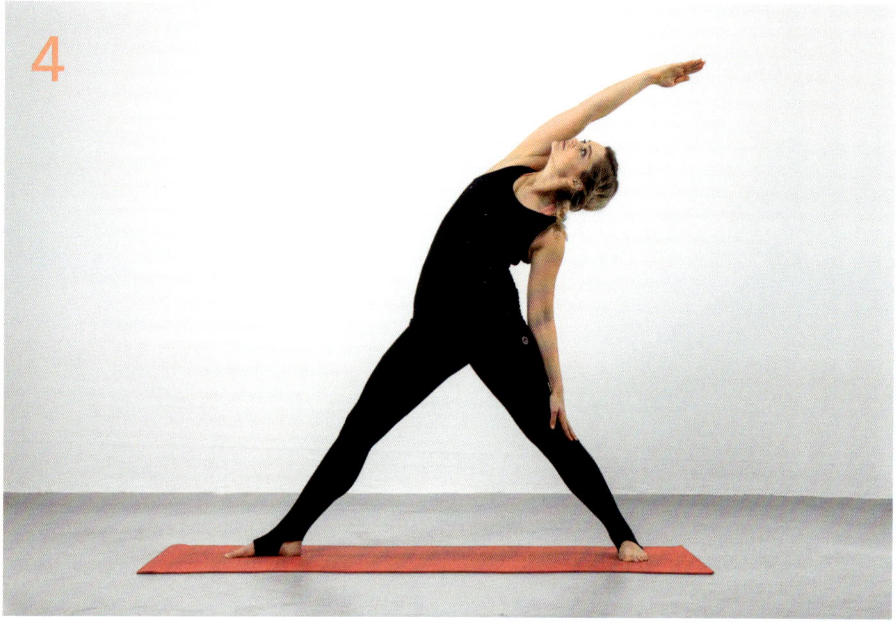

YOGA

Einatmen

Strecke das vordere Bein und öffne dich nach hinten oben.

Dein Blick folgt deiner Hand.

Stütze dann die linke Hand am linken Schienbein ab.

Strecke den rechten Arm nach oben. Der Blick folgt der rechten Hand.

Ausatmen

Deine Arme befinden sich in einer horizontalen Haltung.

Baue Spannung auf, indem du deine Schulterblätter zusammenziehst.

BENEFIT

Das zurückgelehnte Dreieck versorgt dich mit Sauerstoff und bringt dich in Schwung.

GESTRECKTES DREIECK *(Utthita Trikonasana)*

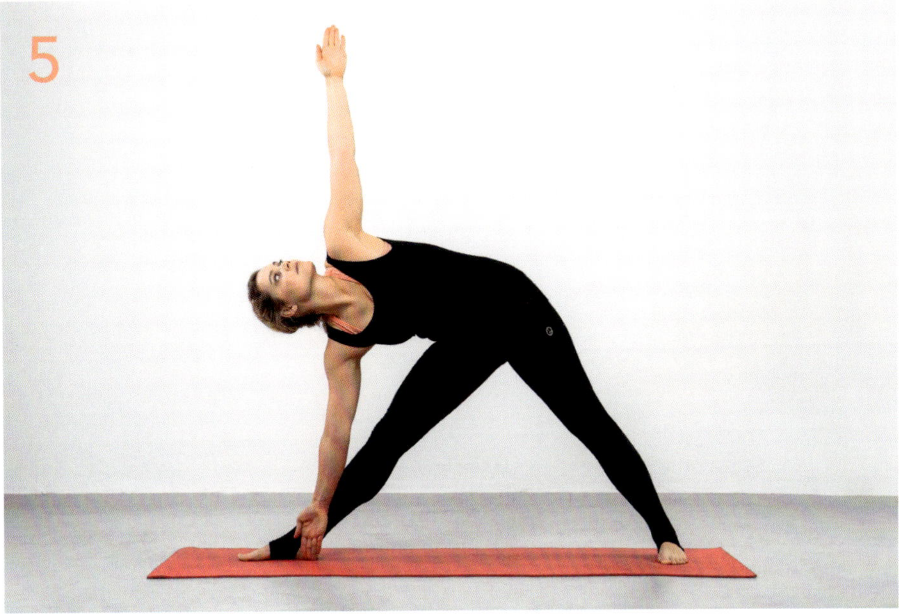

Einatmen

Schiebe deine Arme in der Horizontalen leicht nach vorne.

Ausatmen (Verweilen)

Drehe die Arme aus der Horizontalen, wie ein Rad, in die Vertikale.

Deine rechten Finger berühren den Boden leicht an der Innenseite deines vorderen Fußes.

Dein Blick folgt der oberen linken Hand.

Deine Arme bilden zusammen eine gerade Linie.

Verweile in dieser Haltung für 4 Atemzüge.

BENEFIT

Diese Asana bietet sich besonders bei Magenschmerzen oder Menstruationsbeschwerden an, da sie deinen unteren Oberkörperbereich entspannt.

GEDREHTES DREIECK *(Parivritta Trikonasana)*

6

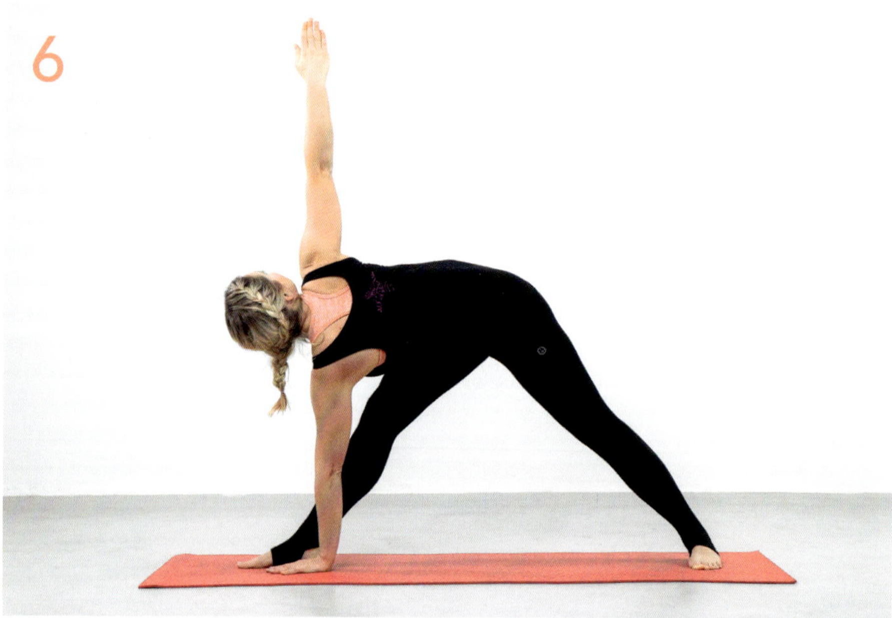

Einatmen

Bereite dich auf die nächste Bewegung vor.

Ausatmen

Tausche deine Hände, indem du deinen Oberkörper auf die andere Seite drehst.

Dein Blick folgt deiner Hand.

Deine Beine bleiben dabei die ganze Zeit starr und ununterbochen gestreckt.

Einatmen

Mache deine Wirbelsäule lang.

Ausatmen (Verweilen)

Bei jeder Einatmung kommst du ein Stück zurück, bei jeder Ausatmung gehst du tiefer in die Dehnung.

Verweile in dieser Haltung für 4 Atemzüge.

BENEFIT

Dieses Asana öffnet nicht nur deine Brust, sondern ist auch bei Rückenschmerzen besonders effektiv.

NIEDERWERFUNGSHALTUNG/HASE *(Naman Pranamasa)*

Einatmen

Knie dich etwa hüftbreit auf deine Matte.

Dein Po berührt die Fersen.

Setze deine Stirn, so nah es geht, vor deine Knie.

Ausatmen (Verweilen)

Rolle dich Stück für Stück nach vorne, in dem du deinen Po anhebst.

Verweile in dieser Haltung für 8 Atemzüge.

7

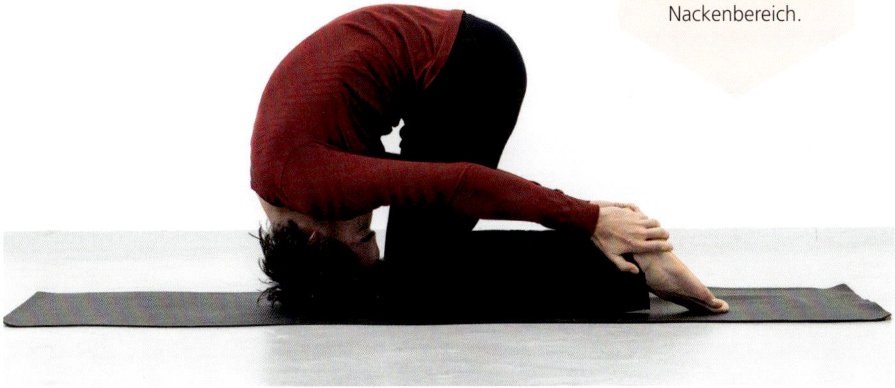

BENEFIT

Der Hase dehnt deinen Rücken und entspannt deinen Schulter- und Nackenbereich.

EINBEINIGE TAUBE *(Eka Pada Rajakapotasana)*

Einatmen

Komm in den Vierfüßlerstand und schiebe dich in den Heraufschauenden Hund. Hebe dein linkes Bein nach oben.

Ausatmen (Verweilen)

Beuge dein linkes Bein und lege dein linkes Knie zwischen die Hände. Schiebe den linken Fuß nach rechts, sodass die Außenseite des linken Unterschenkels schräg unter deinem Rumpf liegt.

Strecke das rechte Bein nach hinten aus. Richte den Oberkörper auf und stütze dich mit den Armen ab.

Verweile für 8 Atemzüge.

8

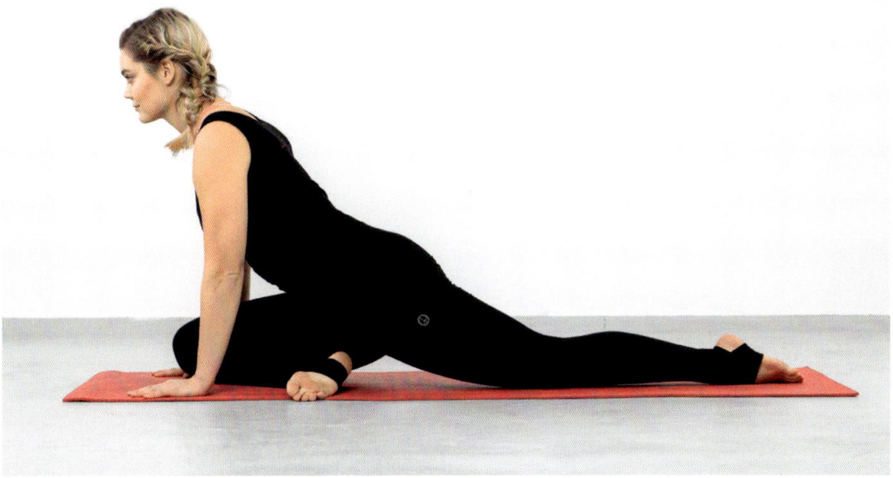

DEINE AUFGABE FÜR DEN ALLTAG: IM FLUSS BLEIBEN

Manche Menschen suchen Stille und Ruhe, um sich über etwas klar zu werden. Ich suche Klarheit in der Bewegung, weil sich dann auch bei meinen Gedanken etwas tut. Ich verändere meine Position somit nicht nur körperlich, sondern auch geistig. Gerade in der Bewegung erkenne ich so immer wieder, dass es auf die Betrachtungsweise ankommt. Ein neuer Blickwinkel verändert das ganze Bild – und Klarheit entsteht.

Manchmal kann man sich dadurch allerdings ein bisschen verloren fühlen, wie im großen weiten Meer. Dann hilft eine Rettungsboje – so nenne ich die Erinnerung an Momente, in denen es mir gelungen ist, mich nicht von einer Welle wegspülen zu lassen. Ich erinnere mich entweder daran, dass ich bereits einige Stürme überstanden habe, oder denke an einen lieben Menschen oder treibe Sport.

»Sport ist meine Lieblingsboje und noch viel mehr: einer der wichtigsten Anker in meinem Leben!«

Ich kann ihn auswerfen, wann und wo ich will. Sogar beim Autofahren: Ich mache Beckenbodentraining während einer roten Ampelphase und keiner merkt's!

Es gibt Tage, an denen mir eine Boje nicht ausreicht. Meistens habe ich davor zu lange gepowert und durchgehalten. Dann brauche ich neue Kraft, die ich aus der Ruhe im Yoga und der Meditation schöpfe. An anderen Tagen hingegen steht mir der Sinn nicht danach. In solchen Momenten lasse ich mir ein duftendes Lavendelbad ein, zünde Kerzen an, genieße und entspanne.

WAS SIND DEINE RETTUNGSBOJEN IM LEBEN?

____

____

____

____

____

____

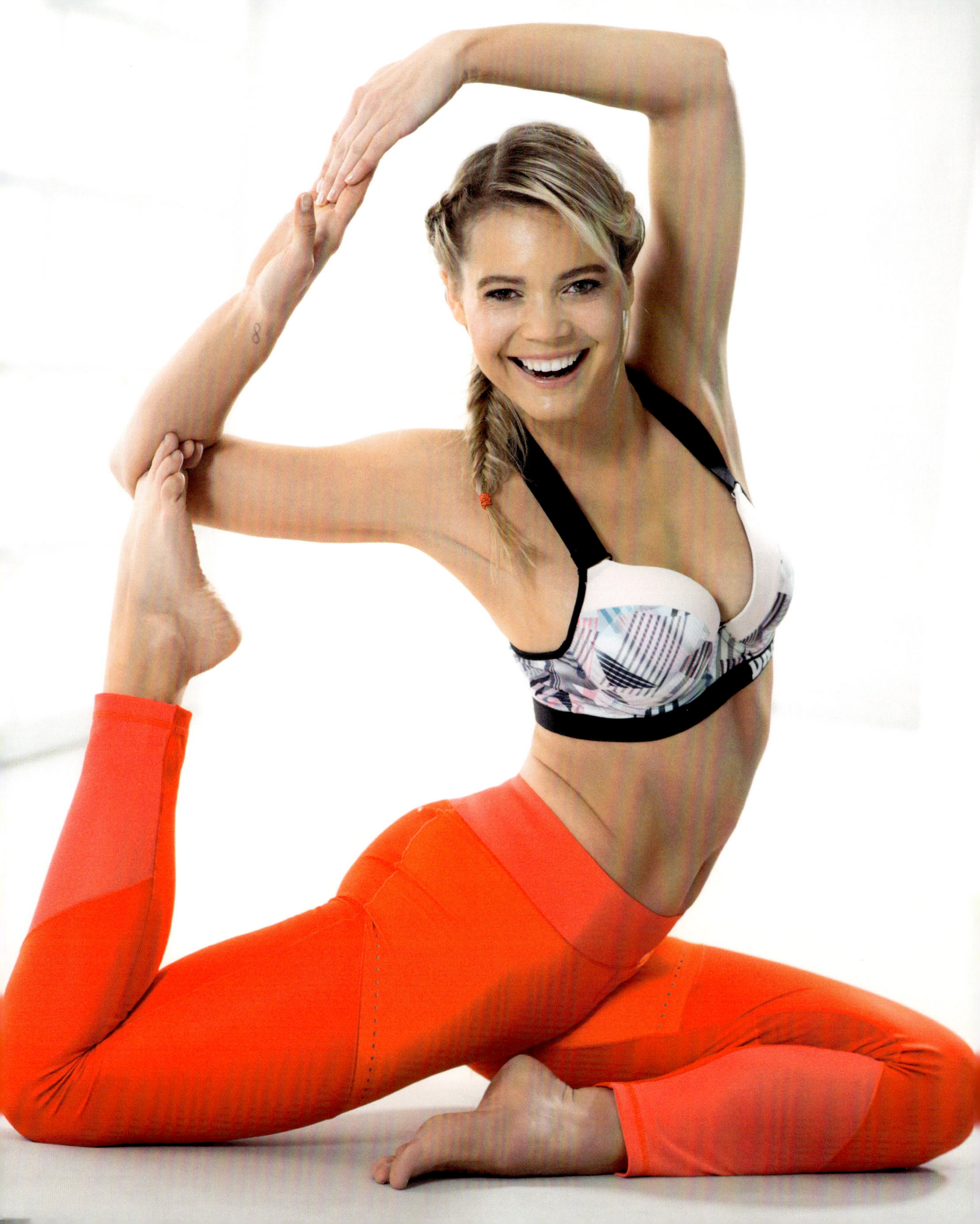

ERDE

Als Kind habe ich jeden Tag im Freien gespielt, egal bei welchem Wetter. Oft kam ich „dreckig“ nach Hause. Für mich war das aber kein Dreck, es war Erde, und sie fühlte sich wunderbar an – egal in welchem Zustand. Ob krümelig oder matschig. Jetzt wohne ich in der Stadt, und der Anblick von Erde fehlt mir manchmal. Dann stelle ich mir die Erde unter all den Straßen vor. Sie ist immer da und trägt mich. Das schenkt mir ein Gefühl von Verwurzelung und Stabilität.

DAUER:
20–40 Minuten, je nach Intensität

ZIEL:
Stabilität und Kräftigung

BENEFIT:
Kräftigung der Bein- und Rumpfmuskulatur

BURN — BALANCE

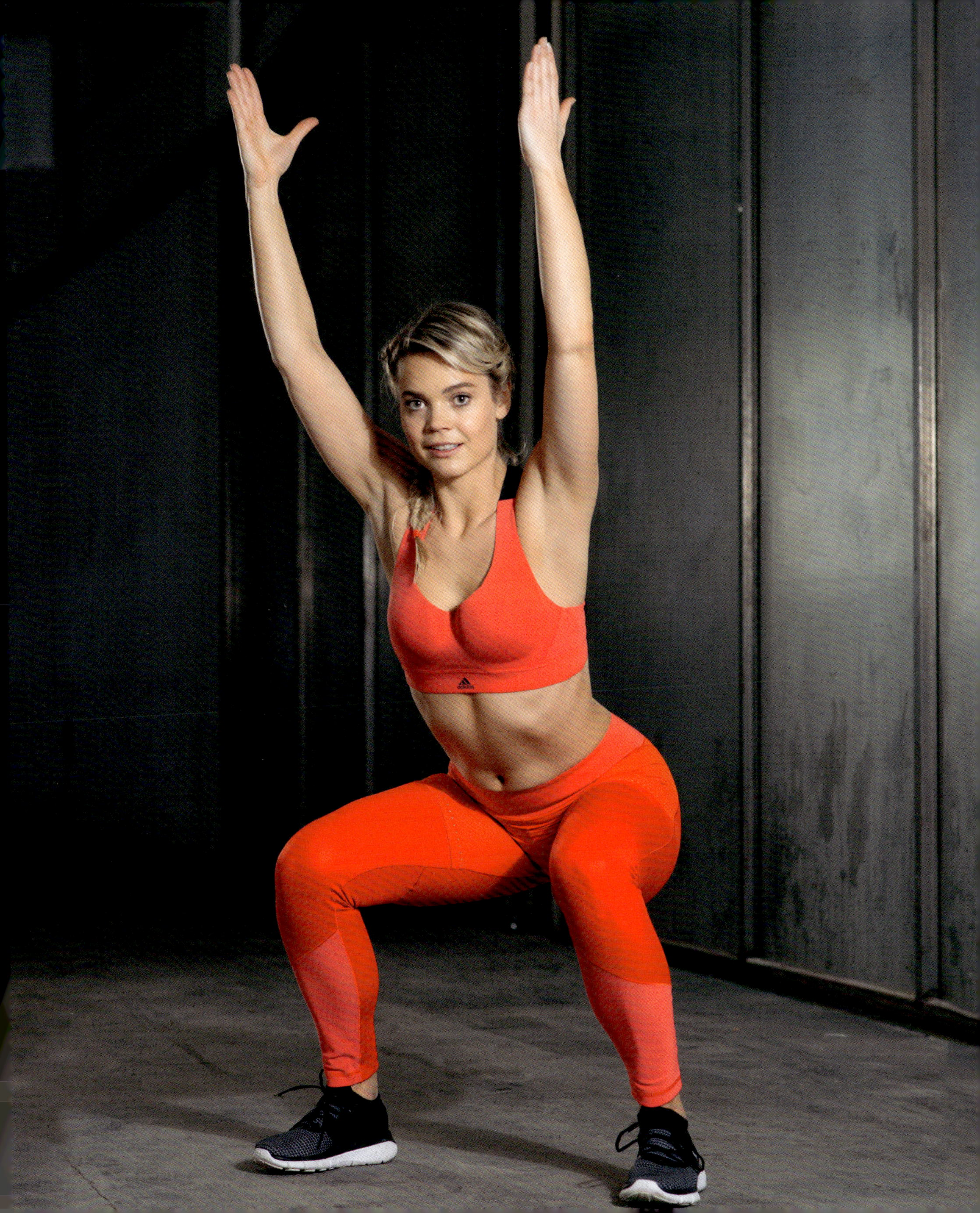

STABILITÄT

Im Yoga gibt es eine Übung, die unsere Verbindung zur Erde zum Ausdruck bringt: der Baum. Ich trainiere meine Stabilität besonders, wenn ich mit geschlossenen Augen auf einem Bein stehe und meine Arme wie die Krone eines Baumes in die Luft strecke. Ich kann dann den Baum vor meinem inneren Auge sehen.

Bäume sind Sinnbilder des Menschen. Sie sind groß und klein, dick und dünn, gerade und schief – und die Quelle ihrer Kraft entzieht sich unseren Blicken. Ihre Wurzeln tief in der Erde sind das Geheimnis der herrlichen ausladenden Kronen. Auch wir Menschen sind verwurzelt – mit unseren Eltern, Familien, mit Orten, die wir lieben, unseren Erinnerungen, ja auch Hoffnungen. Manchmal sind wir allerdings mit schlechten Gewohnheiten oder Glaubenssätzen verwachsen. All das ist an der Krone ablesbar, die sich nach der Beschaffenheit unserer Wurzeln entfaltet.

Im Yoga machen wir uns den Boden, auf dem wir stehen, oft bewusst. Wir spüren unsere Großzehen- und Kleinzehenballen und merken, wie entscheidend ein guter und stabiler Stand für die Balance ist, nicht nur im Yogastudio. Dieses Bewusstsein lässt sich auf jede Sekunde des Lebens übertragen. Wie stehst du in deinem Leben? Bist du gut verwurzelt? Hast du genügend Halt? Fühlst du dich geborgen in der Welt? Das alles hängt auch von deinen Wurzeln ab, die dir Stabilität schenken.

Wenn ich über das Element Erde nachdenke, fällt mir Dankbarkeit ein. Ich bin dankbar, weil ich auf dieser schönen Erde leben darf und dass es mir so gut geht. Das ist ja keine Selbstverständlichkeit. Und es ist auch keine Selbstverständlichkeit, dass die Erde uns mit allem versorgt, was wir Menschen zum Leben brauchen. Sobald ich mir das ins Bewusstsein rufe, empfinde ich die Verbindung zum Boden anders, ich nehme meine Füße bewusst wahr. Vielleicht ist mein Schritt weicher? Es fühlt sich gut an, ein Teil der Erde zu sein. Sie gibt mir unendlich viel Kraft. Auch wenn sie meistens statisch empfunden wird, ist die Erde in einer ständigen Bewegung zwischen Geben und Nehmen, Säen, Wachsen und Ernten. Öffnung und Rückzug. Es ist, als würde sie atmen und manchmal lege ich mich flach auf diese schöne Erde – ob Wiese oder Sand – und atme mit. Es kommt mir vor, als würde ich Energie durch jede Pore aufnehmen. Indem ich ausatme, gebe ich sie wieder ab in tiefer Dankbarkeit für dieses Fundament des Lebens. Dankbarkeit macht einen wichtigen Teil meiner Stabilität aus. Ich besinne mich auf das, was wirklich wichtig ist. Wie sehen meine Werte aus? Was ist mir wichtig im Leben? Ja, worauf gründet mein Leben? Was will ich weitergeben? Wie gehe ich mit anderen Menschen um, die mit mir auf dieser Erde leben? Und wenn mich das Element Wasser an ein Ufer getragen hat und ich Erde betrete: Was bringe ich mit? Was lasse ich da? Alles ist in Bewegung. Doch wer trägt uns von einem Ort an den nächsten? Unsere Beine. Mit ihrer Kraft erreichen wir unsere Ziele. Unsere Beine schenken uns Stabilität, je mehr Kraft sie aus der Erde aufnehmen, desto stärker sind sie.

Daher trainieren wir beim Element Erde insbesondere die Beine, die Hüfte und die Mitte für einen guten Stand. Nur von einem sicheren Stand aus können wir uns schnell bewegen und treffen die richtigen Entscheidungen. Ein guter Stand bewahrt uns vor Stürzen. Wenn uns das Leben mal einen Schubs verpasst, fallen wir nicht sofort um. Ein guter Stand äußert sich in Selbstvertrauen und Selbstbewusstsein, das von innen nach außen strahlt. Du bist in deiner Mitte und nichts wirft dich um. Auch der Tänzer ist eine „geerdete" Übung, die ich besonders schätze. Am liebsten auf dem Togu – einer Halbkugel mit flacher Oberfläche. So trainiere ich meine Balance, mobilisiere und stabilisiere meine Hüfte. Je leiser mein Kopf, je weniger Gedanken, desto länger kann ich diese Position halten. Stabilität fördert unsere Gelassenheit und wirkt der Unentschlossenheit entgegen.

Bei den Übungen des Elements Erde gehen wir vom Zentrum des Körpers aus. Wir kräftigen und stabilisieren den Körper, insbesondere Beine und Rumpf.

Gleichzeitig achten wir auf das Zusammenspiel von rechts und links. Langsame, kraftvolle Bewegungen und haltende Übungen schulen unsere Ausdauer. Wir lassen etwas los und bekommen etwas Neues: Wir stabilisieren uns durch Destabilisationstraining. Einbeinige Balanceübungen zeigen uns, wie sicher wir schon stehen. Wir stärken die Basis und die Lendenwirbelsäule.

GEWOHNHEITEN SIND WURZELN

Ich weiß natürlich, dass viele Menschen Gewohnheiten oft mit Langeweile oder mangelnder Flexibilität verbinden. Es gibt ja auch eine Menge schlechter Gewohnheiten. Dabei übersehen wir allerdings gerne die guten, denn sie sind es, die uns in unserem Alltag verwurzeln. Sie schenken uns als Rituale Orientierung und Sicherheit. Ich fange schon morgens damit an. Es klappt nicht jeden Morgen ausgiebig, doch ich nehme mir nach dem Aufwachen Zeit für einige bewusste Atemzüge und eine kurze Meditation. So gleite ich langsam in den Tag. Die Nacht und auch die Gefühle aus meinen Träumen fallen von mir ab. Auf diese Weise kann ich dem neuen Tag frei und klar begegnen.

Ich trinke ein Glas Wasser mit Zitrone und schreibe jeden Morgen auf, was ich an diesem Tag tun möchte. Am liebsten sitze ich dabei noch mit einer Tasse Kaffee auf der Fensterbank und blicke nach draußen in den jungen Tag. Idealerweise absolviere ich nach dem Kaffee mein Training. Danach fühle ich mich kräftig, gut geerdet und gefestigt für den angebrochenen Tag – jetzt kann mich nichts mehr umhauen! Und dich hoffentlich auch nicht, denn dieses Training hat Stehmännchen- und Stehfrauchenqualitäten!

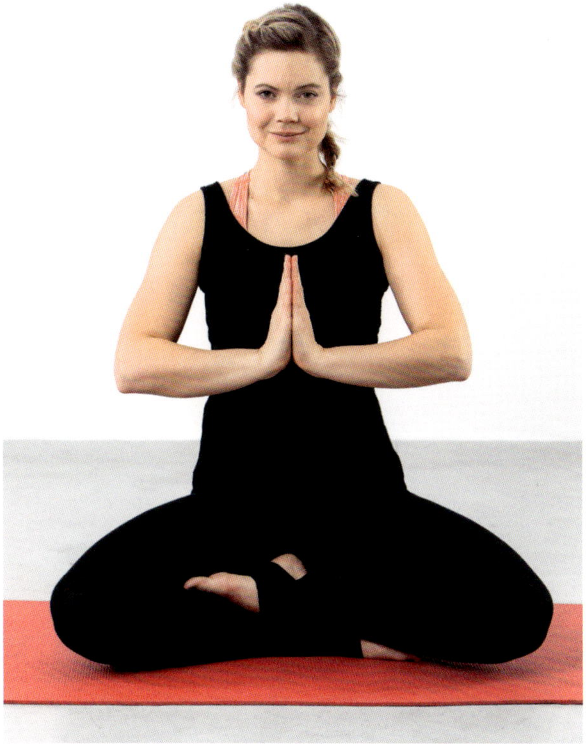

ZIELE DES ERDE-WORKOUTS

- Diese Übungen stabilisieren dich und verschaffen dir Durchhaltevermögen.
- Sie sind besonders empfehlenswert, wenn dir wichtige Aufgaben oder Entscheidungen bevorstehen.
- Du erfährst Vertrauen und lernst, dich sicher aus- und aufzurichten.

HIGH INTENSITY WORKOUT – ELEMENT ERDE

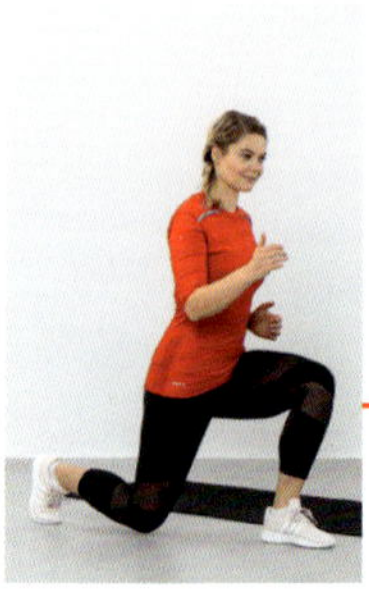

Inline Lunge

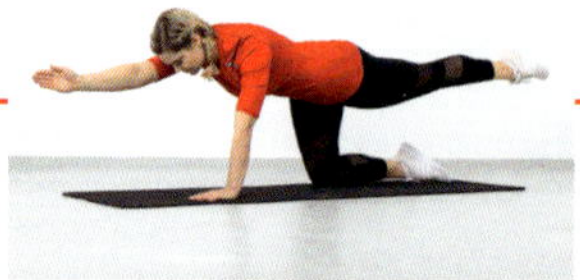

Diagonal Extensions (statisch)

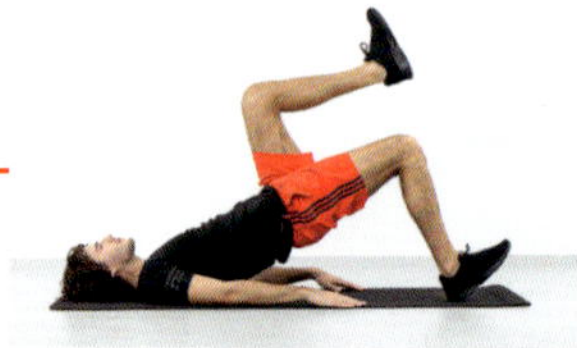

One Leg Brigde

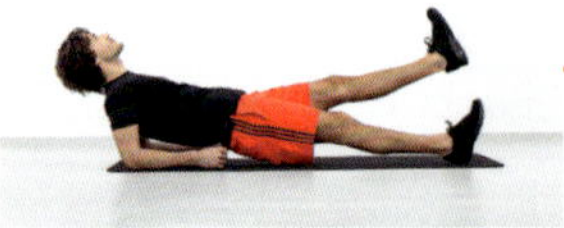

Reverse Plank Leg Lift

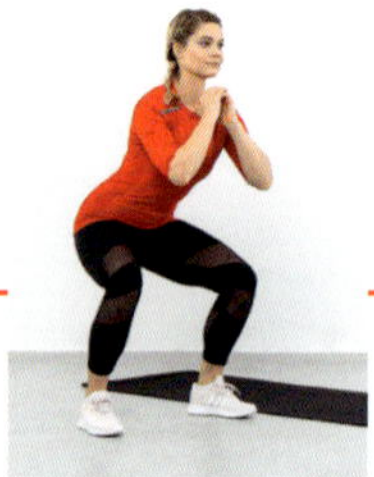

Squat Hold

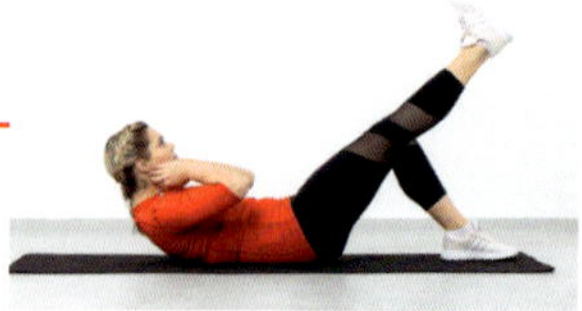

McGill Crunch

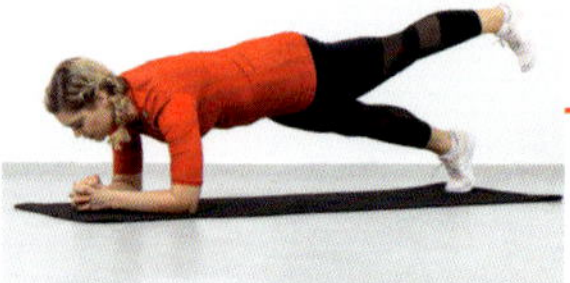

Plank Leg Lift

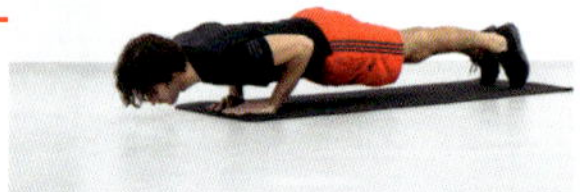

Close Push-up

Deine Wiederholungsanzahl für die jeweiligen Übungen kannst du nach dem Selbsttest aus den Tabellen in den Buchklappen entnehmen.

YOGA FLOW – ELEMENT ERDE

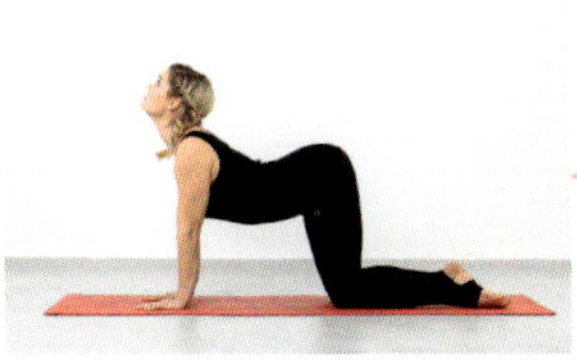

E: Kuh/A: Katze

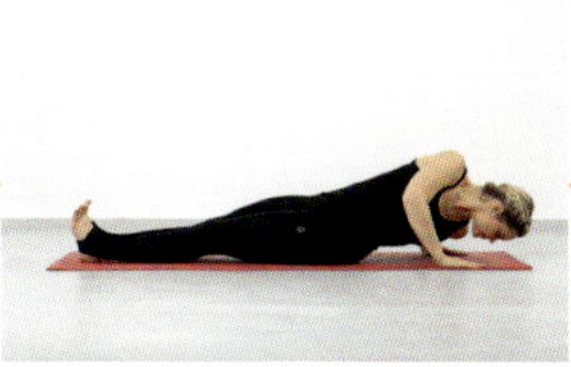

A: Stock mit Wirbel-säulen-Drehung

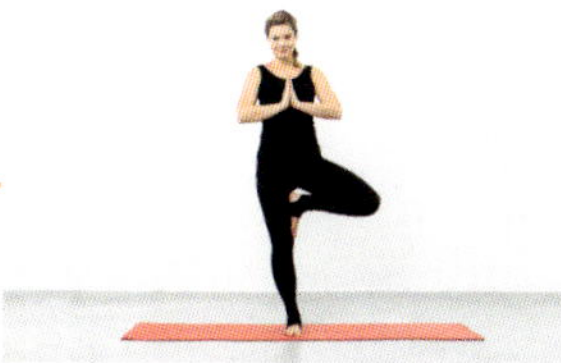

E: Baum

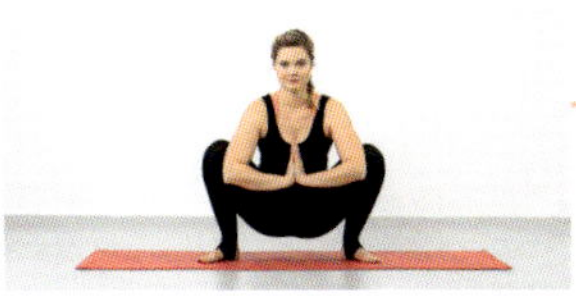

A: Hocke

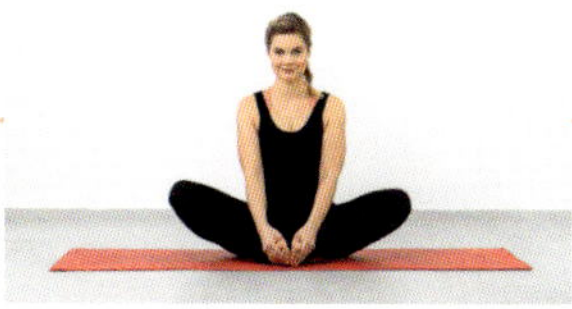

E: Schmertterling

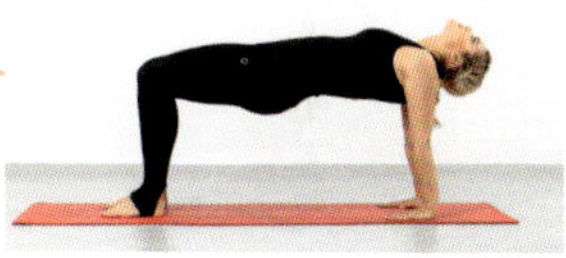

A: Tisch

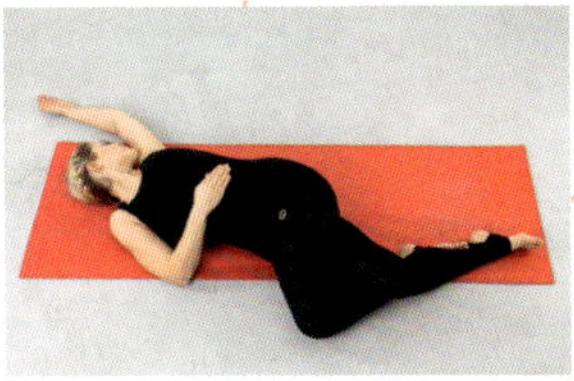

A: Twist im Liegen

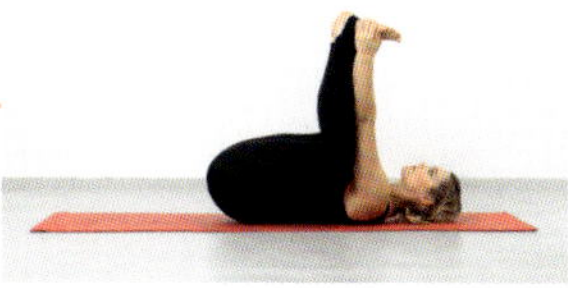

A: Happy Baby

Dieses Asana beginnt mit
A = Ausatmen
E = Einatmen

Hier wird die erste Atmung des Asanas angegeben. Zwischenatmungen sind erlaubt. Vorausgehende Atmungen beziehen sich auf die Ausgangsposition.

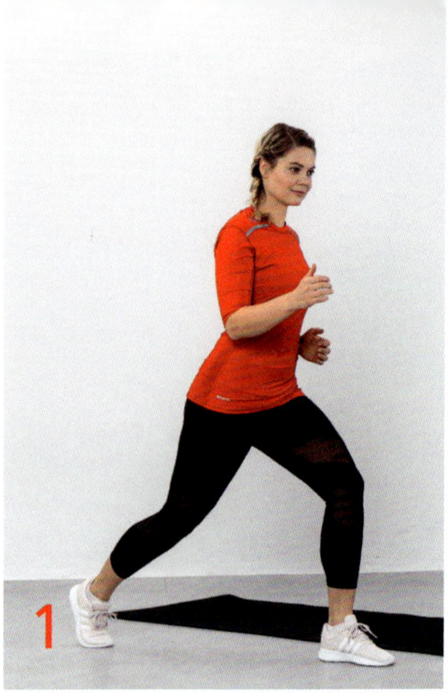

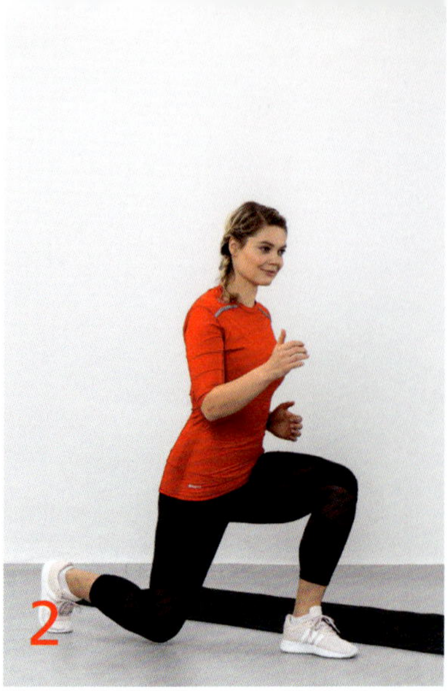

INLINE LUNGE

AUSGANGSPOSITION

Mache einen großen Schritt nach vorne, sodass deine Füße in einer Linie hintereinander stehen. Dein Gewicht ruht auf der Ferse deines vorderen linken Fußes (1).

AUSFÜHRUNG

- Bewege dich langsam nach unten, indem du dein vorderes linkes Bein beugst, bis das Knie des hinteren rechten Beines fast den Boden berührt (2).
- Achte darauf, dass dein linkes Knie nicht über die Zehen ragt.
- Drücke dich mit aller Kraft aus dem vorderen linken Bein wieder nach oben.
- Halte deinen Oberkörper während der gesamten Übung aufrecht. Das Gewicht ruht auf der Ferse deines Vorderfußes. Spanne den Po an, um deine Knie zu stabilisieren.
- Wechsle anschließend die Seite.

BENEFIT

Durch den Inline Lunge gewinnst du einbeinige Stabilität und kräftigst deine Oberschenkelmuskulatur.

1

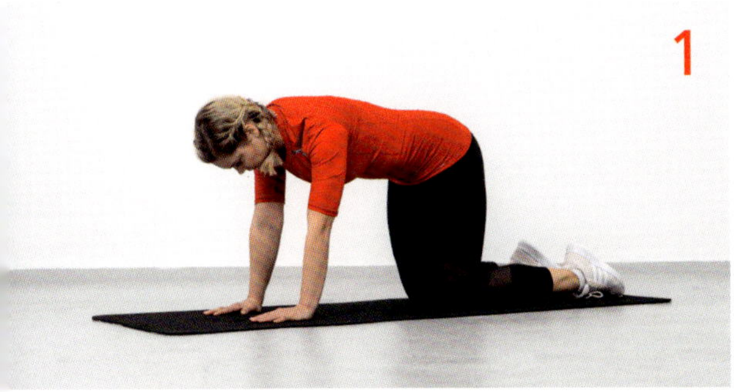

2

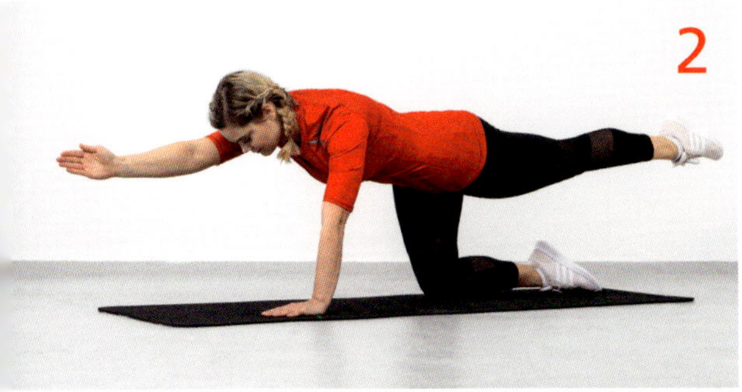

DIAGONAL EXTENSIONS (STATISCH)

AUSGANGSPOSITION

Gehe in den Vierfüßlerstand: Hände unterhalb der Schultern und die Knie hüftbreit unter dem Becken positionieren (1).

AUSFÜHRUNG

- Strecke den rechten Arm und das linke Bein, sodass sie zusammen eine gerade Linie bilden. Halte die Spannung im Bauch, indem du deinen Bauchnabel nach innen ziehst. Halte diese Position für 3 Atemzüge (2).
- Achte darauf, dass die Schultern und der Po auf einer Höhe sind.
- Kehre in die Ausgangsposition zurück (1).
- Wechsle anschließend die Seite.

BENEFIT

Extensions verbessern deine Stabilität in Rumpf und Schultern und sorgen für eine gerade Haltung.

1

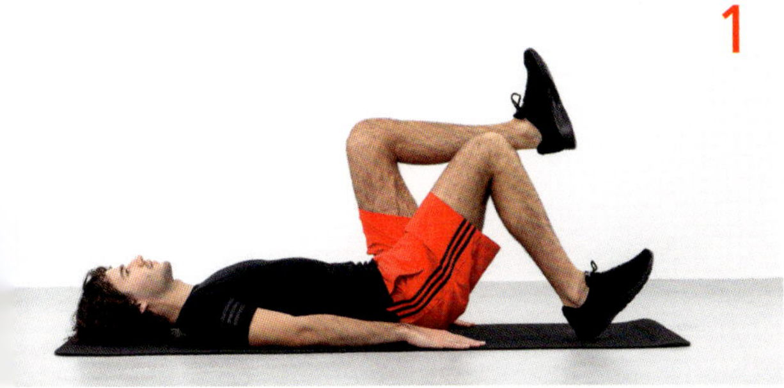

2

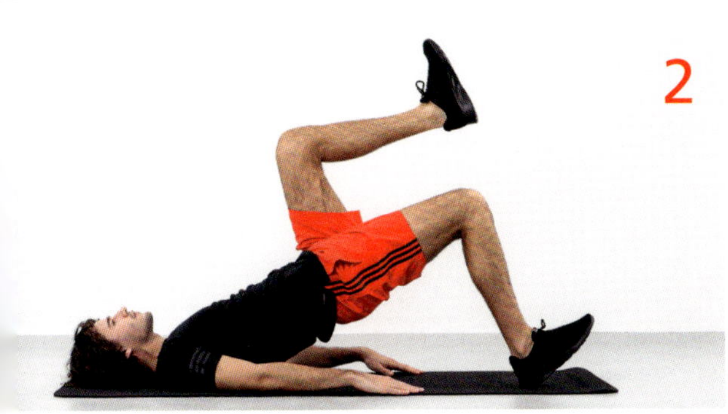

ONE LEG BRIGDE

AUSGANGSPOSITION

Lege dich auf den Rücken und stelle deine Fersen auf den Boden auf, sodass sie einen 90-Grad-Winkel bilden.

AUSFÜHRUNG

- Lege die Arme parallel neben deinen Oberkörper und schiebe dein Becken nach oben. Hebe das linke Bein an (1).
- Flexe den Fuß, sodass sich bei beiden Beinen zwei rechte Winkel ergeben. Achte darauf, dass du im angehobenen linken Bein Spannung behältst. Zähle bis drei (2).
- Kehre in die Ausgangsposition zurück. Wechsle anschließend die Seite.

REVERSE PLANK LEG LIFT

1

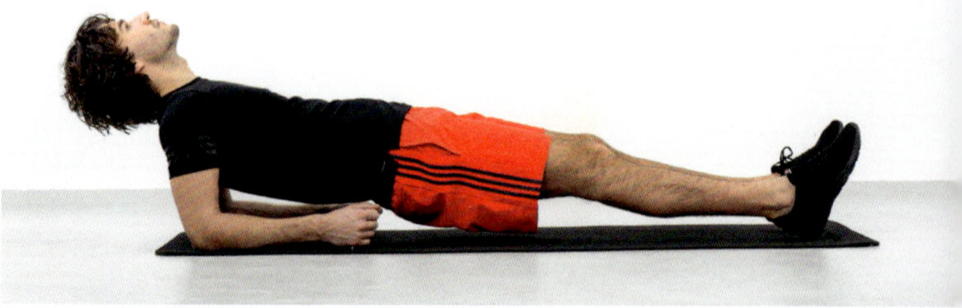

2

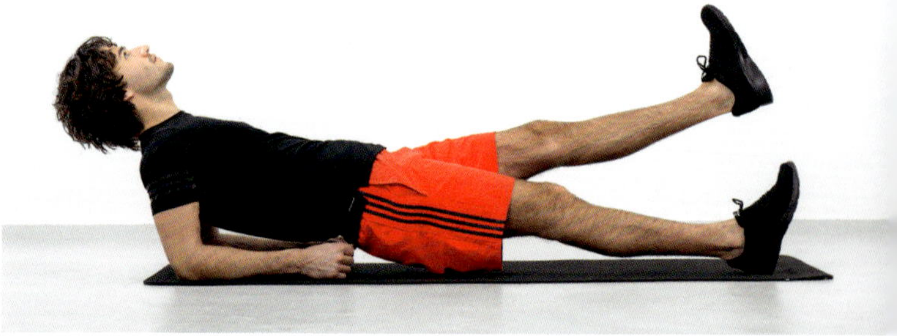

AUSGANGSPOSITION

Lege dich auf den Rücken. Deine Unterarme liegen am Boden ab, und deine Fersen sind aufgestellt.

AUSFÜHRUNG

- Drücke dich mithilfe deiner Unterarme nach oben, sodass dein Körper vom Kopf bis zu den Fersen eine gerade Linie bildet. Dein Blick ist nach oben gerichtet (1).
- Hebe das linke Bein etwa eine Fußlänge nach oben. Zähle bis drei (2).
- Bringe das angehobene Bein wieder langsam und kontrolliert zurück.
- Wechsle nach jeder Wiederholung die Seite.

BENEFIT

Hier wird die vordere Muskelkette deines Körpers sowie ihr Zusammenspiel trainiert.

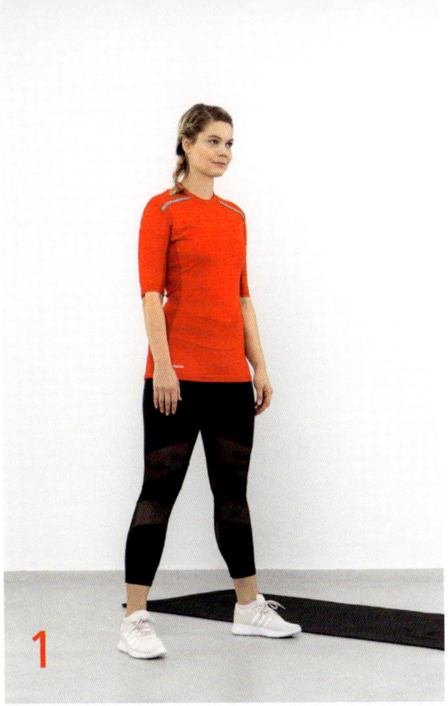

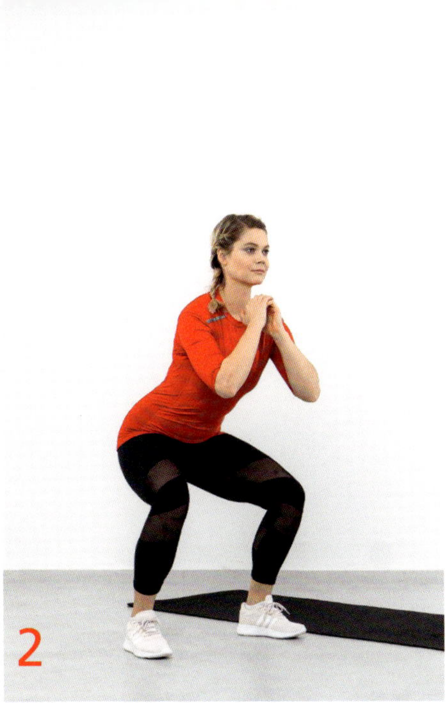

SQUAT HOLD

AUSGANGSPOSITION

Stelle dich mit den Beinen etwas weiter als hüftbreit auseinander (1).

AUSFÜHRUNG

- Schiebe deinen Po etwas nach hinten. Beuge deine Knie in einem etwa 90 Grad großen Winkel. Achte darauf, dass du deine Beine leicht nach außen drückst. Komme mit dem Gesäß auf Kniehöhe. Ziehe deinen Bauchnabel nach innen (2).
- Halte die Position so lange, wie in deinem persönlichen Trainingsplan angegeben.
- Schaue nach vorne und halte deinen Oberkörper aufrecht. Die Schultern sind locker und die Brust ist geöffnet.

BENEFIT

Diese Übung kräftigt deine Oberschenkel und deinen Bauch.

MCGILL CRUNCH

AUSGANGSPOSITION

Lege dich auf den Rücken und stelle deine Fersen im 90-Grad-Winkel auf dem Boden auf.

AUSFÜHRUNG

- Hebe dein rechtes Bein mit geflextem Fuß in die Höhe. Beide Knie sind auf gleicher Höhe und parallel zueinander. Lege deine Finger hinter die Ohren (1).
- Atme aus und rolle dich zusammen, sodass sich deine Bauchmuskulatur verkürzt (2).
- Atme ein und öffne deinen Oberkörper wieder. Das rechte Bein bleibt angehoben und gestreckt.
- Dein unterer Rücken bleibt auf dem Boden, und die Schultern berühren den Boden nicht. Wechsle nach dem Intervall die Seite.

1

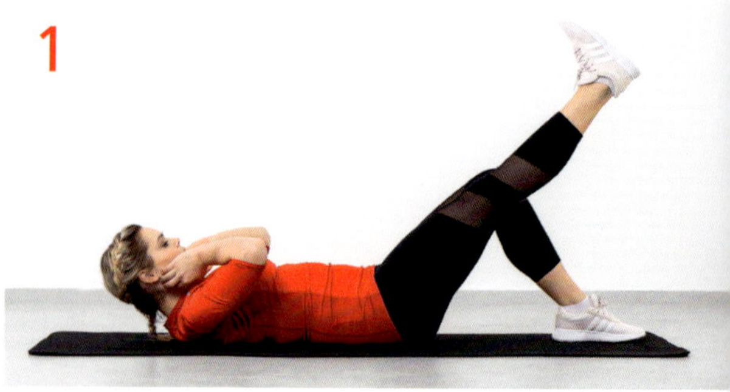

2

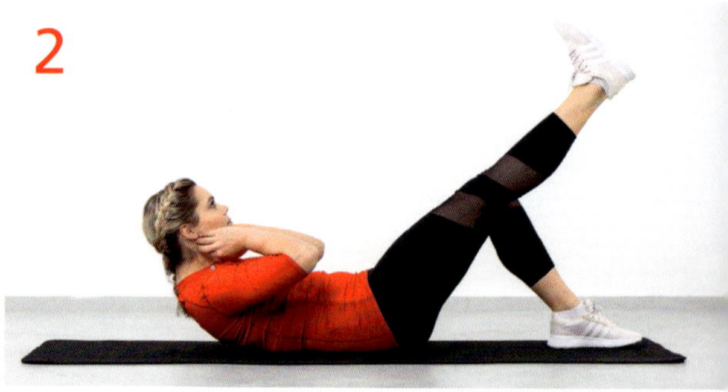

PLANK LEG LIFT

AUSGANGSPOSITION

Gehe in Bauchlage: Füße auf die Zehenspitzen, Unterarme am Boden ablegen, Ellenbogen befinden sich unter den Schultern.

AUSFÜHRUNG

- Spanne deinen Po an und ziehe deinen Bauchnabel nach innen. Schiebe die Brust leicht nach vorne oben, die Schulterblätter nach hinten unten. Halte deine Beine gestreckt (1).
- Hebe dein linkes Bein, indem du die Oberschenkelrückseite und deinen Po anspannst (2). Zähle bis 3 und lasse das Bein in kontrolliertem Tempo wieder herunter.
- Wechsle nach jeder Wiederholung die Seite.

1

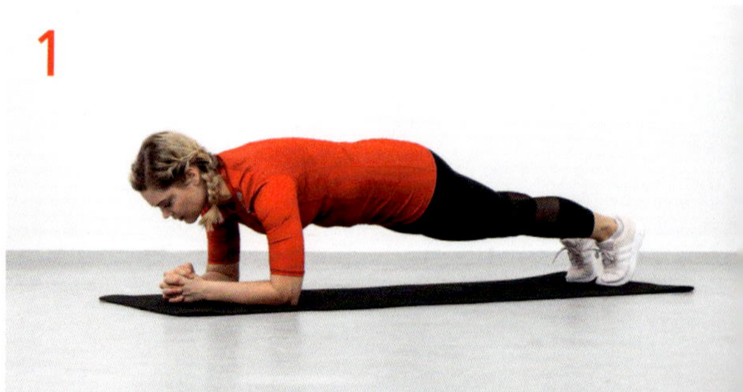

2

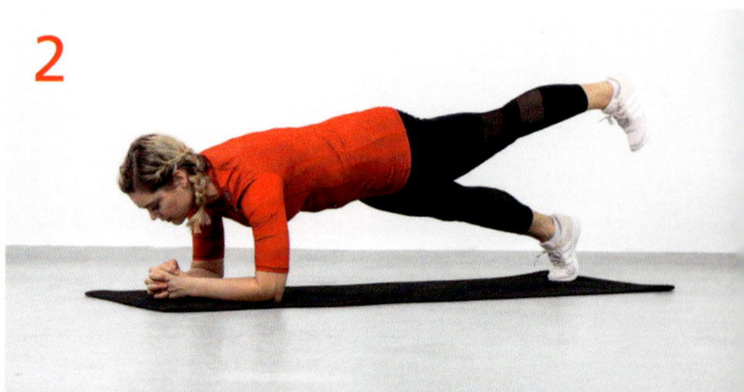

1

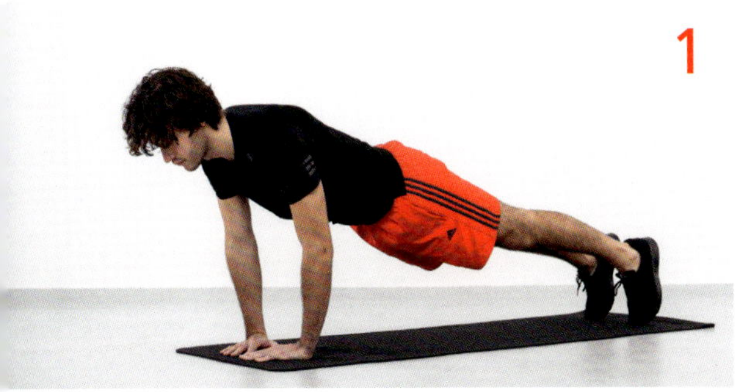

2

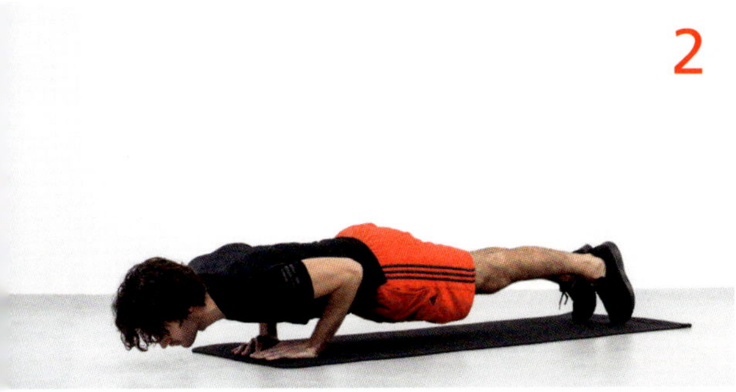

CLOSE PUSH-UP

AUSGANGSPOSITION

Nimm die Liegestützposition ein. Bringe deine Hände so nah zusammen, dass sie sich fast berühren. Die Ellenbogen liegen eng am Körper.

AUSFÜHRUNG

- Schiebe dich mithilfe deiner beiden Arme schnell nach oben, sodass die Arme fast gestreckt sind (1).
- Lasse dich nun langsam nach unten absinken, sodass deine Brust fast deine Hände berührt. Dein Körper bildet von der Ferse bis zum Kopf eine gerade Linie (2).
- Achte darauf, dass du während der gesamten Übung die Körperspannung hältst.

VARIATION

– Setze deine Knie auf, die Zehen sind in der Luft oder auf den Boden gestellt. Achtung: Gehe nicht in den Vierfüßlerstand und halte den Po angespannt!

BENEFIT

Diese Übung sorgt für mehr Kraft in den Oberarmen und zusätzliche Stabilität beim Liegestütz.

KUH-KATZE *(Bitilasana-Marjaryasana)*

1.1

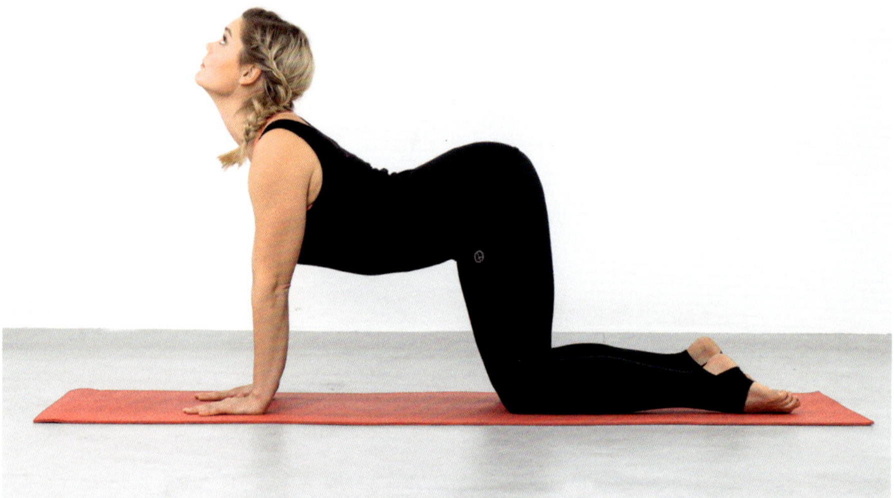

Gehe in den Vierfüßlerstand.

Deine Hände befinden sich unter deinen Schultern und die Knie sind hüftbreit unter deinem Becken positioniert.

Einatmen

Hebe deinen Po, deine Brust und deinen Kopf an und lasse deinen Bauch sinken, sodass ein Hohlrücken entsteht.

Dein Blick ist nach vorne gerichtet.

1.2

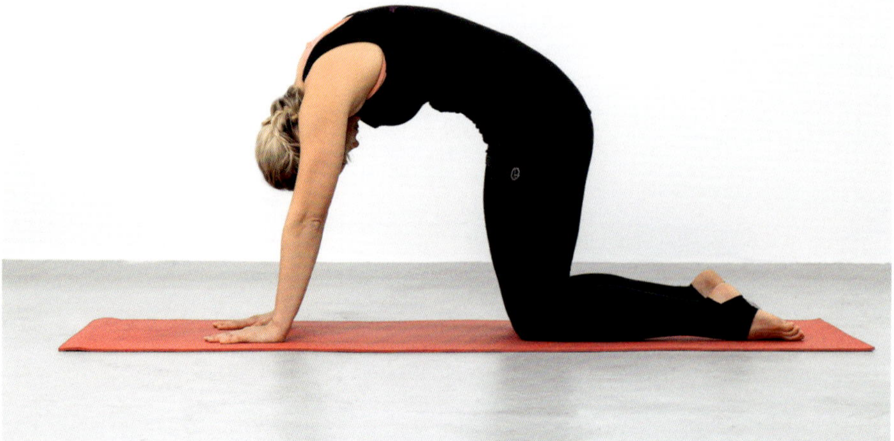

Ausatmen (Verweilen)

Kehre in die Ausgangsposition zurück.

Runde deinen Rücken, vom Becken ausgehend, nach oben wie einen Katzenbuckel bis du vollständig ausgeatmet hast.

Verweile in dieser Position für 4 Atemzüge.

STOCK MIT WIRBELSÄULEN-DREHUNG *(Buh Namanasana)*

2

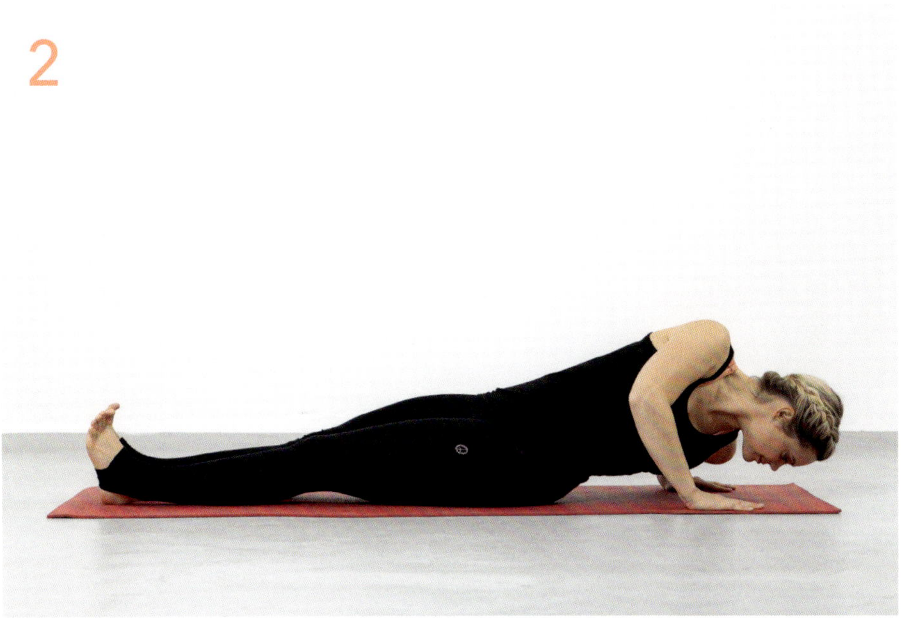

Setze dich auf deine Matte. Deine Beine sind nach vorne ausgestreckt und dein Rücken bleibt gerade.

Einatmen

Hebe deine Arme auf die Höhe deiner Schultern an.

Ausatmen

Lege deine Hände hinter dich auf die Matte.

Drehe nun deinen Oberkörper nach hinten links und versuche, mit deiner Nase die Matte bzw. den Boden zu berühren.

Deine Sitzhöcker bleiben währenddessen auf der Matte.

Einatmen

Kehre in die Ausgangsposition zurück und wechsle anschließend die Seite.

Wiederhole diesen Durchgang 4 Mal pro Seite.

BENEFIT

Mithilfe dieses Asanas dehnst du deine Wirbelsäule und deinen unteren Rücken, wodurch die Muskeln geschmeidig und die Nerven stimuliert werden.

BAUM *(Vrksasana)*

3

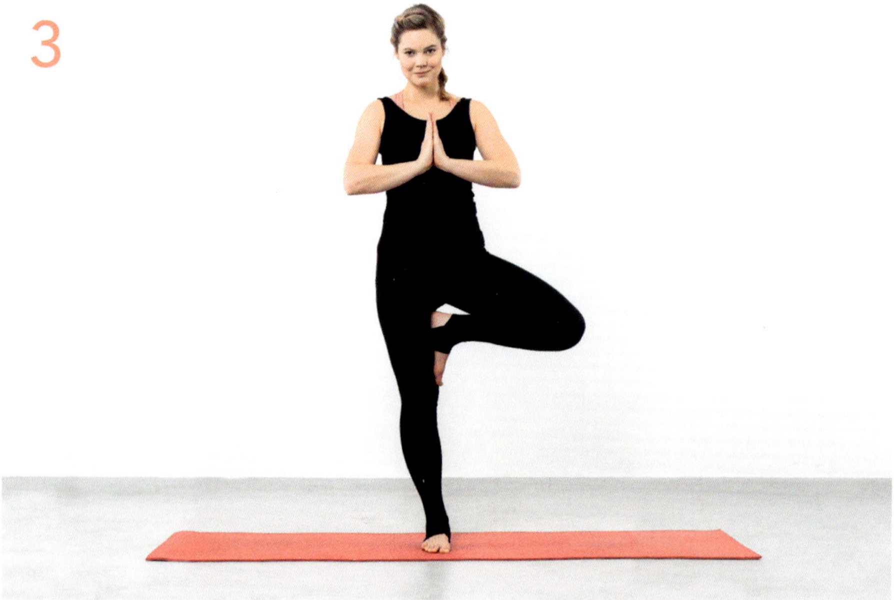

Stelle dich etwa hüftbreit auf deine Matte.

Verlagere dein Gewicht auf das rechte Bein und beuge dieses leicht.

Einatmen

Greife nach dem linken Fuß und drehe das linke Knie nach außen.

Ausatmen

Lege die Fußsohle des linken Beins mit nach unten zeigenden Zehen auf einer für dich passenden Höhe an die Innenseite des rechten Standbeins.

Einatmen

Die Mitte deines Beckens befindet sich dabei in einer senkrechten Linie über dem linken Fuß.

Ausatmen (Verweilen)

Schließe deine Hände vor deiner Brust.

Verweile für 8 Atemzüge.

Je ruhiger dein Geist, desto länger kannst du diese Position halten.

BENEFIT

Der Baum fördert deine Balance und Konzentration. Außerdem trainiert er Beine, Fußgelenke und die Fußmuskulatur.

HOCKE *(Malasana)*

4

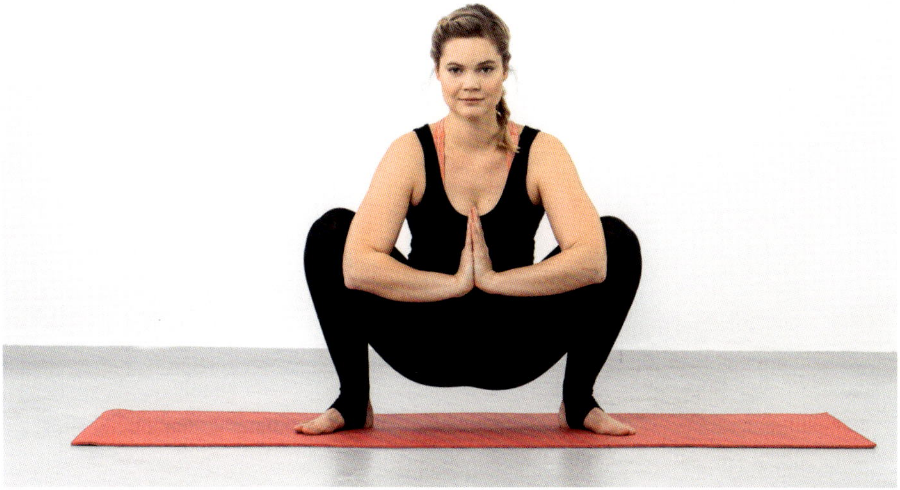

Einatmen

Stelle dich aufrecht und etwas über schulterbreit auf deine Matte.

Ausatmen

Gehe mit deinem Po so tief wie möglich in die Hocke.

Einatmen

Halte die Position und deine Wirbelsäule dabei möglichst gerade.

Ausatmen (Verweilen)

Bringe deine Handinnenflächen vor deiner Brust zusammen und drücke deine Knie mit deinen Ellbogen und einem leichten Druck sanft auseinander.

Verweile in dieser Position für 8 Atemzüge.

BENEFIT

Die Hocke sorgt für Beweglichkeit in der hinteren Muskelkette und kann zudem Blockaden lösen.

SCHMETTERLING *(Baddha Konasana)*

5

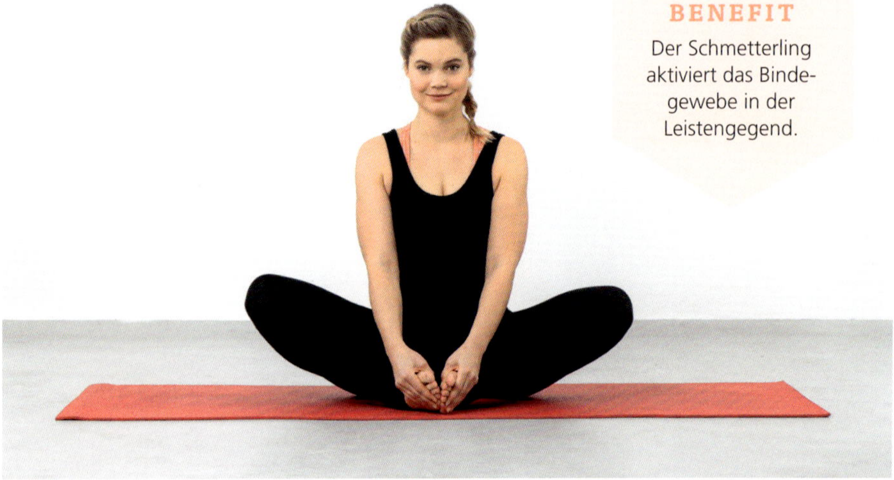

BENEFIT

Der Schmetterling aktiviert das Bindegewebe in der Leistengegend.

Einatmen

Setze dich auf deine Matte und strecke deine Beine nach vorne aus (Stocksitz).

Ausatmen

Beuge deine Beine und lege die Fußsohlen aneinander.

Lege sie so nah wie möglich an dein Becken.

Einatmen

Richte deinen Oberkörper auf und mache dich in der Wirbelsäule lang.

Ausatmen (Verweilen)

Entspanne und genieße die Dehnung. Verweile in dieser Haltung für 8 Atemzüge.

TISCH *(Ardha Purvottanasana)*

6

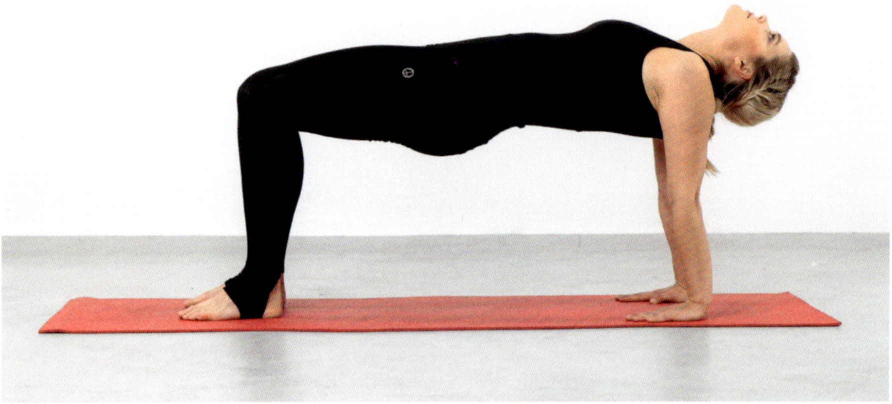

Winkle deine Beine an und stelle die Füße hüftbreit auf dem Boden auf.

Positioniere deine Hände auf Schulterhöhe.

Einatmen

Schiebe dich nach oben.

Deine Schultern bilden mit deinen Knien eine gerade Linie.

Dein Kopf befindet sich in Verlängerung deiner Wirbelsäule, dein Nacken ist entspannt und dein Po angespannt.

Verweile in dieser Position für 8 Atemzüge.

TWIST IM LIEGEN *(Jathara Parivartanasana)*

7

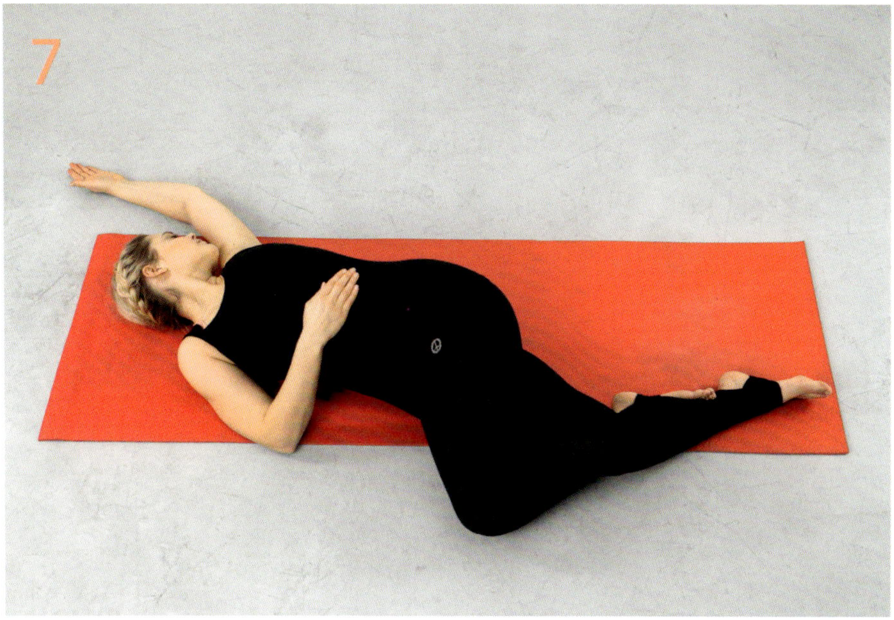

Lege dich auf den Rücken und ziehe dein linkes Bein in Richtung Schulter.

Ausatmen

Lege dein linkes Knie auf der rechten Seite über deinem rechten Bein ab und klemme deinen linken Fuß hinter deine rechte Wade.

Öffne deinen Oberkörper, indem du deinen linken Arm in einem etwa 45-Grad-Winkel nach links oben legst. Deine Schultern bleiben am Boden.

Einatmen/Ausatmen

Atme tief in deinen Bauch. Anspannen und Gedanken loslassen.

HAPPY BABY *(Ananda Balasana)*

8

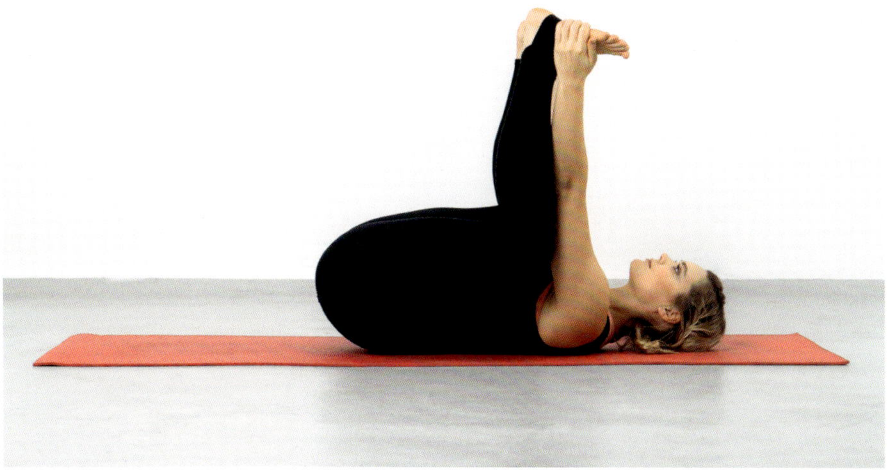

Einatmen

Lege dich auf den Rücken.

Ausatmen

Ziehe deine Knie zur Brust und greife an die Außenkanten deiner beiden Füße.

Einatmen

Spreize deine Knie und ziehe sie mithilfe deiner Hände in Richtung Achseln.

Deine Fußgelenke befinden sich direkt über deinen Knien.

Ausatmen

Ziehe deine Füße sanft zu dir.

DEINE AUFGABE FÜR DEN ALLTAG: WAS SIND DEINE WURZELN?

Magst du es einmal anders herum versuchen? Anstatt zu fragen, wo es dir gut geht, was dir guttut und wo du dich sicher fühlst, stelle dir mal die Frage: Wofür bin ich dankbar? Vielleicht spürst du es dann auch?

»Dankbarkeit ist ein Fundament des Lebens, das dir Halt und Stabilität auf deinem Lebensweg verleiht.«

WOFÜR BIN ICH DANKBAR?

____

____

____

____

____

____

Schreibe eine Woche lang jeden Tag drei Sätze auf, wofür du dankbar bist.

Wenn ich manchmal das Gefühl habe, ich brauche wieder dringend Kontakt zur Basis, halte ich inne und erde mich. Dazu ist es nicht unbedingt notwendig, auf einer Yogamatte zu liegen. Du kannst dich überall erden – im Stehen oder im Sitzen – je nachdem wie es dir gerade passt und wo du dich gerade befindest. Selbst unterwegs in der U-Bahn kannst du dich erden.

Es gibt die unterschiedlichsten Möglichkeiten, Erdung zu spüren. Manche Menschen erden sich, indem sie bewusst beim Bodenkontakt mit den Füßen „hinspüren". Andere schauen lieber in den Himmel. Jeder hat so seine Methode. Meine sieht folgendermaßen aus:

Im Stehen oder Sitzen ziehe ich meinen Bauchnabel nach innen und baue auf diese Weise Spannung im Rumpf auf, während ich mir vorstelle, etwas würde mich Richtung Erde ziehen. Diese Spannung halte ich für drei Atemzüge. Ich spüre dann sofort wieder die Verbundenheit und Verwurzelung mit unserer Erde.

WELCHE GEWOHNHEITEN ERDEN DICH?

____

____

____

____

____

____

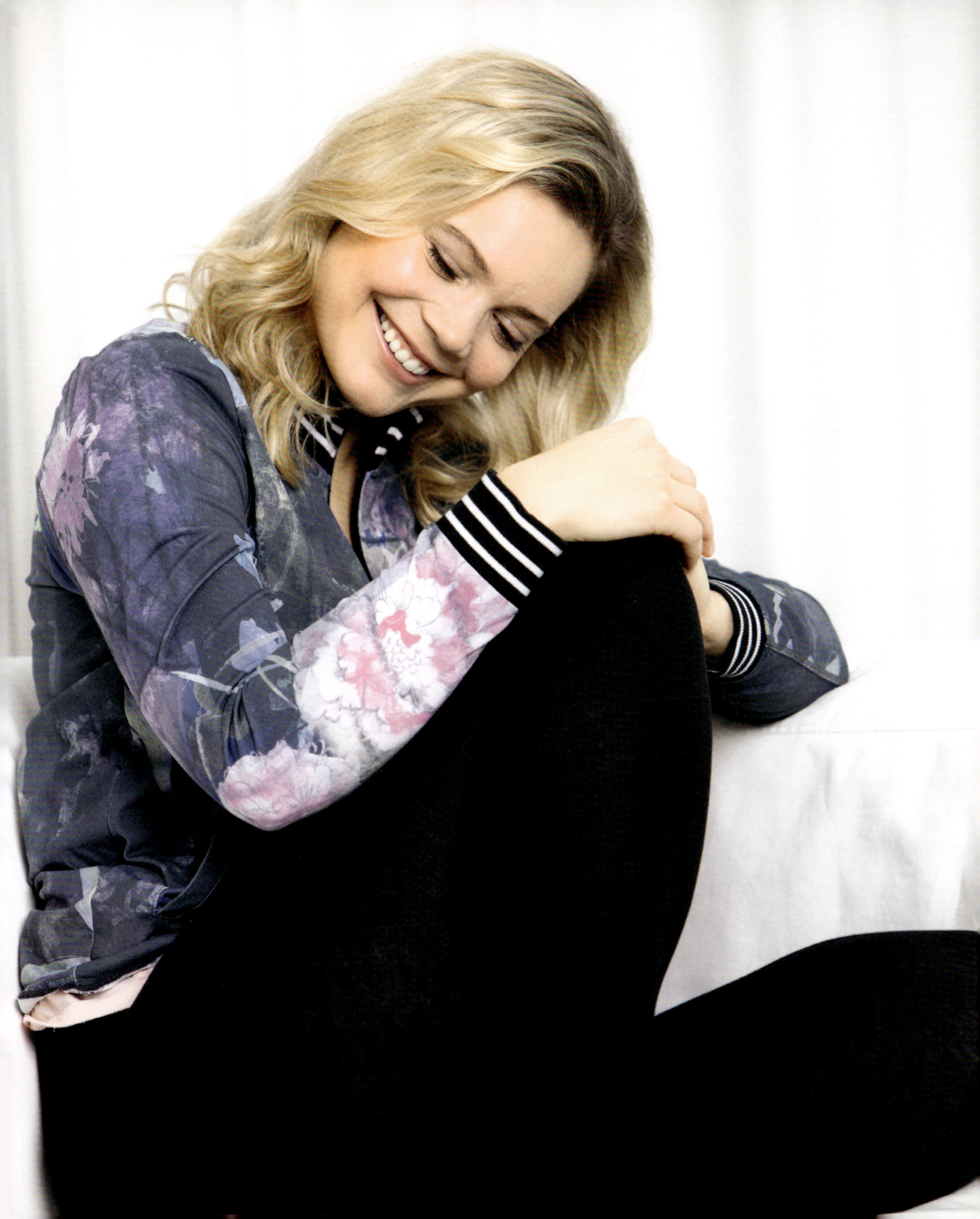

LUFT

Mein Lieblingsgeruch lebt in den Alpen: frisch gemähtes Gras, wenn es von der Sonne schon ein wenig angetrocknet ist – ein Aroma voller Kräuter und Würze. Obwohl wir ohne Luft nicht leben könnten, vergessen wir sie oft. Weil man sie eben nicht sieht. Wenn ich manchmal in den Himmel schaue, versuche ich mir das bewusst zu machen. Ich kann sie nicht sehen, aber ohne sie wäre ich nicht da. „Danke, Luft!", sage ich dann.

DAUER:
20–40 Minuten, je nach Intensität

ZIEL:
Raum zum Atmen schaffen

BENEFIT:
mehr Energie

BURN ——— BALANCE

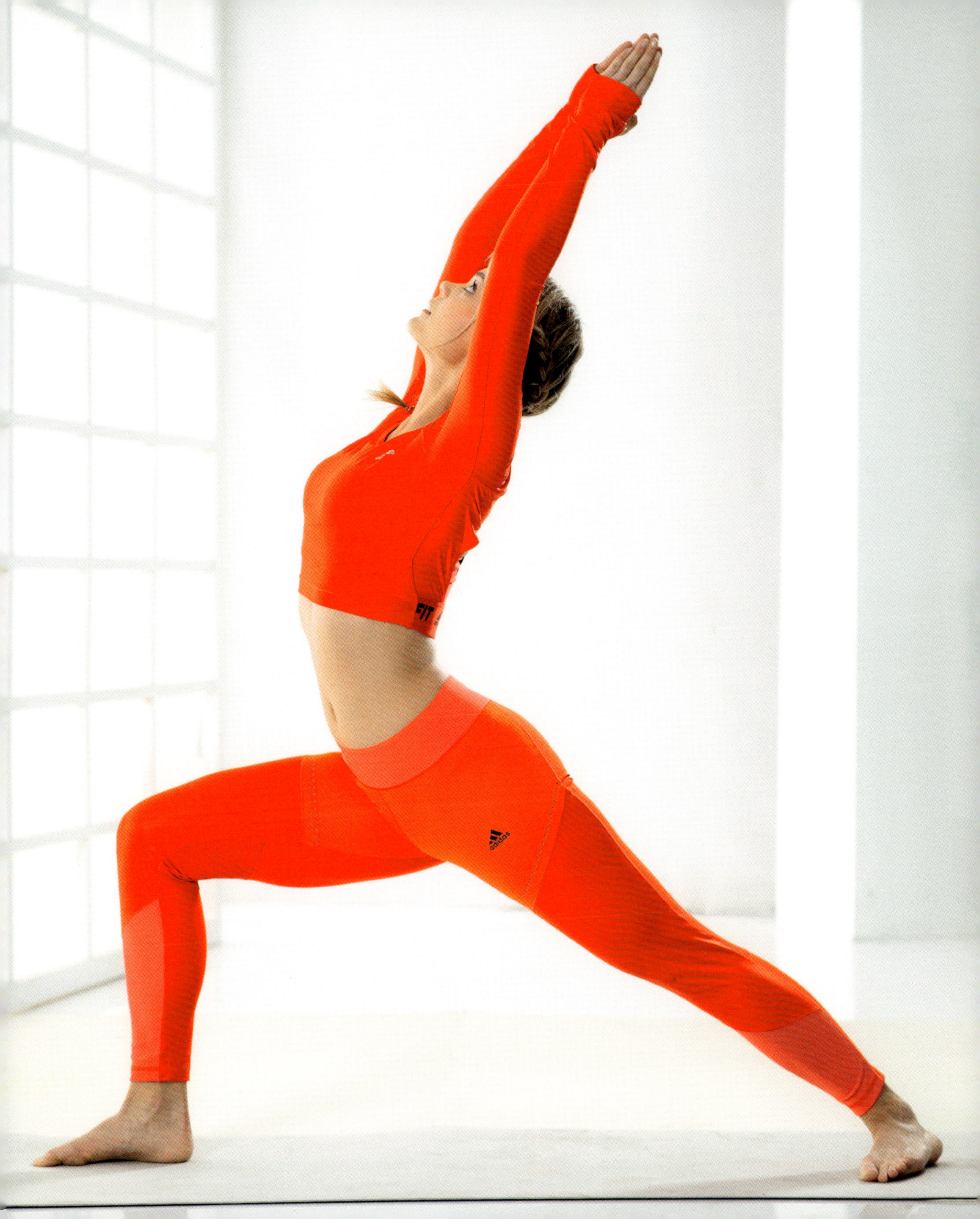
adidas

LEICHTIGKEIT

Ist das nicht verrückt? Unsere wichtigste Verbindung zum Leben nehmen wir meist nicht wahr. Ohne Luft, ohne die Atmung könnten wir nicht existieren. Unser erster Atemzug markiert den Beginn, und der letzte das Ende unseres Lebens.

Atmen ist wie der Herzschlag. Jeder Atemzug ist ein Lebenszeichen und birgt die Möglichkeit, dieses „Lebendigsein" intensiv zu spüren. Die meisten Menschen atmen zu flach. Das bedeutet, dass sie ihr Lungenvolumen nicht ausschöpfen, was zu Krankheiten führen kann, da kein vollständiger Luftaustausch stattfindet. Es fühlt sich auch nicht gut an.

Egal, worum es geht. Egal, was ist: Lass deinen Atem fließen. Der Atem macht dich leicht und frei. Er entspannt dein Gesicht, schenkt dir Lebensfreude und Gelassenheit. Atmen kostet dich keine Zeit, es schenkt dir vielmehr Zeit, nämlich Lebenszeit. Alle Menschen und Geschöpfe auf der Erde atmen. Mit allen teilen wir die Luft. Es geschieht, ohne dass wir uns darüber Gedanken machen. Man muss rein gar nichts dafür leisten. Man ist einfach da und atmet. Und genau darin liegt etwas Wundersames.

Wir alle atmen dieselbe Luft, und die Bäume filtern sie für uns sauber. Ja, auch Bäume atmen. Sie nehmen Kohlendioxid auf, geben Sauerstoff ab, feuchten die Luft an und filtern bzw. befreien sie von verschiedenen Schadstoffen. Und wenn du ganz genau hinsiehst, erkennst du an jedem Blatt, wo der Baum atmet: durch kleine Spalten, die sich öffnen und schließen.

Luft ist Leichtigkeit. Auch in der Anstrengung dürfen wir das Atmen nicht vergessen. Erst recht nicht beim Sport.

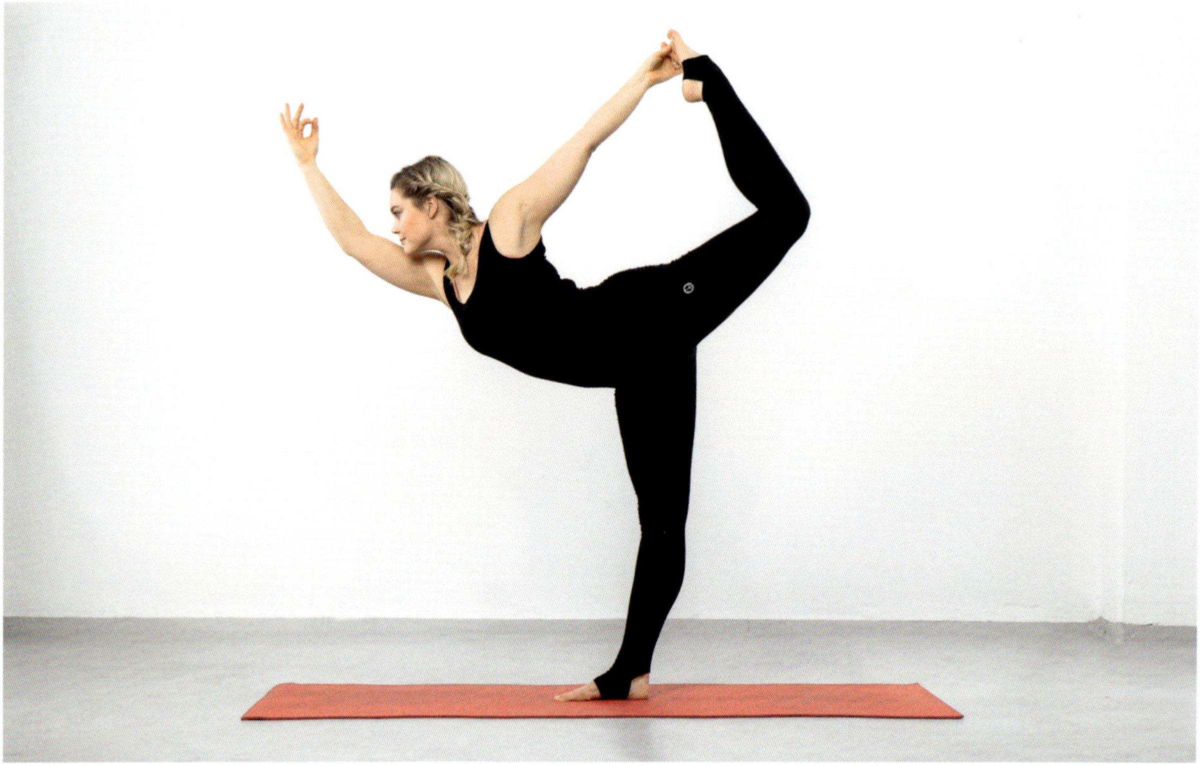

»Gerade beim Sport braucht der Körper eine Extraportion Sauerstoff und eine tiefe Ausatmung zur Entspannung.«

Dein Körper braucht das, um dann wieder anspannen und entspannen zu können. Der Atemrhythmus gibt das vor.

Idealerweise trainierst du viel im Freien, denn das stärkt auch dein Immunsystem, und es hebt die Laune. Meine „Burning Balance"-Sessions gebe ich prinzipiell draußen. Das ist am Anfang vielleicht ein bisschen gewöhnungsbedürftig, doch wenn du es mal ausprobiert hast, wirst du es auch lieben. Dein Körper kommt jedenfalls besser damit klar als mit Heizungsluft und Klimaanlage. Aber sei nicht zu streng mit dir. Nimm es leicht. Atme leicht. Halte nicht fest. Ein- und ausatmen – das ist der Rhythmus des Lebens.

Wusstest du, dass wir 20.000 Atemzüge täglich nehmen? Jeder ist ein Geschenk, denn die Atmung ist das Zeichen für Leben. Die Frage ist: Nutzen wir unseren Atem als Geschenk des Lebens, oder lassen wir ihn verpuffen?

Jeden Tag ein paar bewusste Atemzüge nehmen kann das Leben, die Sichtweise und das Bewusstsein dafür verändern. Wie viele von den zwanzigtausend gönnst du dir? Denke daran: Je mehr, desto besser.

ZIELE DES LUFT-WORKOUTS

- Atme tief, um mehr Kraft zu entwickeln.
- Lasse los und nimm die Leichtigkeit und Lebensfreude in deinen Tag auf.
- Lächeln nicht vergessen.

HIGH INTENSITY WORKOUT – ELEMENT LUFT

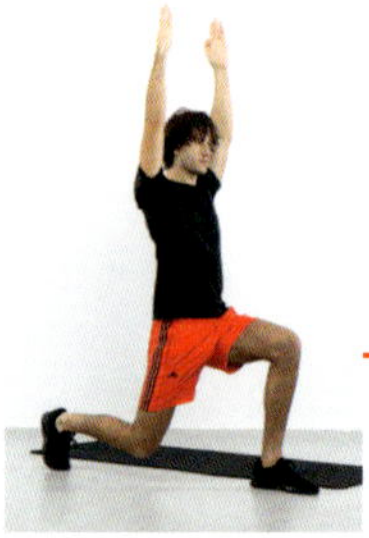
Front Lunge Arms-up

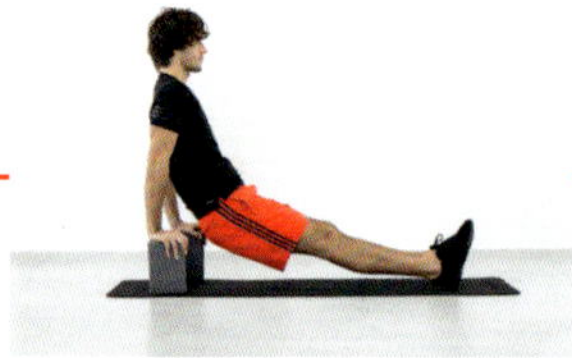
Dip

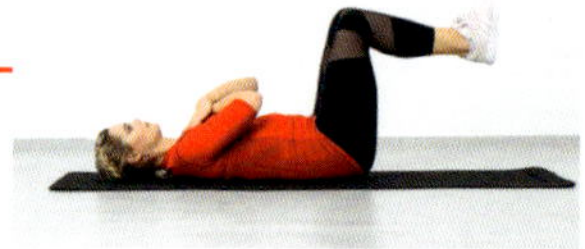
Active Leg Raise

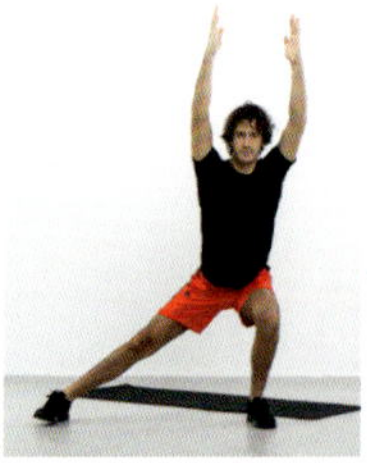
Side Lunge Arms-up

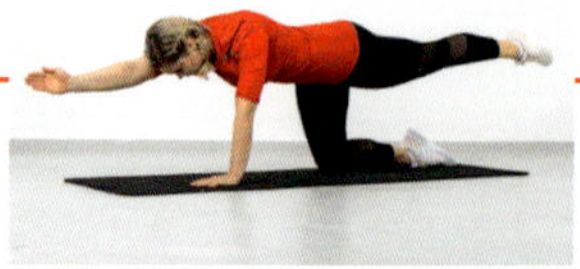
Diagonal Extensions (dynamisch)

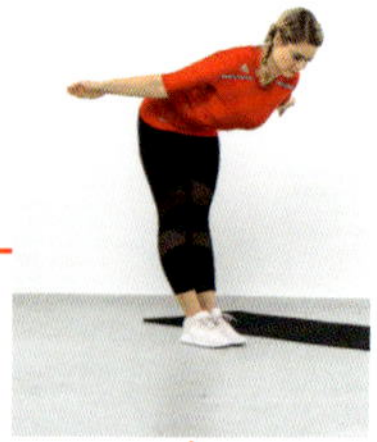
Good Morning

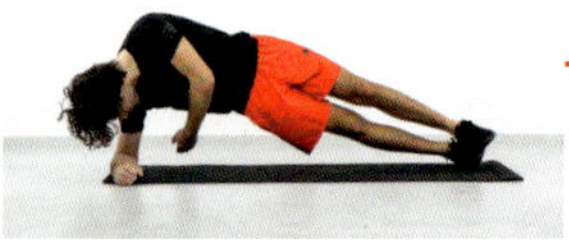
T-Rotation

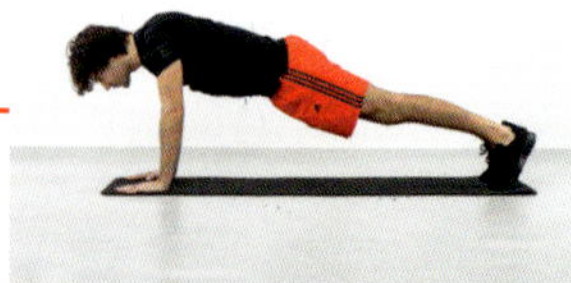
Scapula Push-up

Deine Wiederholungsanzahl für die jeweiligen Übungen kannst du nach dem Selbsttest aus den Tabellen in den Buchklappen entnehmen.

YOGA FLOW – ELEMENT LUFT

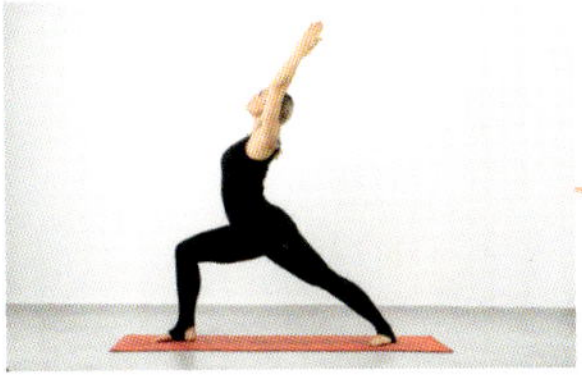

E: Krieger I

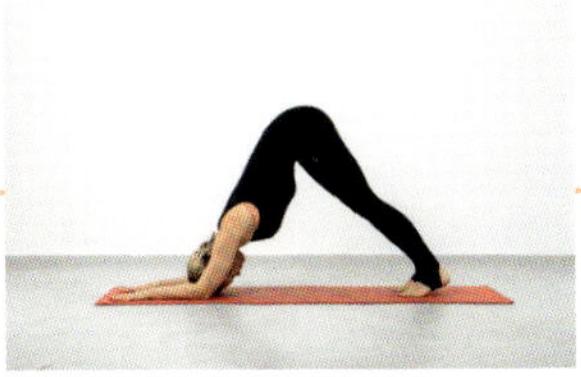

A: Delfin

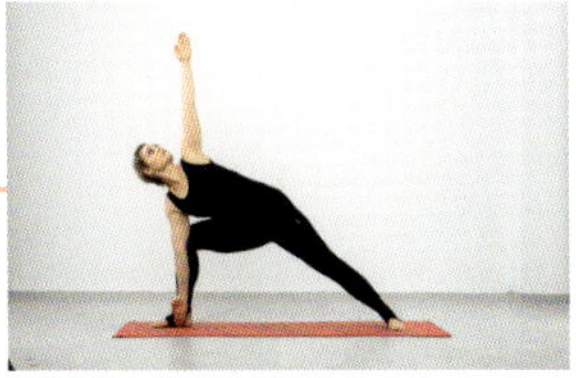

E: Gestreckter seitlicher Winkel

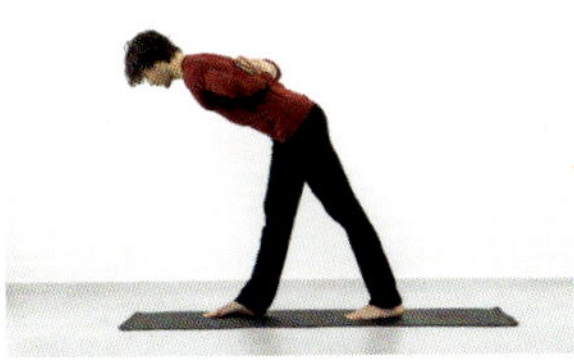

A: Pyramide

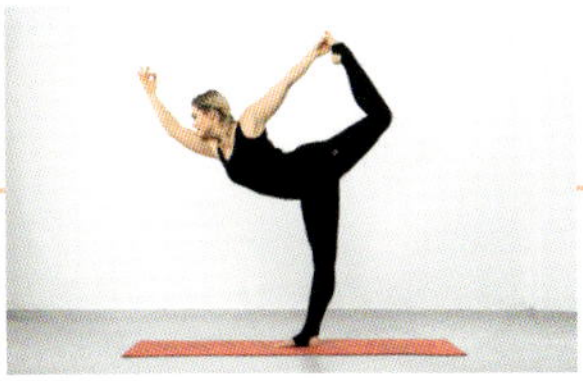

E: Tänzer

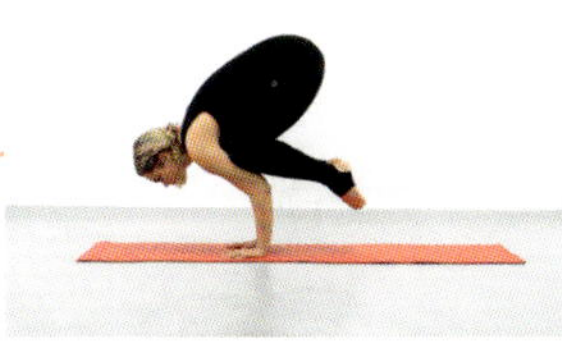

A: Krähe

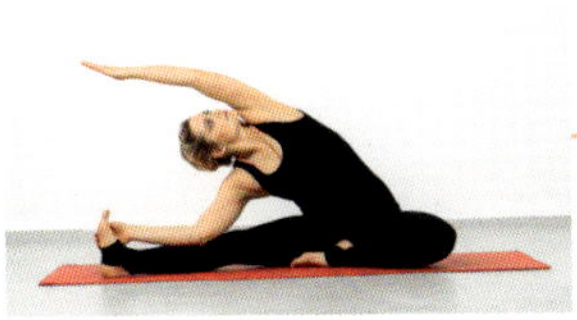

A: Gedrehte Kopf-Knie-Haltung

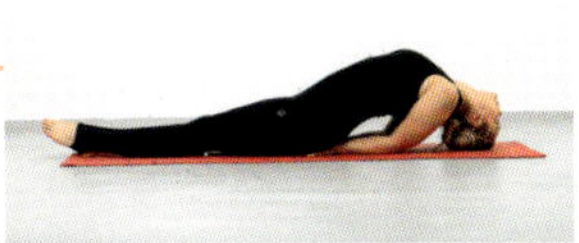

A: Fisch

Dieses Asana beginnt mit
A = Ausatmen
E = Einatmen

Hier wird die erste Atmung des Asanas angegeben. Zwischenatmungen sind erlaubt. Vorausgehende Atmungen beziehen sich auf die Ausgangsposition.

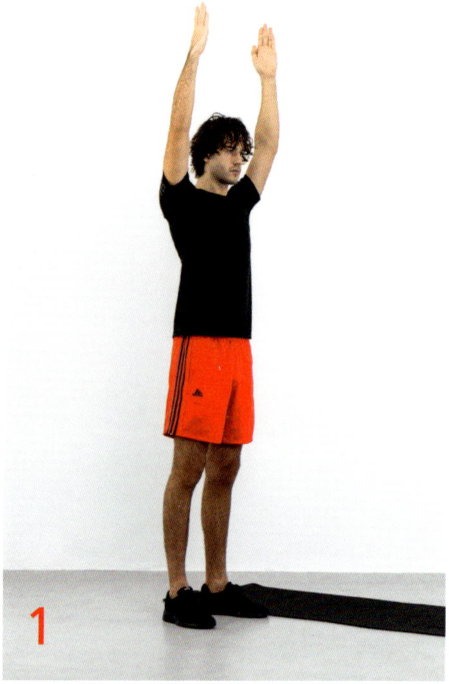

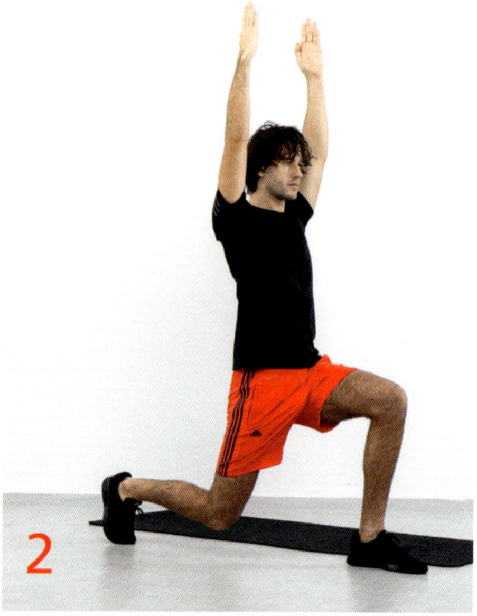

FRONT LUNGE ARMS-UP

AUSGANGSPOSITION

Stelle dich aufrecht hin. Deine Arme sind über dem Kopf ausgestreckt (1).

AUSFÜHRUNG

- Mache einen Schritt nach vorne. Dein Gewicht lastet auf der Ferse des vorderen linken Fußes.
- Halte deinen Oberkörper aufrecht und spanne deinen Po an, um deine Knie zu stabilisieren (2).
- Drücke dich mit deinem vorderen Fuß vom Boden ab und kehre in die Ausgangsposition zurück (1).
- Achte während der Bewegung darauf, deine Schultern nach hinten zu ziehen. Dein Blick ist nach vorne gerichtet und dein Kopf steht in Verlängerung deiner Wirbelsäule.
- Wechsle nach deiner Wiederholungszahl die Seite.

1

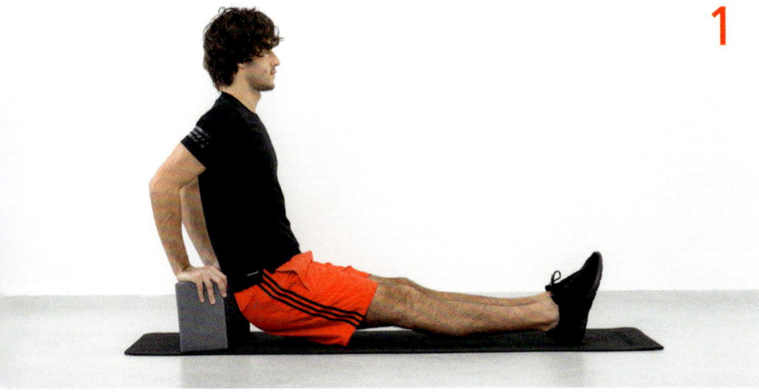

2

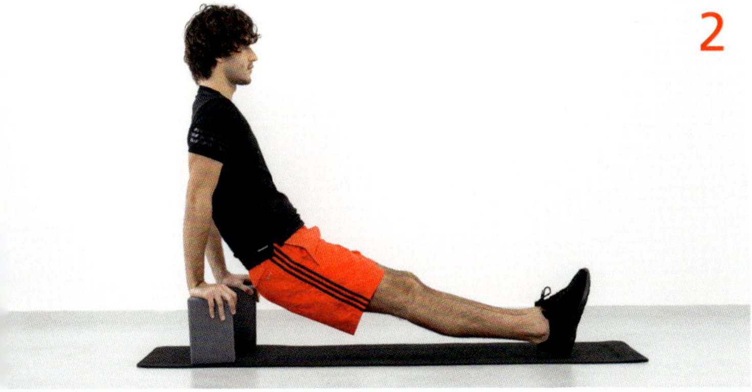

DIP

AUSGANGSPOSITION

Stelle dich mit dem Rücken vor eine kniehohe Bank oder Bettkante, die stabil genug für dein Körpergewicht ist. Gehe in die Knie, so als würdest du Platz nehmen. Platziere deine Handrücken an deinem Steißbein, eine Handbreit auseinander. Setze den Handballen an die Kante. Die Füße sind geflext und die Fersen aufgestellt.

AUSFÜHRUNG

- Schiebe deine Ellenbogen nach hinten, indem du deine Arme im 90-Grad-Winkel beugst (1).
- Drücke dich dann langsam wieder nach oben, bis deine Arme fast gestreckt sind. Halte deinen Rücken gerade, lasse die Ellenbogen möglichst eng am Körper und ziehe deine Schultern nach unten (2).

BENEFIT

Diese vertikale Druckübung stärkt deine Muskulatur in Schultern, Oberarmen und Brust.

ACTIVE LEG RAISE

AUSGANGSPOSITION

Lege dich auf den Rücken. Dein Blick ist nach oben gerichtet. Hebe beide Beine so an, dass Knie und Hüfte jeweils einen 90-Grad-Winkel bilden. Deine Hände sind auf deiner Brust verschränkt (1).

AUSFÜHRUNG

- Führe dein rechtes Bein ganz langsam und kontrolliert mit der Ferse zum Boden, während du den 90-Grad-Winkel im linken Knie hältst. Achte darauf, dass sich immer nur ein Bein bewegt (2).
- Wenn deine rechte Ferse den Boden berührt, ziehst du das Bein wieder an und kehrst in die Ausgangsposition zurück.
- Ziehe deinen Bauchnabel während dieser Übung immer aktiv nach innen, um deine Bauchmuskulatur zu aktivieren.
- Wechsle nach deiner Wiederholungszahl die Seite.

1

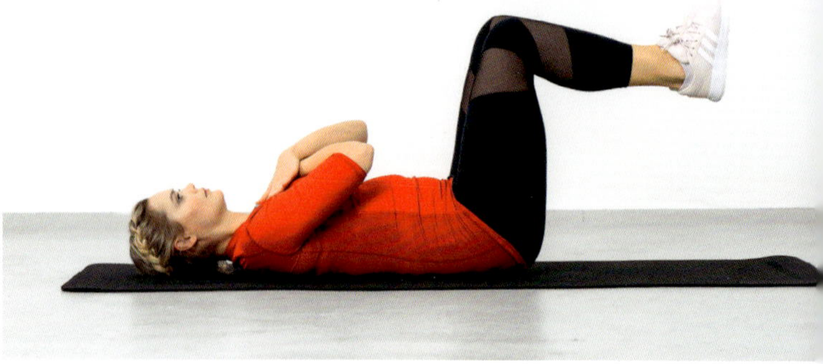

2

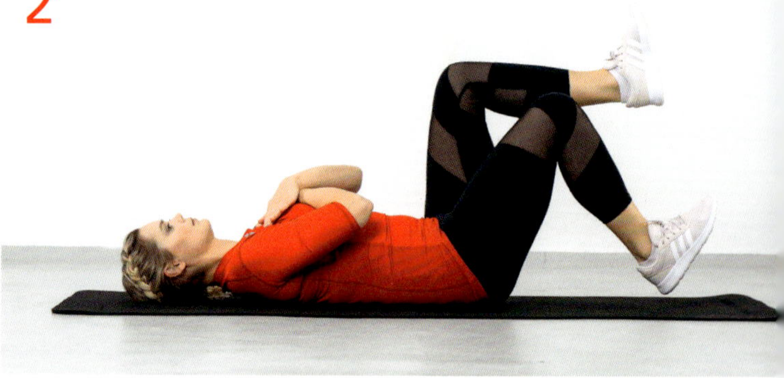

BENEFIT

Hier wird gezielt die Tiefenmuskulatur angesteuert, die deine Wirbelsäule stützt.

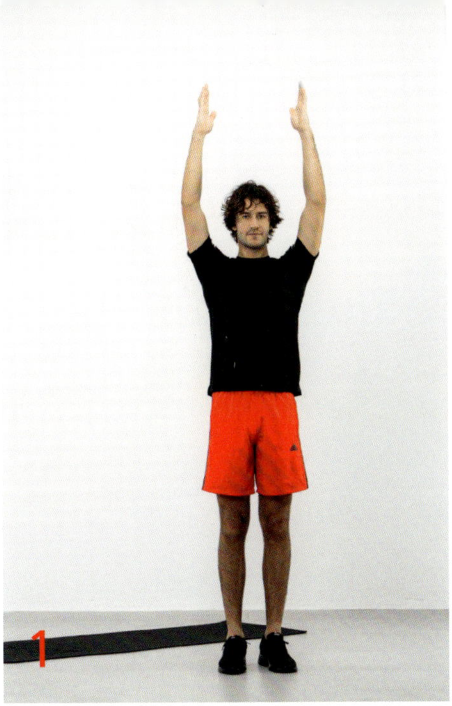

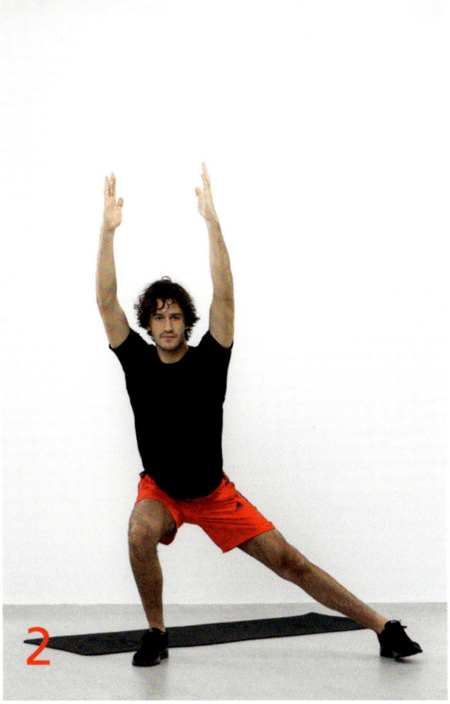

SIDE LUNGE ARMS-UP

AUSGANGSPOSITION

Stelle dich aufrecht hin. Halte die Arme ausgestreckt über dem Kopf (1).

AUSFÜHRUNG

- Mache mit deinem rechten Bein einen großen Schritt zur Seite – so weit, dass du dein rechtes Knie noch über deinem rechten Fuß halten kannst.
- Verlagere dein Gewicht auf das rechte Bein und schiebe Hüfte und Po hinter deine rechte Ferse (2)
- Drücke dich aus dem rechten Bein heraus und komme in die Ausgangsposition zurück (1).
- Achte während dieser Übung darauf, dass dein Rücken stets gerade und dein Knie immer stabil bleibt.
- Wechsle nach deiner Wiederholungszahl die Seite.

DIAGONAL EXTENSIONS (DYNAMISCH)

AUSGANGSPOSITION

Geh in den Vierfüßlerstand: Deine Knie befinden sich unter deiner Hüfte, und deine Handinnenflächen liegen unter deinen Schultern am Boden ab. Strecke deinen rechten Arm und dein linkes Bein aus, sodass beide zusammen eine gerade horizontale Linie bilden (1).

AUSFÜHRUNG

- Atme aus und bringe deinen rechten Ellenbogen und dein linkes Knie zusammen. Halte die Spannung im Bauch, indem du den Bauchnabel nach innen ziehst. Mache dabei einen leichten Katzenbuckel (2).
- Achte bei der Bewegung darauf, dass deine Schultern und dein Po auf einer Höhe sind.
- Wechsle anschließend die Seite.

1

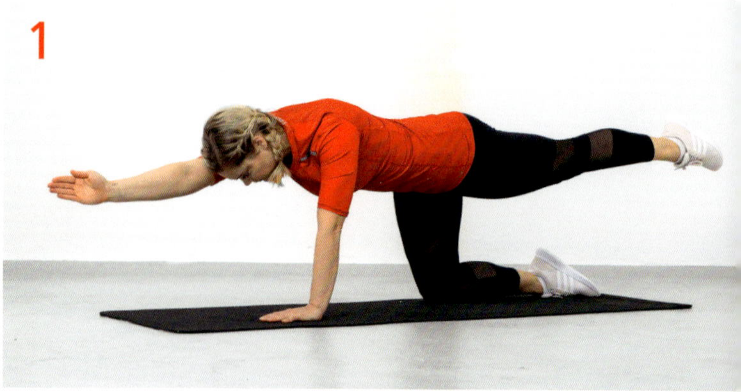

2

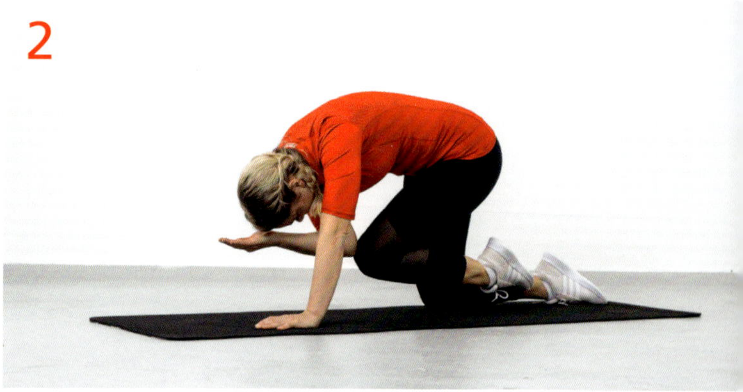

HIT

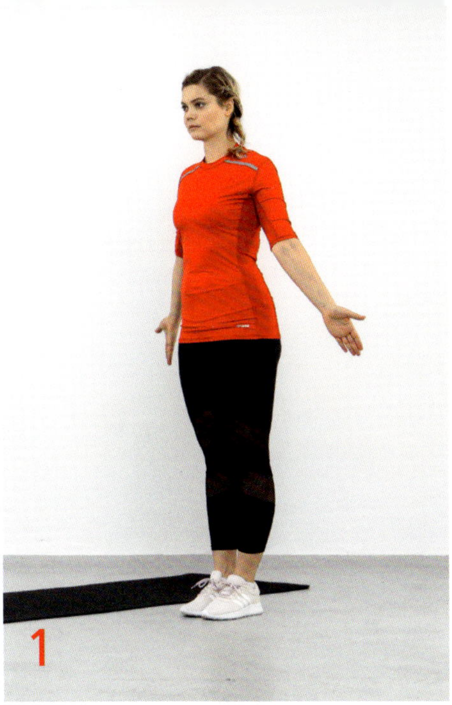

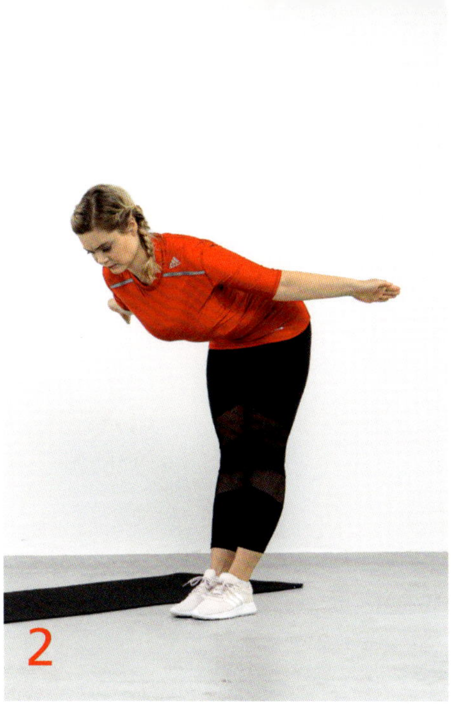

GOOD MORNING

AUSGANGSPOSITION

Stelle dich aufrecht hin. Strecke beide Arme seitlich vom Körper weg (1).

AUSFÜHRUNG

- Zieh die Schultern nach hinten unten zusammen. Der Rücken bleibt gerade, während du dich nach vorne beugst (2).
- Deine Arme bleiben starr und gehen in der Bewegung des Oberkörpers mit. Schieb den Po so weit wie möglich nach hinten, die Knie sind leicht gebeugt.
- Kehre in die Ausgangsposition zurück (1). Beginne dann von vorne.
- Achte darauf, dass bei dieser Übung nur dein Po und deine Hüfte arbeiten.
- Atmen nicht vergessen!

BENEFIT

Mit dieser Übung kräftigst du den Rücken, den Po und mobilisierst zudem die Oberschenkelrückseite.

T-ROTATION

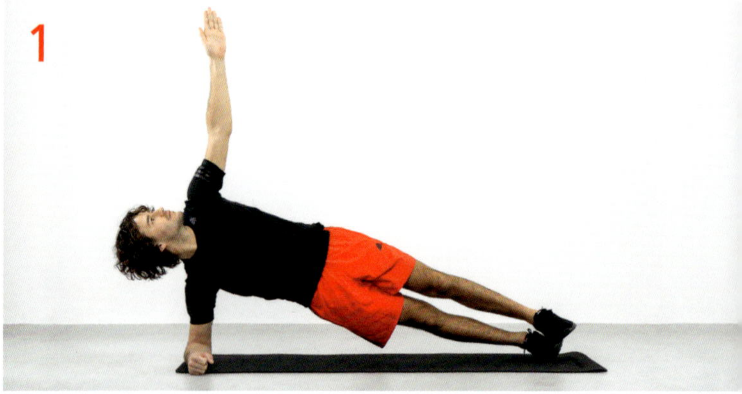

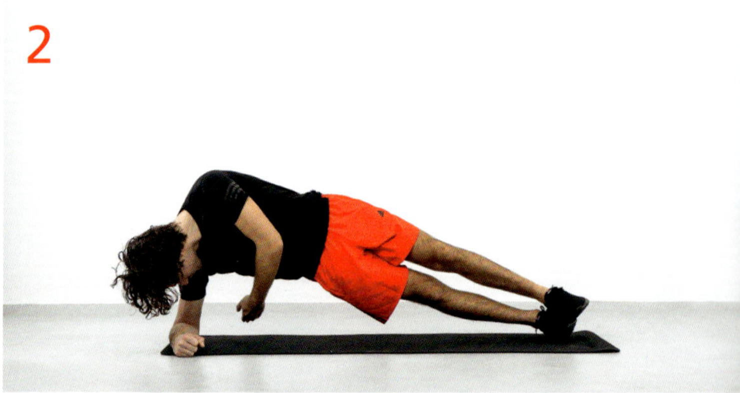

AUSGANGSPOSITION

Lege dich auf deine rechte Seite und stütze dich auf deinen rechten Unterarm. Hebe deine Beine, deine Hüfte und deinen Oberkörper vom Boden. Spanne den Po an, um deine Hüfte zu stabilisieren.

AUSFÜHRUNG

- Öffne deinen Oberkörper, indem du deinen linken Arm nach oben streckst. Dein Blick folgt deiner linken Hand. Dein Kopf befindet sich in Verlängerung der Wirbelsäule (1).
- Führe deinen linken Arm unterhalb deines Oberkörpers über dem Boden hindurch, sodass eine Rotation im Rumpf stattfindet (2).
- Wechsle nach deiner Wiederholungszahl die Seite.

BENEFIT

Mit dieser Rotation verbesserst du das Zusammenspiel von Kraft und Beweglichkeit deiner Wirbelsäule.

1

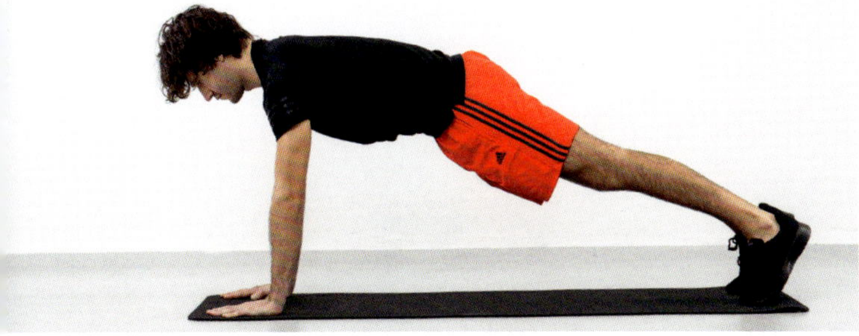

2

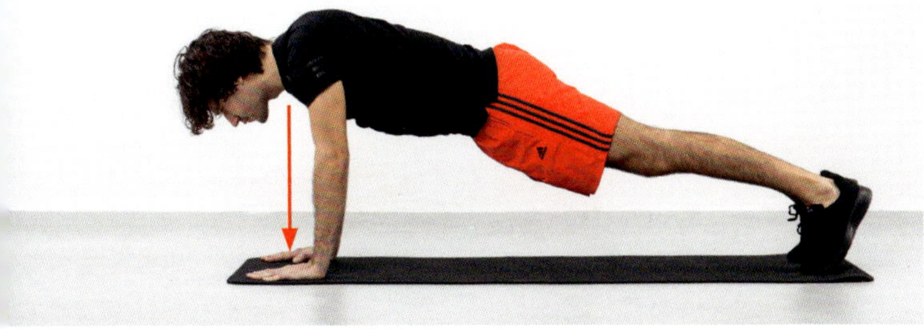

SCAPULA PUSH-UP

AUSGANGSPOSITION

Nimm die Liegestützposition ein (1).

AUSFÜHRUNG

- Es ist nur eine kleine Bewegung, mit der du deine Schultern minimal nach oben dehnst und den Brustkorb mobilisierst.
- Deine Arme bleiben während der gesamten Übung gestreckt. Führe die Bewegung langsam und kontrolliert aus. Diese findet nur in deiner Schulter statt: Bilde von Kopf bis zur Ferse eine gerade Linie. Dein Po und dein Bauch sind angespannt (2).

BENEFIT

Die Schultermuskulatur wird in dieser Übung in ihren einzelnen Bestandteilen trainiert und stabilisiert.

HIT

KRIEGER I – BRUST ÖFFNEND *(Virabhadrasana I)*

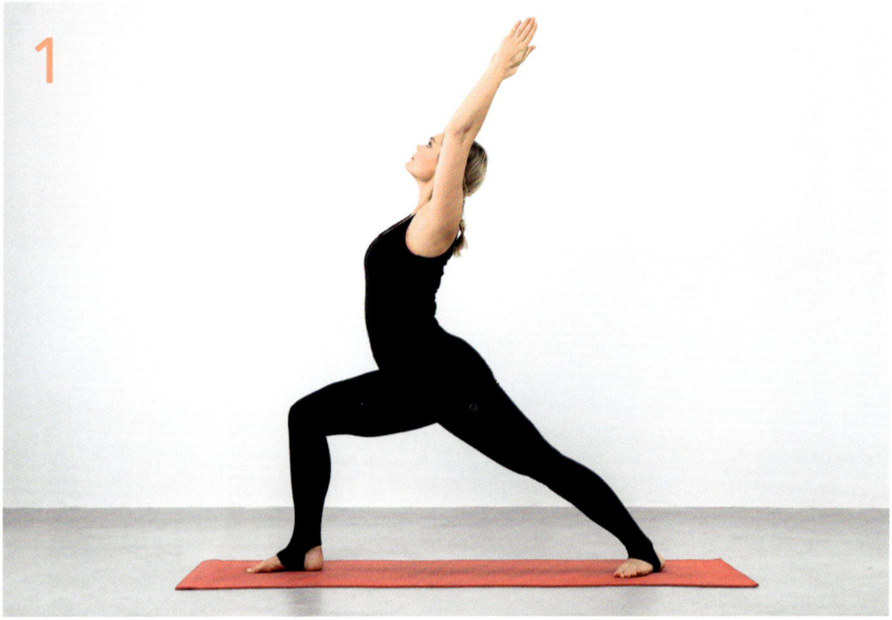

Einatmen

Komme aus dem Herabschauenden Hund (siehe Seite 52) und hebe dein rechtes Bein.

Ausatmen

Bringe das rechte Bein nach vorne zwischen deine Hände.

Einatmen

Richte deinen Oberkörper auf.

Ausatmen

Stelle dein hinteres linkes Bein im 45-Grad-Winkel auf.

Dein vorderes Knie befindet sich über der rechten Ferse.

Einatmen

Strecke deine beiden Arme parallel nach oben.

Deine Hüfte und dein Oberkörper zeigen nach vorne.

Ausatmen (Verweilen)

Verweile in dieser Position für 8 Atemzüge.

Atme durch den Brustkorb tief in deinen Bauch.

Wechsle anschließend die Seite.

Mache eine zweite Runde und beginne im Vierfüßlerstand.

BENEFIT

Der Krieger I versorgt alle Zellen optimal mit Sauerstoff, sodass deine Organe besser arbeiten.

DELFIN *(Shishumarasana)*

Einatmen

Du bist im Vierfüßlerstand. Deine Hände befinden sich unter den Schultern und die Knie unter deiner Hüfte.

Ausatmen (Verweilen)

Lege die Unterarme mit den Handinnenflächen auf dem Boden ab. Stelle die Zehen auf und hebe den Po weit nach oben.

Beine und Oberkörper sind gestreckt. Der Kopf befindet sich in Verlängerung der Wirbelsäule.

Kehre in den Herabschauenden Hund (siehe Seite 52) zurück.

Verweile für 8 Atemzüge.

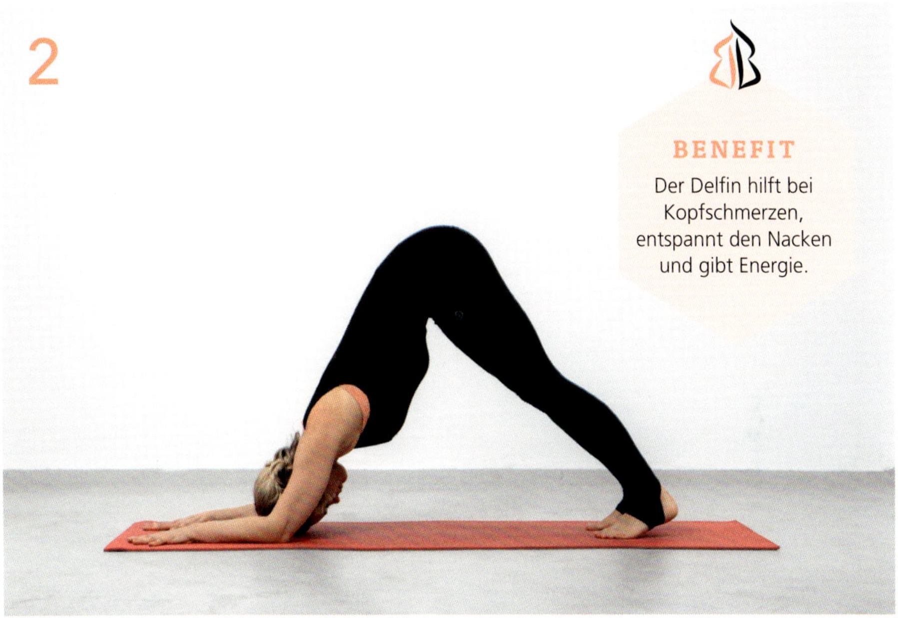

BENEFIT

Der Delfin hilft bei Kopfschmerzen, entspannt den Nacken und gibt Energie.

GESTRECKTER SEITLICHER WINKEL *(Utthita Parshvakonasana)*

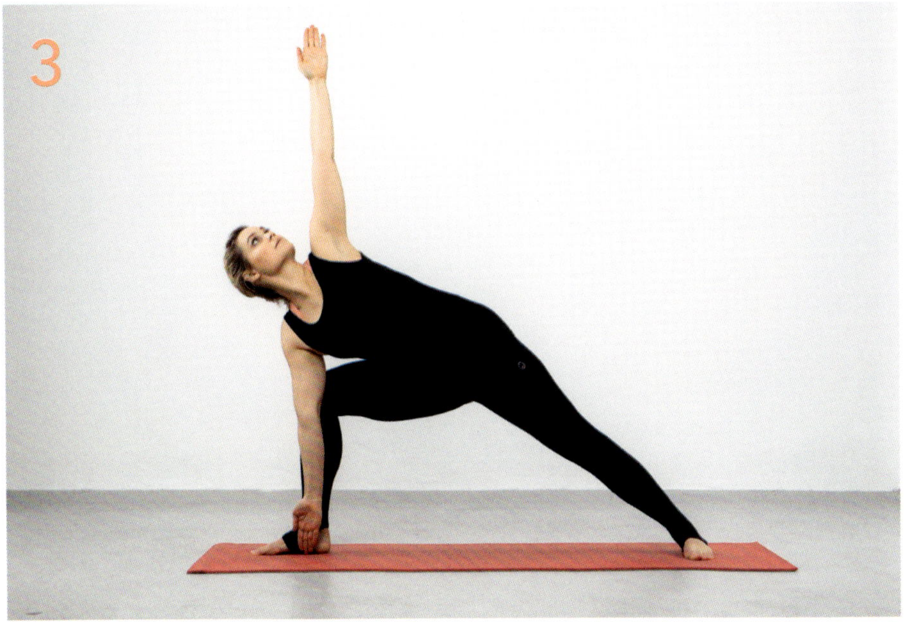

Einatmen

Hebe dein rechtes Bein.

Ausatmen

Stelle das rechte Bein zwischen deine Hände. Dein linkes Bein ist gestreckt.

Einatmen

Richte deinen Oberkörper auf und gehe in Krieger II (siehe Seite 88).

Ausatmen (Verweilen)

Drehe deine Arme senkrecht auf und nimm deine rechte Hand zum Boden. Dein Blick folgt deiner linken Hand.

Verweile für 8 Atemzüge.

PYRAMIDE *(Parsvottanasana)*

4

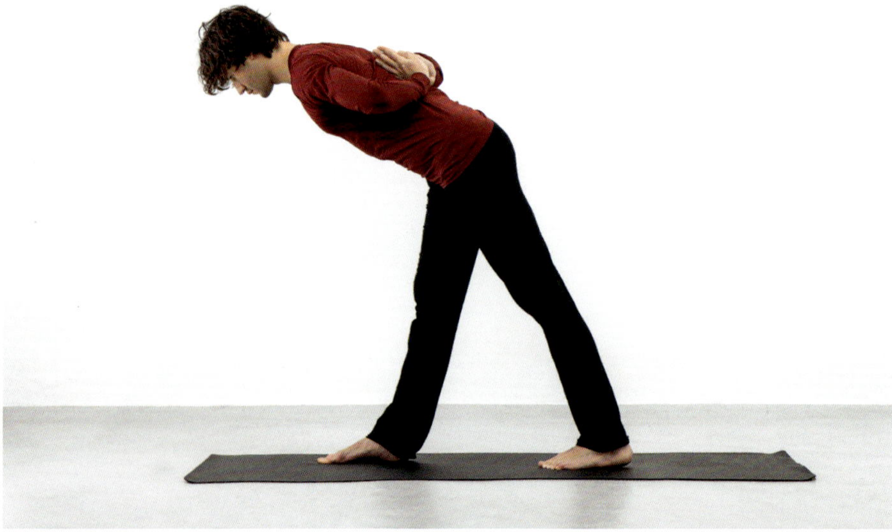

Einatmen

Stehe aufrecht in Krieger II (siehe Seite 88). Verkleinere deinen Schritt.

Ausatmen

Drehe den linken Fuß um etwa 45–60 Grad nach rechts.

Einatmen

Lege deine Handinnenflächen hinter deinem Rücken aneinander.

Ausatmen (Verweilen)

Beuge deinen gestreckten Oberkörper nach vorne.

Verweile in dieser Position für 8 Atemzüge

Lockere kurz deine Beine, bevor du diese Bewegung auf der anderen Seite wiederholst.

BENEFIT

Die Pyramide ist für Läufer geeignet, da hier Achillessehne, Adduktoren und Wade am hinteren Bein gedehnt werden.

TÄNZER *(Natarajasana)*

Einatmen

Stehe aufrecht und hüftbreit. Dein Gewicht ruht auf deinem rechten Bein. Die linke Ferse ist zum Po gezogen. Ziehe mit der linken Hand den Fuß nach hinten.

Ausatmen

Ziehe den Fuß weiter vom Körper weg, bis der linke Oberschenkel nahezu waagerecht steht. Strecke den rechten Arm nach vorne. Der Kopf steht in Verlängerung der Wirbelsäule.

Atme in die Dehnung. Verweile für 8 Atemzüge, bevor du die Seite wechselst.

5

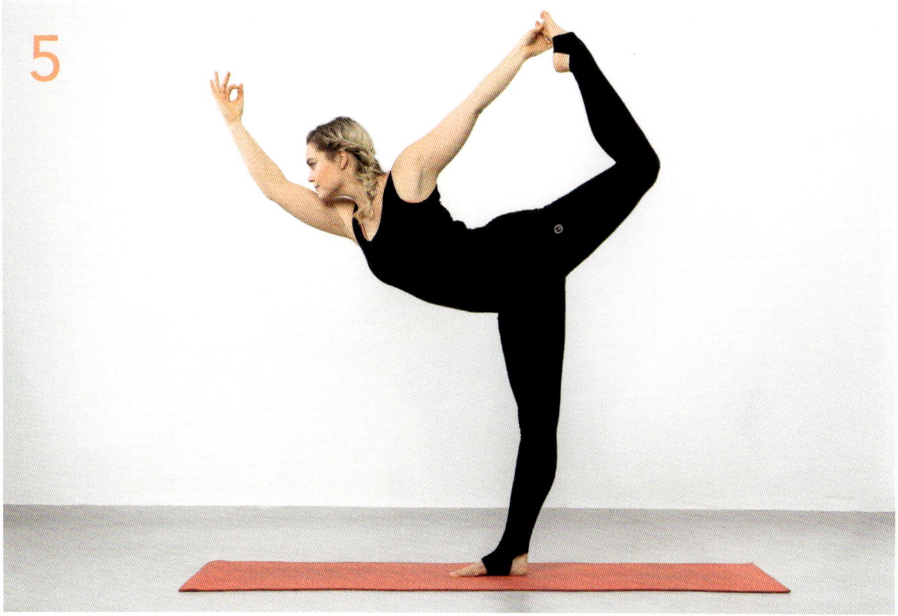

KRÄHE *(Bakasana)*

Ausatmen

Komme in eine Hocke mit aufgestellten Füßen. Stelle deine Hände auf die Matte, sodass sie direkt vor deinen Füßen sind.

Einatmen

Hebe deine Fersen an und schiebe deine Knie gegen deine Oberarme, möglichst oben bei den Achseln.

Austamen (Verweilen)

Lasse dich mit dem Gewicht nach vorne fallen, bis du deine Füße vom Boden nehmen kannst. Deine Fußzehen berühren sich.

Verweile 4 tiefe Atemzüge.

6

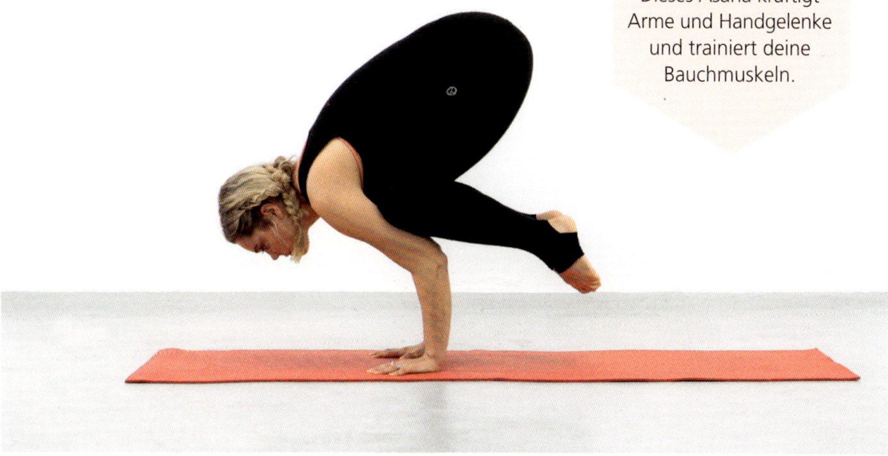

BENEFIT

Dieses Asana kräftigt Arme und Handgelenke und trainiert deine Bauchmuskeln.

GEDREHTE KOPF-KNIE-HALTUNG *(Parivrtta Janu Sirsasana)*

7

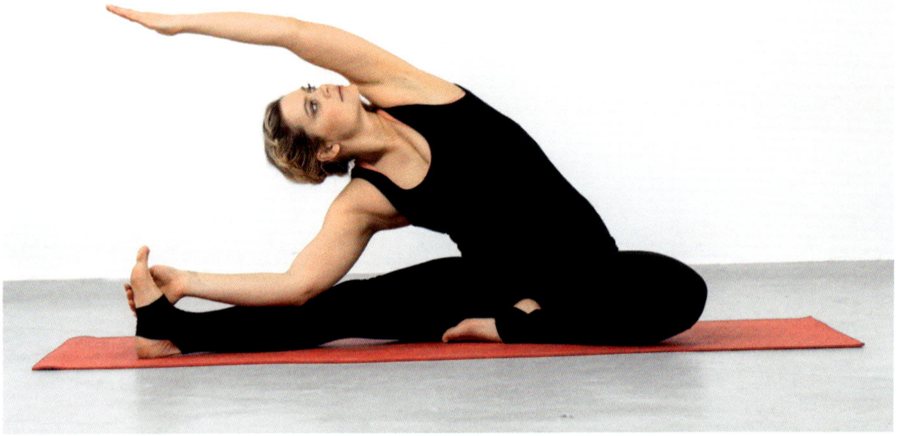

Setze dich aufrecht seitlich auf deine Matte. Winkle dein linkes Bein an.

Einatmen

Führe deine Arme nach oben und mache dich lang.

Ausatmen

Beuge dich seitlich zu deinem rechten Fuß.

Einatmen/Ausatmen

Richte deine linke Schulter aus, sodass du deine linke Seite leicht aufdrehst. Beim Einatmen löst du die Position etwas, beim Ausatmen begibst du dich tiefer in die Dehnung.

Verweile für 4 Atemzüge.

FISCH *(Matsyanasa)*

8

BENEFIT

Der Fisch fördert die Atmung, öffnet die Brust, Rücken und Nacken werden gestärkt.

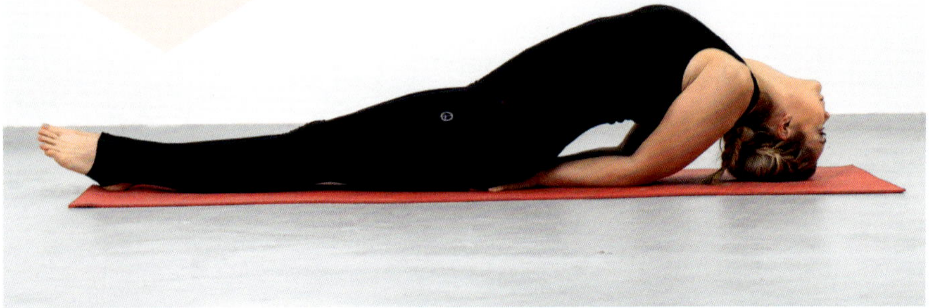

Einatmen

Lege dich auf den Rücken.

Hebe deinen Oberkörper leicht an und bringe die Unterarme unter deinem Rücken zusammen.

Deine Handinnenflächen zeigen zum Boden.

Ausatmen (Verweilen)

Lege deine Hinterkopf auf der Matte ab, sodass dein Herz den höchsten Punkt deines Körpers darstellt.

Verweile in dieser Haltung für 8 Atemzüge.

DEINE AUFGABE FÜR DEN ALLTAG: DIE SAUERSTOFFFLASCHE

Mit jedem Atemzug haben wir die Chance, unseren Körper mit frischem Sauerstoff zu füllen. Ich gönne mir mehrmals am Tag die volle Dosis und atme bis in die Lungenspitzen. Wenn es möglich ist, nehme ich die Arme dazu und bringe sie beim Einatmen über die Seite über den Kopf, die Handinnenflächen berühren sich dabei. Beim Ausatmen wieder zurück. Schon nach wenigen Wiederholungen fühle ich mich wacher. Wenn man dazu seufzt, hat es eine ganz besonders befreiende Wirkung. Es ist eine wunderbare Methode, die Lungen zu dehnen, und außerdem entspannt es herrlich.

Leichtigkeit kannst du auch gewinnen, indem du hin und wieder – einmal in der Woche – eine Mahlzeit ausfallen lässt. Das kann am Anfang Irritationen auslösen, doch nach fünf, sechs Mal hat sich der Körper daran gewöhnt. Ich verschiebe manchmal mein Frühstück auf den Mittag. Das fällt mir leicht, wohingegen ich mein Abendessen nur schwer ausfallen lassen kann, denn dann wache ich nachts auf, weil mein Magen so laut knurrt. Außerdem halte ich prinzipiell keine Diät. Meine Diät ist der Sport, und der macht mich glücklich wie Schokolade oder sogar noch ein bisschen mehr.

Wie erreichst du für dich Leichtigkeit? Gute Musik? Singen? Deine Katze streicheln? In die Sauna gehen? Notiere, was dir hilft, wenn du mal wieder eine Extra-Dosis Luft brauchst. Und vergiss das Seufzen nicht! Es wirkt Wunder!

WECHSELATMUNG

- Setze dich aufrecht und bequem hin, atme einmal ein und einmal aus.
- Verschließe mit deinem rechten Daumen dein rechtes Nasenloch und atme durch deine linke Nasenhälfte ein.
- Verschließe mit dem Ringfinger dein linkes Nasenloch und atme durch dein rechtes vollständig aus.
- Durch dein rechtes Nasenloch atmest du wieder ein und wechselst dann: Atme durch die linke Nasenseite wieder aus.
- Wiederhole das 10–30 Mal und beende die Wechselatmung mit einem Ausatmen links.

WAS SIND DEINE SAUERSTOFFFLASCHEN?

____

____

____

____

____

____

LIEBE

Von meinem Küchenfenster aus habe ich freie Sicht auf einen Sportplatz. Häufig wird Fußball gespielt, aber es liegt nicht an den leicht bekleideten Jungs, die über den Rasen flitzen, dass ich so gern Zaungast bin. Es ist der Spirit und die Begeisterung der Spieler. Die Jungs, manchmal auch Mädels, brennen für ihr Spiel, für ihr Team und für sich selbst. Und ich verstehe sie so gut. Dieses Gefühl der Leidenschaft für den Sport ist mit dem fünften Element, das ich in diesem Buch beschreibe, verbunden.

DAUER:
30 Minuten

ZIEL:
Verbundenheit zum Partner

BENEFIT:
gegenseitiges Vertrauen

BURN — BALANCE

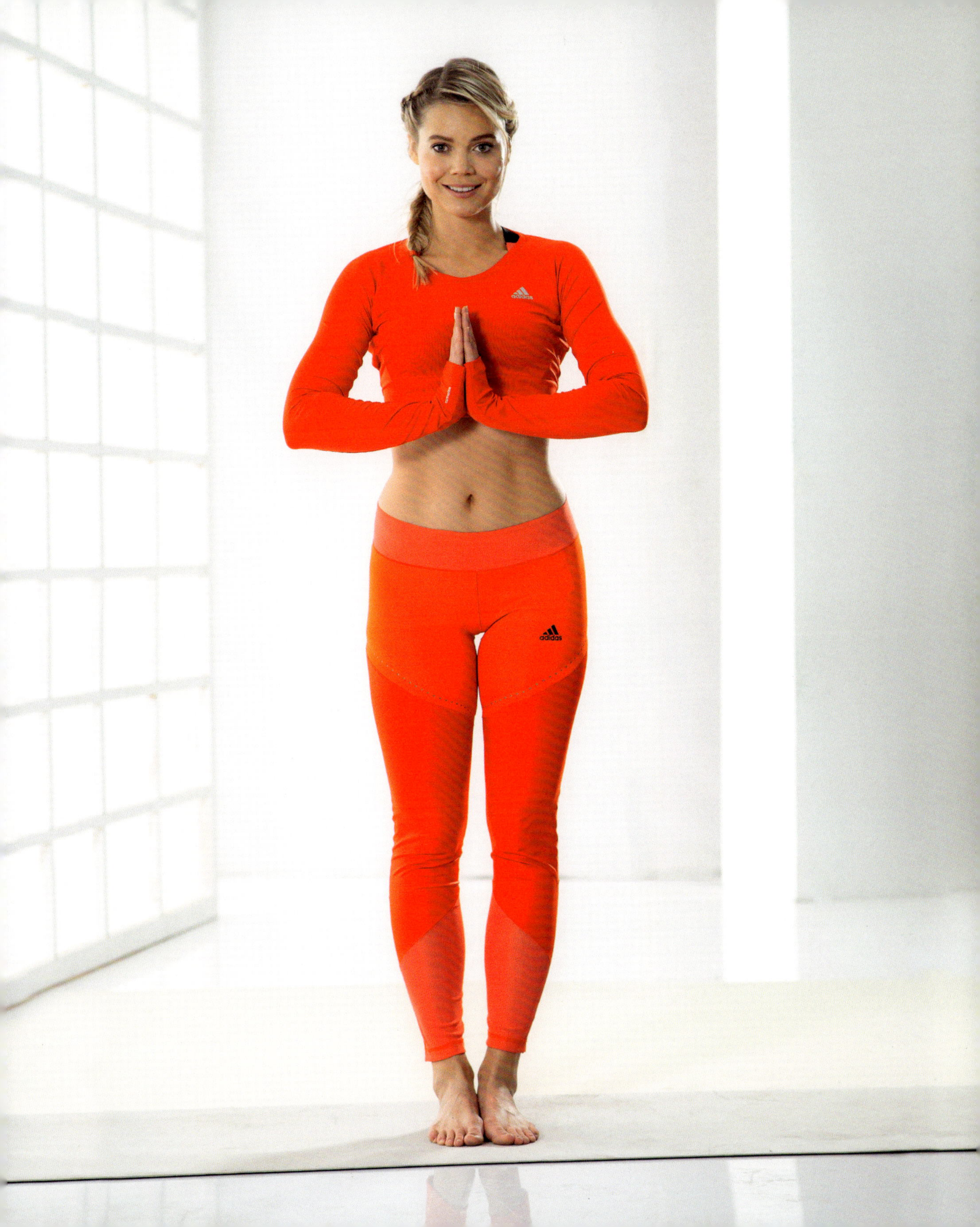

LIEBE

Für mich persönlich das wichtigste und fünfte Element von „Burning Balance": die Liebe!

Ich habe mir schon oft die Frage gestellt: Was möchte ich eigentlich? Was sind meine Ziele im Leben? Wenn man die Fragen immer weiterführt, kommt man stets zur selben Antwort, und zwar, dass man glücklich sein möchte.

»Glückseligkeit bedeutet lieben und geliebt zu werden.«

Wen liebst du? Was liebst du? So ganz still und heimlich? Dein Sofa? Deinen Kater? Gebrannte Mandeln? Weil du diese Dinge liebst, lieben andere dich. Und zwar nicht, weil sie perfekt sind, sondern weil sie liebenswert sind.

Verbundenheit ist Zusammenhalt. Gerade wenn man im Team Sport macht, schweißt man ja regelrecht zusammen und wird zu einer Einheit. Man kämpft für ein gemeinsames Ziel und möchte entweder gewinnen oder einfach nur Spaß haben. Auch das ist eine Form von Liebe. Genauso wenn ich an der Isar jogge und mich mit der Stadt und der Natur eins fühle. Erst recht, wenn ich zu zweit oder mit mehreren unterwegs bin. Dann spüre ich es ganz intensiv: Ich liebe das Leben!

Hast du Lust auf ein Doppel? Dann schnapp dir deine beste Freundin oder deinen besten Freund, deinen Mann, deinen Partner, deine Frau, deine Mutter oder mit wem auch immer du in „Burning Balance" kommen möchtest. Diese Herausforderung wird euch noch näher zusammenbringen, denn ihr habt zusammen etwas geschafft und euch einander vertraut und gegenseitig unterstützt. Vielleicht könnt ihr dabei sogar ein Stück weit über euch hinauswachsen. Zu zweit klappt vieles besser und macht doppelt so viel Spaß.

Jetzt trägst du die fünf Elemente von „Burning Balance" in dir, und was auch immer geschieht: Du wirst in deinem Leben die richtigen Häkchen setzen!

Motivation lässt dich loslegen.

Klarheit zeigt dir dein Ziel.

Gewohnheit lässt dich weitermachen.

Leichtigkeit sorgt für den Spaß.

und die Liebe verbindet.

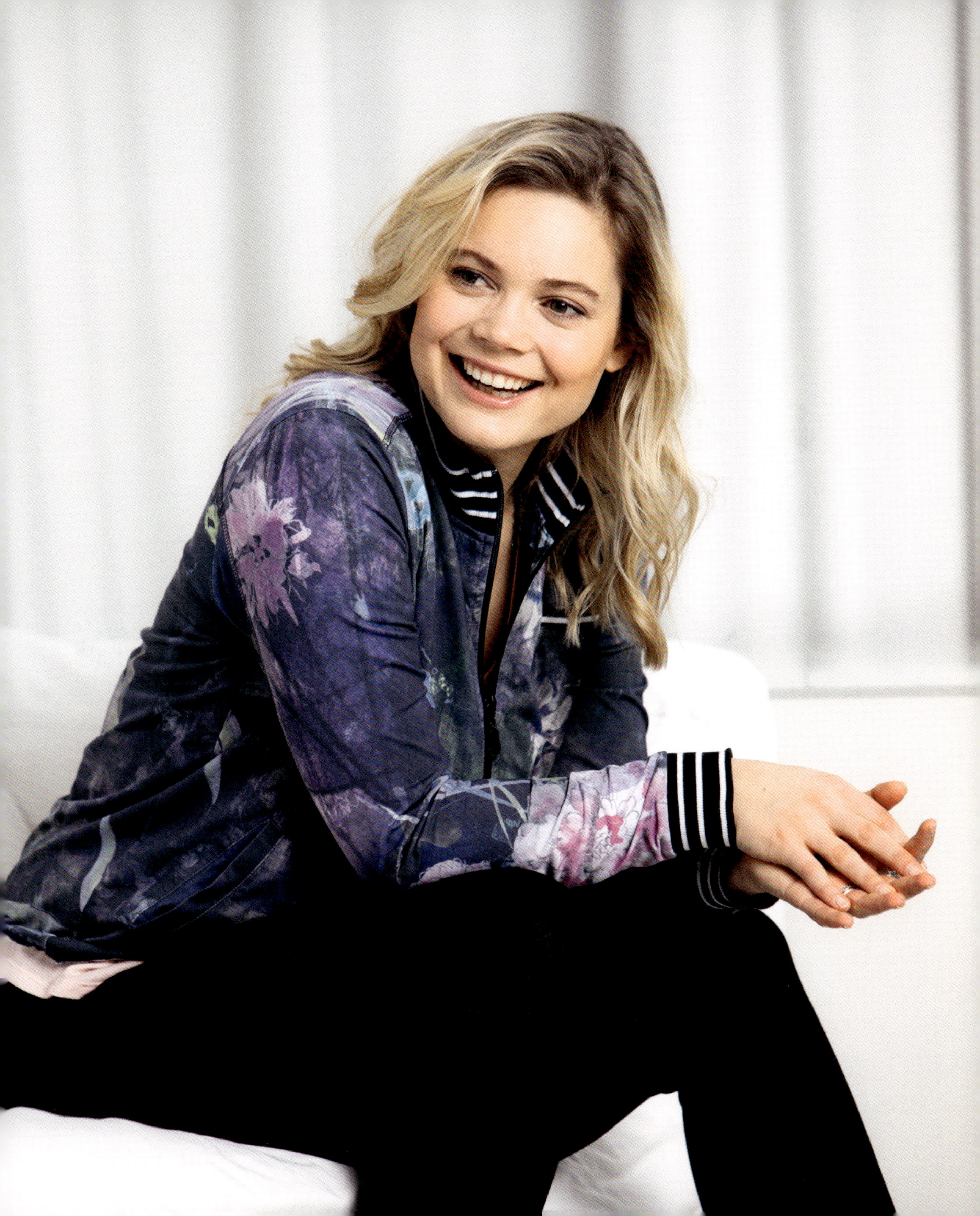

HIGH INTENSITY WORKOUT – ELEMENT LIEBE

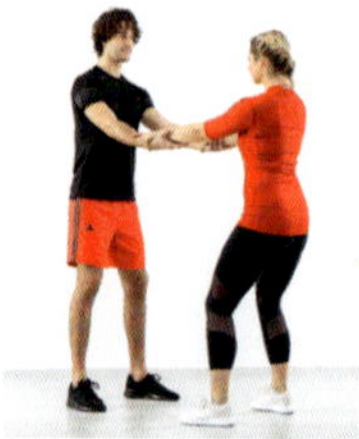

Dynamische Kniebeuge

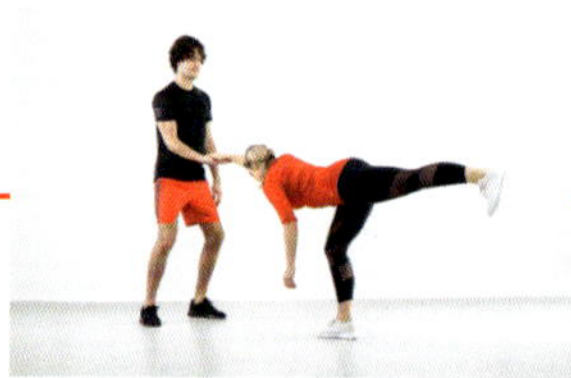

Standwaage mit Abklatschen

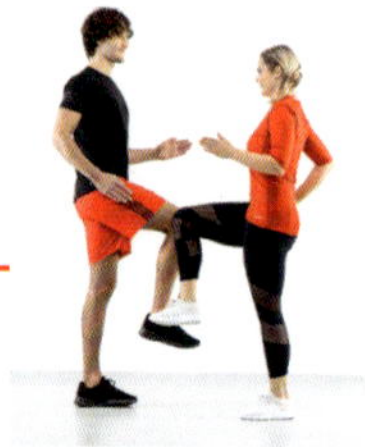

Kniedrücken im Einbeinstand

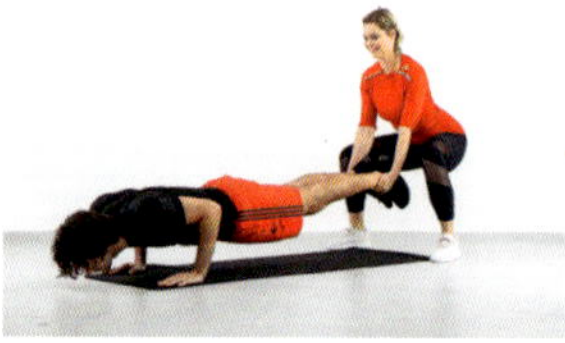

Kniebeuge- und Liegestütz-Kombi

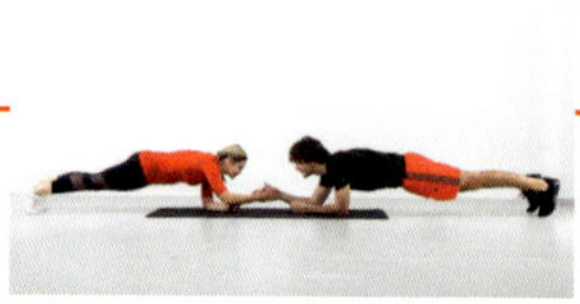

Frontstütz mit Abklatschen

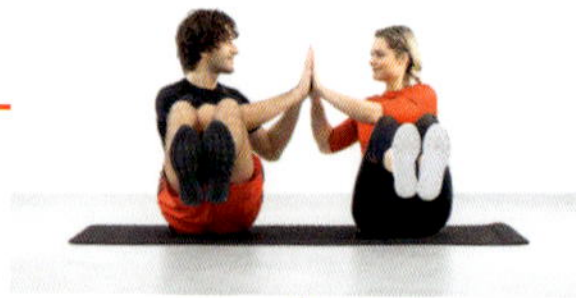

Russian Twist mit Abklatschen

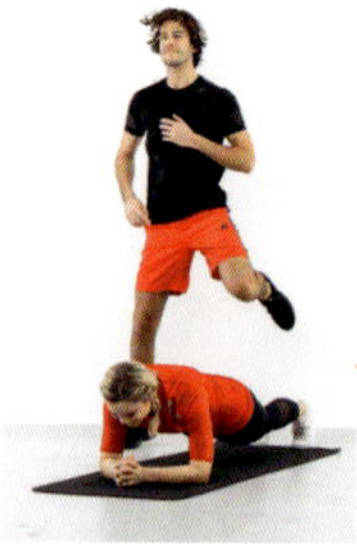

Unterarmstütz und Seithops

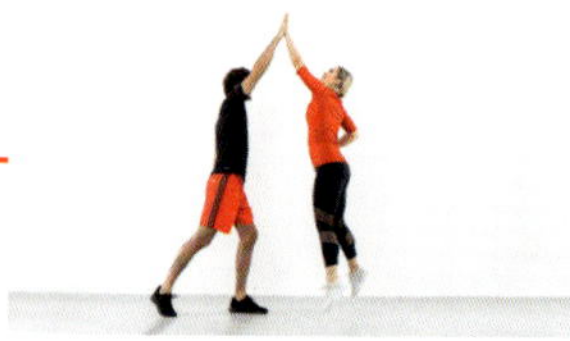

Reaktionsspiel

YOGA FLOW – ELEMENT LIEBE

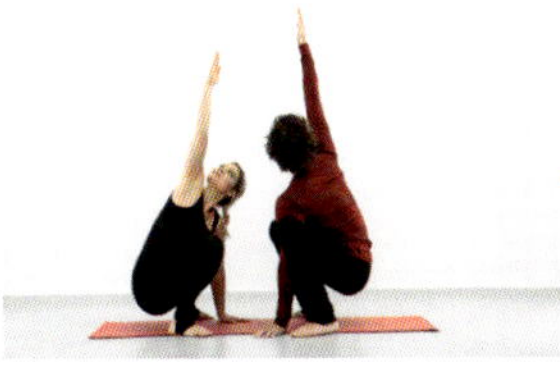

E: Hocke

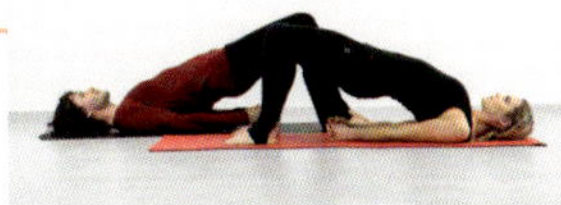

A: Schulterbrücke

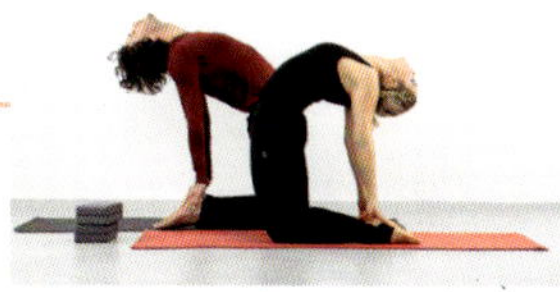

E: Kamel

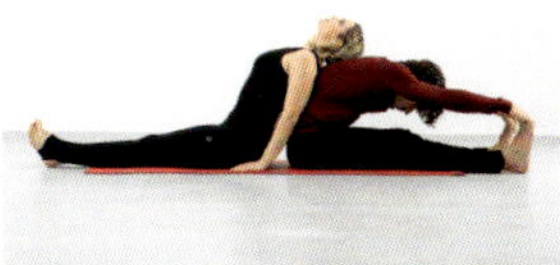

A: Zange

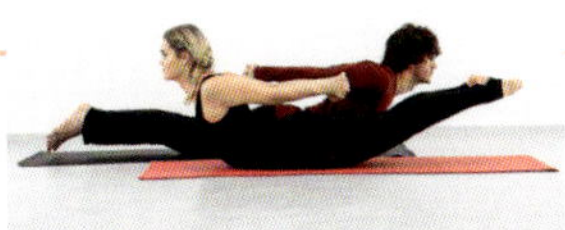

E: Heuschrecke

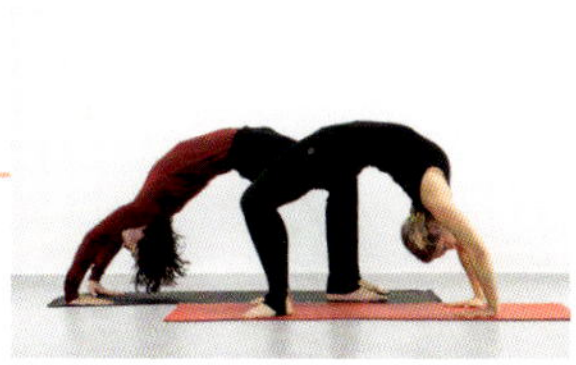

A: Bogen

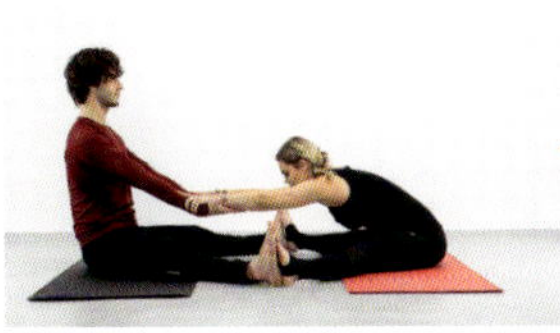

E: Sitzende Winkelhaltung zueinander

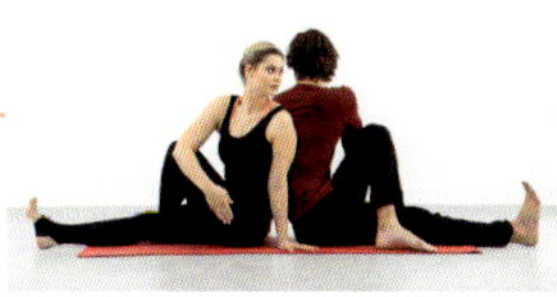

E: Halber Drehsitz

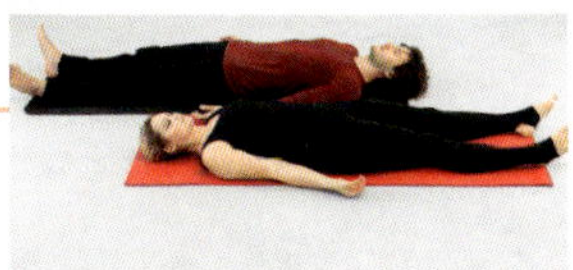

E: Shavasana

Dieses Asana beginnt mit
A = Ausatmen
E = Einatmen

Hier wird die erste Atmung des Asanas angegeben. Zwischenatmungen sind erlaubt. Vorausgehende Atmungen beziehen sich auf die Ausgangsposition.

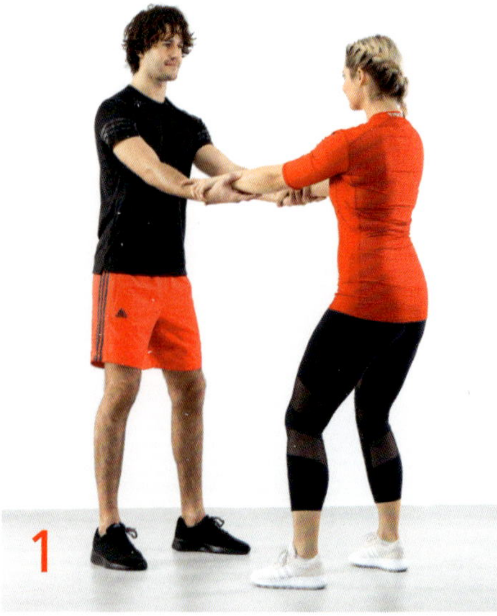

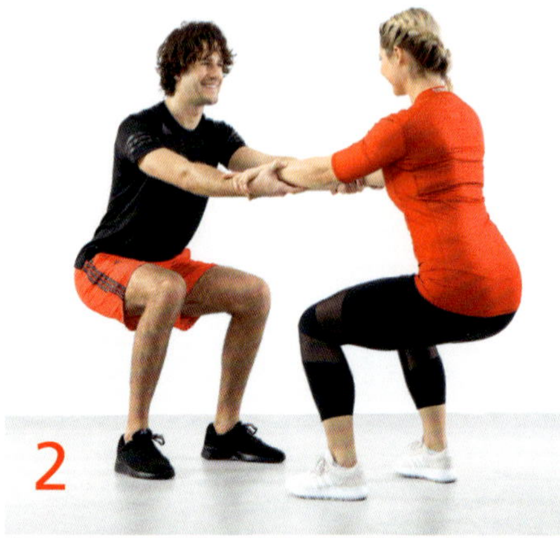

DYNAMISCHE KNIEBEUGE

AUSGANGSPOSITION

Stellt euch aufrecht, etwa hüftbreit und ungefähr eine Armlänge entfernt gegenüber hin.

AUSFÜHRUNG

- Greift um die Handgelenke des Partners. Der Rücken ist dabei gerade und aufrecht (1).
- Senkt euren Po bis auf Kniehöhe ab. Eure Knie sind dabei in einem etwa 90-Grad-Winkel gebeugt (2).
- Drückt euch mithilfe eurer Beine fest vom Boden ab und kehrt auf diese Weise mit einer dynamischen Bewegung in die Ausgangsposition zurück (1).
- Führt 10 Wiederholungen in jeweils 2 Runden aus.

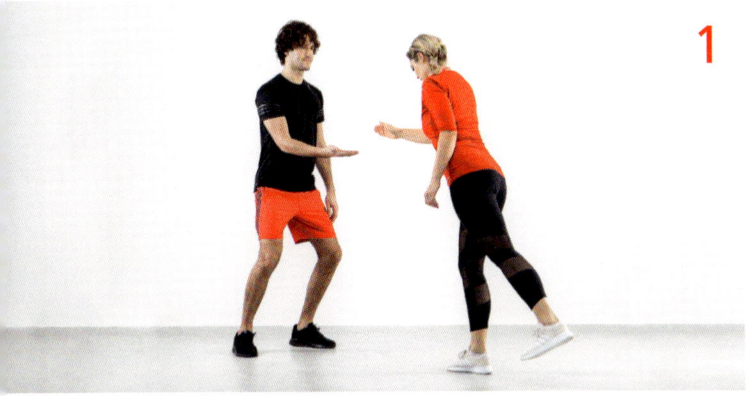

1

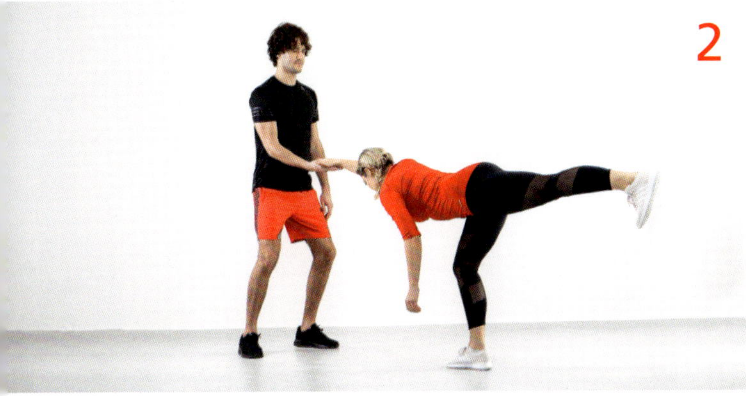

2

STANDWAAGE MIT ABKLATSCHEN

AUSGANGSPOSITION

Stellt euch aufrecht, etwa hüftbreit und ungefähr zwei Armlängen entfernt gegenüber hin (1).

AUSFÜHRUNG

- **Partner 1:** Zieh deine linke Ferse nach hinten oben. Dein Oberkörper kommt auf diese Weise in die waagerechte Haltung. Dein linkes Bein geht nach oben, das rechte Standbein bleibt jedoch stabil. Geh aber nur so weit runter, wie du noch das Gleichgewicht halten kannst. Strecke den rechten Arm nach vorne aus und klatsch dich mit Partner 2 einmal ab (2).
- **Partner 1:** Richte dich nun langsam wieder auf.
- Führt 10 Wiederholungen aus und wechselt zuerst das Bein und dann die Rollen.

BENEFIT

Mit der Standwaage übt ihr euch gleichzeitig in Geduld und in Balance.

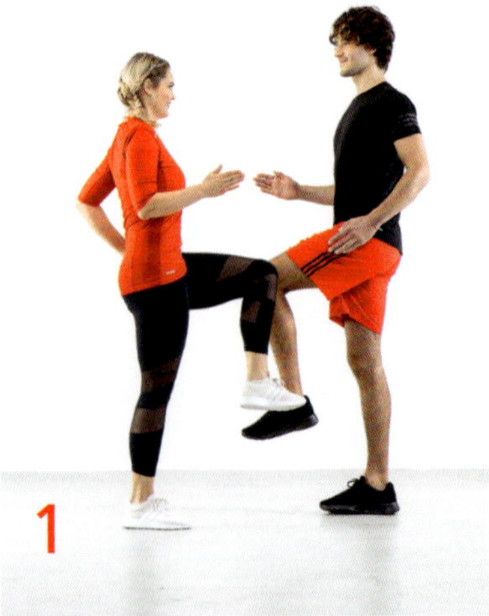

KNIEDRÜCKEN IM EINBEINSTAND

AUSGANGSPOSITION

Stellt euch aufrecht, etwa hüftbreit versetzt voneinander hin und ungefähr eine Armlänge auseinander. Eure rechten Schultern stehen sich gegenüber.

AUSFÜHRUNG

- Hebt beide jeweils das linke Bein an. Eure Knie sind beide im etwa 90-Grad-Winkel gebeugt.
- Drückt nun gegen das Bein des jeweils anderen für etwa 5 Sekunden. Euer Standbein bildet dabei jeweils eine möglichst gerade Linie mit Sprunggelenk, Knie und Hüfte. Euer Oberkörper ist jeweils aufgerichtet (1).
- Führt 10 Wiederholungen aus und wechselt dann die Seite.

1

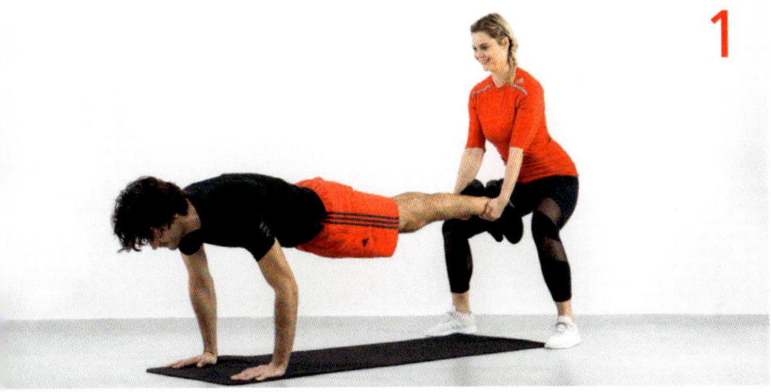

2

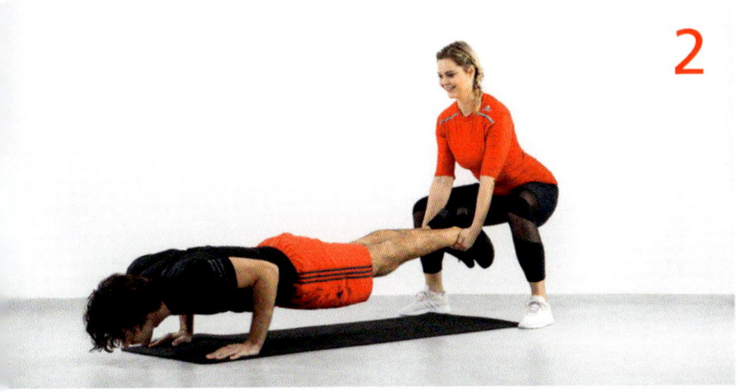

KNIEBEUGE- UND LIEGESTÜTZ-KOMBI

AUSGANGSPOSITION

Partner 1: Geh in die Squatposition: die Beine stehen etwa hüftbreit auseinander und sind leicht gebeugt. Der Rücken bleibt dabei gerade.

Partner 2: Nimm die Liegestützposition ein. Spanne dabei den Rumpf und Po an.

AUSFÜHRUNG

- **Partner 1:** Mit beiden Händen die Beine des Partners umfassen und halten (1).
- **Partner 1 + 2:** Geht gemeinsam und kontrolliert nach unten (2). Kehrt danach zügig in die Ausgangsposition zurück (1).
- Führt 10 Wiederholungen in jeweils 2 Runden aus.

1

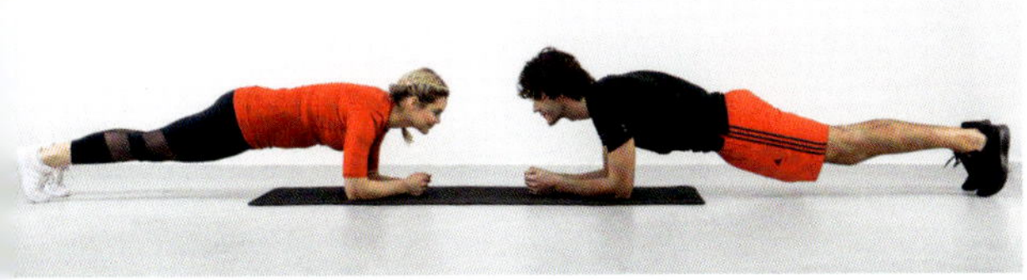

2

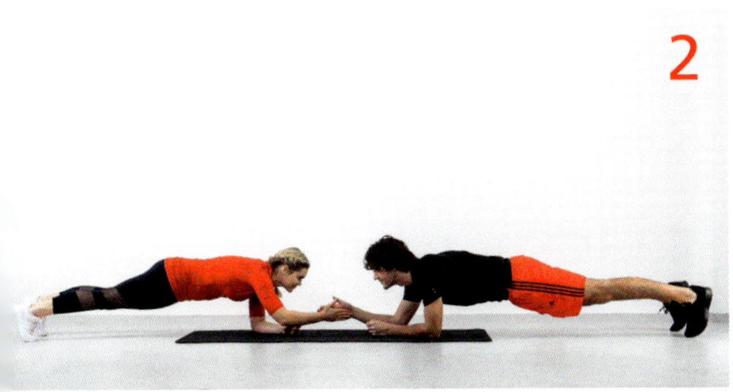

FRONTSTÜTZ MIT ABKLATSCHEN

AUSGANGSPOSITION

Nehmt frontal zueinander die Liegestützposition ein. Die Beine sind jeweils hüftbreit auseinander und die Hände unter den Schultern positioniert (1).

AUSFÜHRUNG

- Hebt beide jeweils euren rechten Arm und klatscht euch diagonal vor dem Oberkörper ab. Den Rumpf dabei stabil halten und Po und Bauch anspannen (2).
- Führt 10 Wiederholungen in jeweils 2 Runden aus.

BENEFIT

Der Frontstütz trainiert optimal euren Rumpf, Po sowie auch Schultern und Arme.

RUSSIAN TWIST MIT ABKLATSCHEN

AUSGANGSPOSITION

Setzt euch nebeneinander auf die Matte, mit ungefähr einer Armlänge Abstand voneinander. Winkelt eure Beine an und hebt sie vom Boden ab. Der Oberkörper und die Blickrichtung sind jeweils nach rechts gerichtet (1).

AUSFÜHRUNG

- **Partner 1**: Drehe deinen Oberkörper nach links in die Mitte und klatsche in die Handflächen von Partner 2 ein (2).
- **Partner 2:** Drehe dich nun nach links (3) und wieder zurück in die Mitte. Ihr klatscht erneut ein und dann wiederholt ihr das Ganze (2).
- Führt 10 Wiederholungen in jeweils 2 Runden aus.

BENEFIT

Der Russian Twist kräftigt und trainiert eure Rumpfmuskulatur.

1

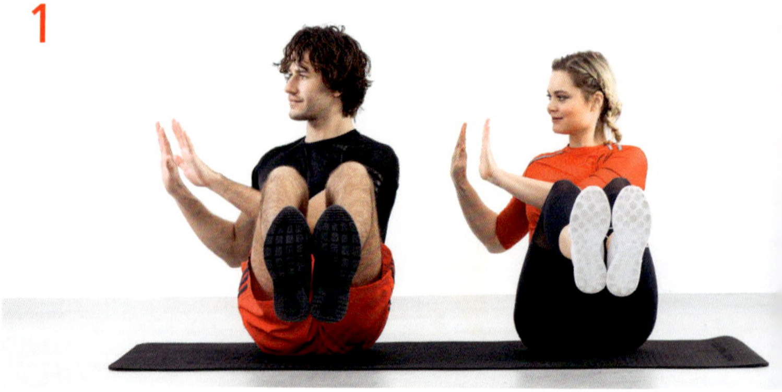

2

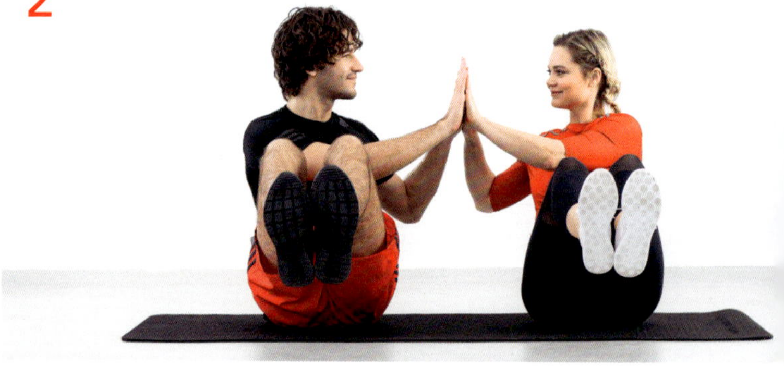

3

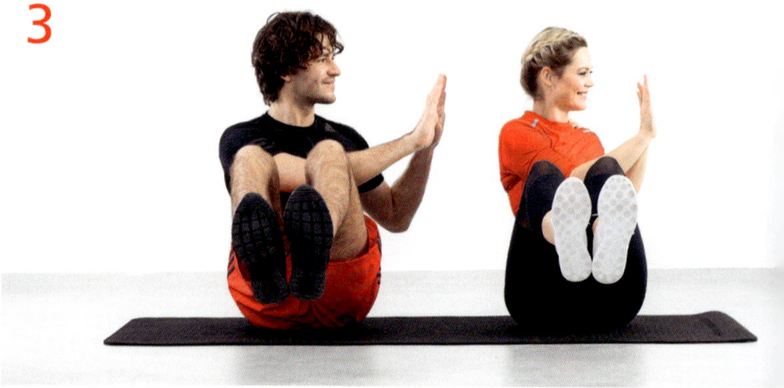

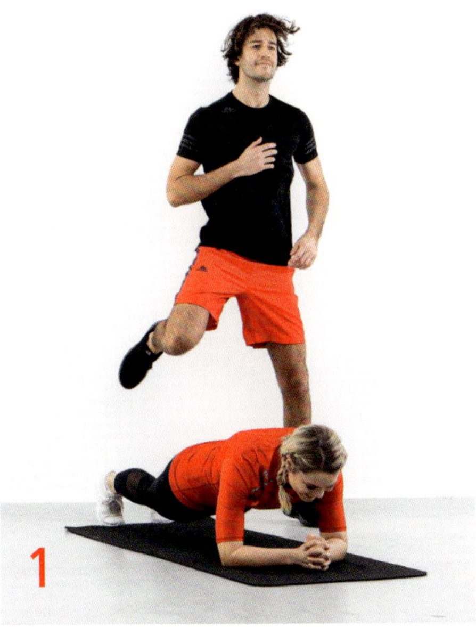

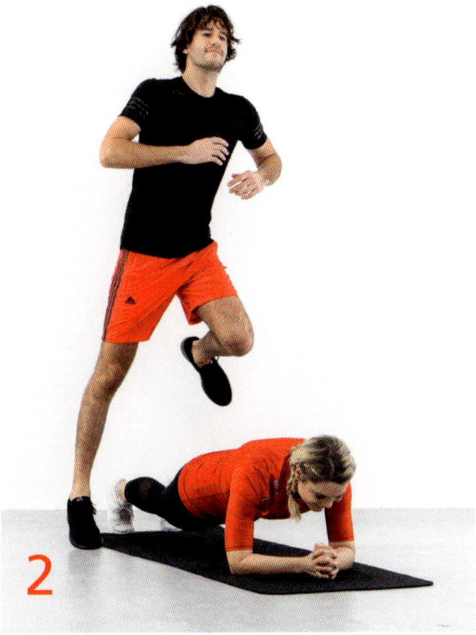

UNTERARMSTÜTZ UND SEITHOPS

AUSGANGSPOSITION

- **Partner 1:** Gehe in die Plank-Position. Platziere deine Ellenbogen unter deinen Schultern und spanne Po, Bauch und Beine dabei an.
- **Partner 2:** Stelle dich parallel zu Partner 1, etwa auf seiner Kniehöhe hin und nimm dieselbe Blickrichtung ein.

AUSFÜHRUNG

- **Partner 1:** Halte die Plank-Position und bewahre durchgängig deine Körperspannung (1, 2).
- **Partner 2:** Führe schnelle und kräftige „Seithops" aus: Stoße dich mit dem äußeren Bein kräftig vom Boden ab (1) und springe über Partner 1 auf die andere Seite (2) und wieder zurück (1), ohne eine Pause einzulegen.
- Deine Arme bewegen sich dynamisch mit dem Körper mit. Dein Oberkörper ist aufrecht.
- Führt 30 Sekunden in jeweils zwei Sätze aus und tauscht dann die Rollen.

REAKTIONSSPIEL

AUSGANGSPOSITION

Stellt euch voreinander aufrecht hin und geht in eine leichte Kniebeuge.

AUSFÜHRUNG

- Einer zeigt, einer folgt – es geht darum, die Bewegungen des anderen nachzumachen und die jeweils beliebig positionierte Hand des anderen abzuklatschen (1, 2, 3).
- Je schneller, desto besser! Probiert´s aus: Ihr braucht dazu nur zwei Hände.
- Eine Hand rechts, dann links, dann oben, unten, oder vorne, hinten. Alles ist erlaubt!

1

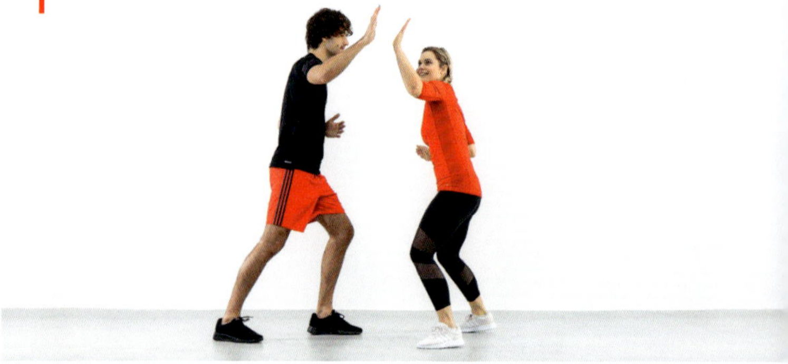

2

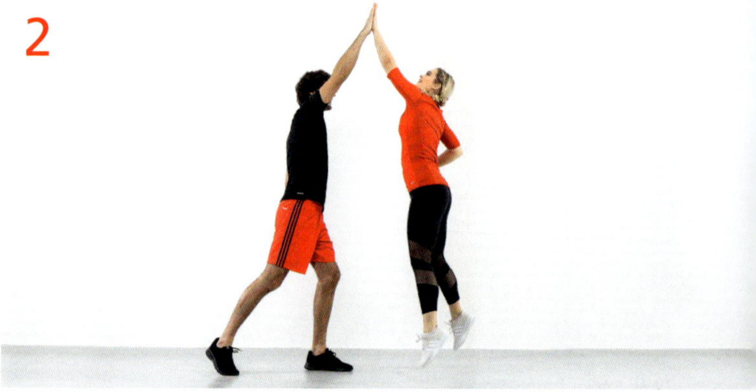

3

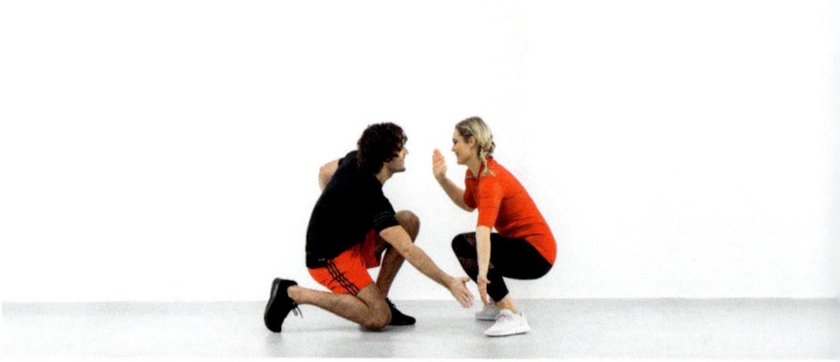

BENEFIT

Dieses Spielt schult nicht nur eure Reaktionsgeschwindigkeiten sondern macht auch enormen Spaß!

HIT

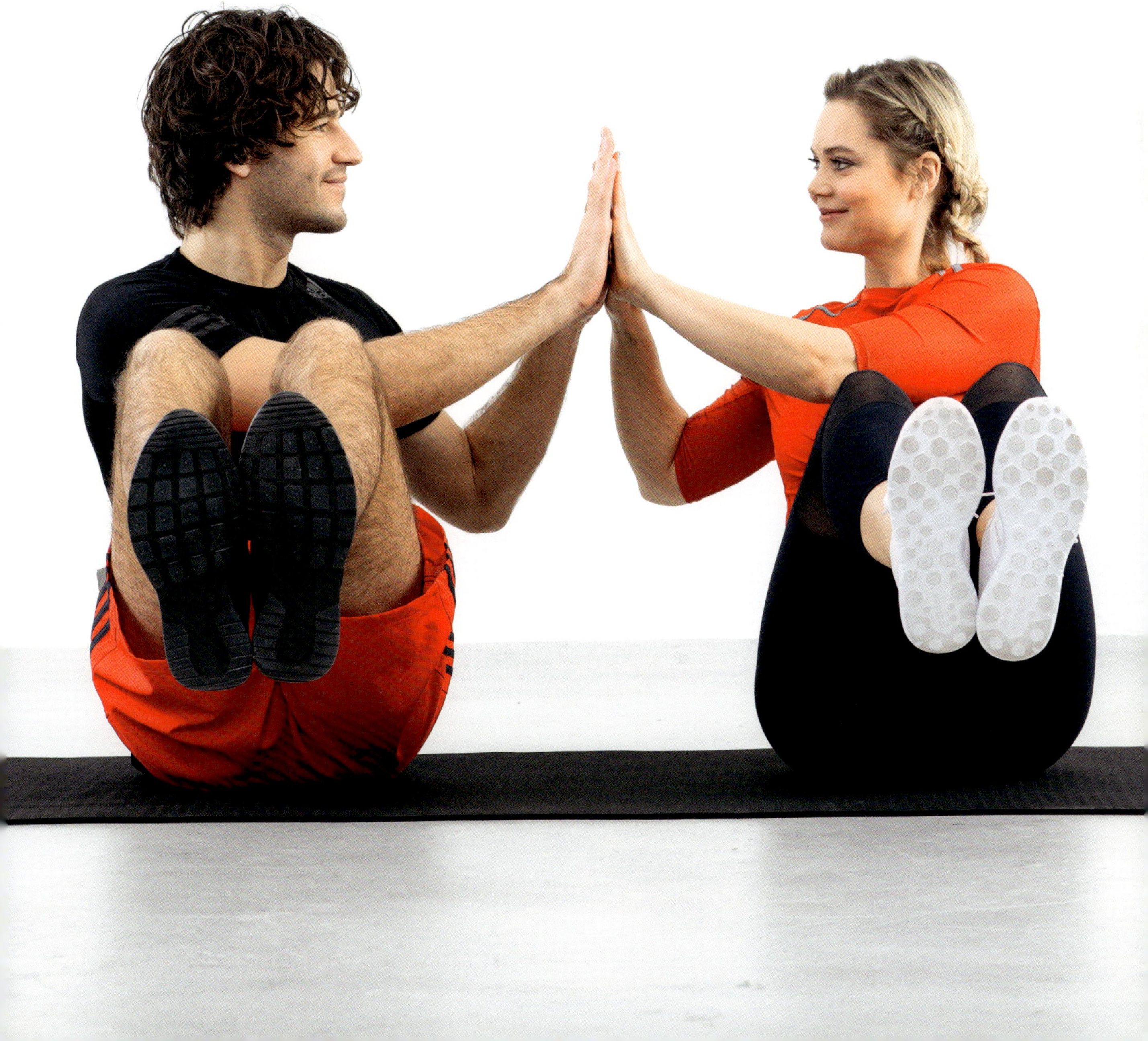

HOCKE – VARIATION BRUST ÖFFNEN *(Malasana)*

1

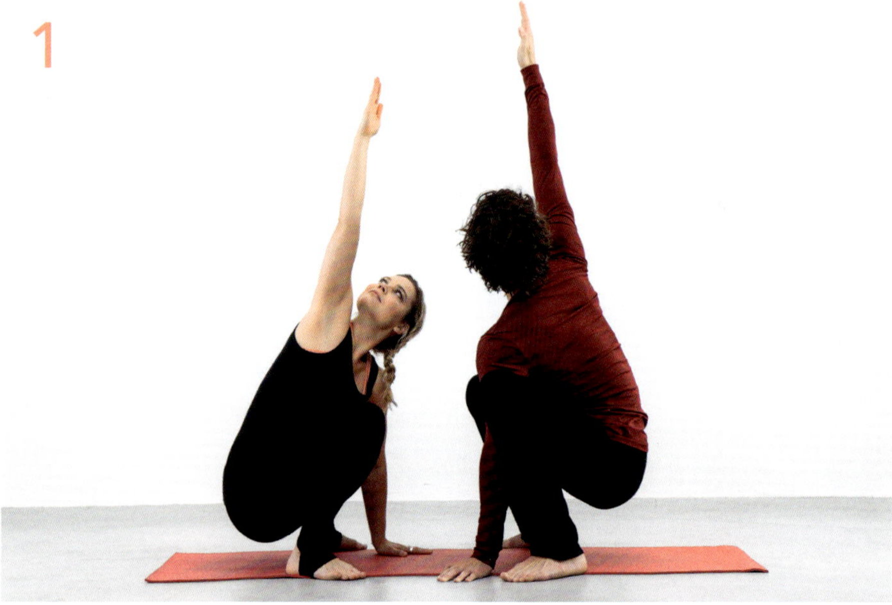

Einatmen

Stellt euch etwas breiter als hüftbreit nebeneinander oder zueinander auf.

Ausatmen

Geht mit dem Gesäß, so tief es geht, nach unten.

Faltet dabei die Hände vor der Brust zusammen und drückt eure Knie mit den Ellbogen auseinander.

Einatmen

Macht euren Rücken lang.

Ausatmen

Legt die Hände auf die Matte, die Finger sind dabei gespreizt.

Einatmen

Der rechte Arm öffnet sich nach hinten oben.

Ausatmen (Verweilen)

Die Schultern tief ziehen und den Nacken entspannen.

Nehmt 4 tiefe Atemzüge, bevor ihr die Seite wechselt.

BENEFIT

Die Hocke erhöht eure Hüftbeweglichkeit und kräftigt zugleich auch die Bauchmuskulatur. Zudem dehnt sie auch eure Leiste und die Rückenmuskulatur.

SCHULTERBRÜCKE *(Setu Bandha Sarvangasana)*

Legt euch auf den Rücken, die Arme liegen nah neben dem Körper. Die Handinnenflächen zeigen nach unten.

Einatmen

Stellt die Füße an das Gesäß und hebt das Becken an. Die Schultern bilden eine gerade Linie. Faltet die Hände unter dem Rücken und zieht die Schultern zusammen.

Ausatmen (Verweilen)

Das Gewicht liegt auf den Füßen.

Haltet diese Position für 8 Atemzüge.

2

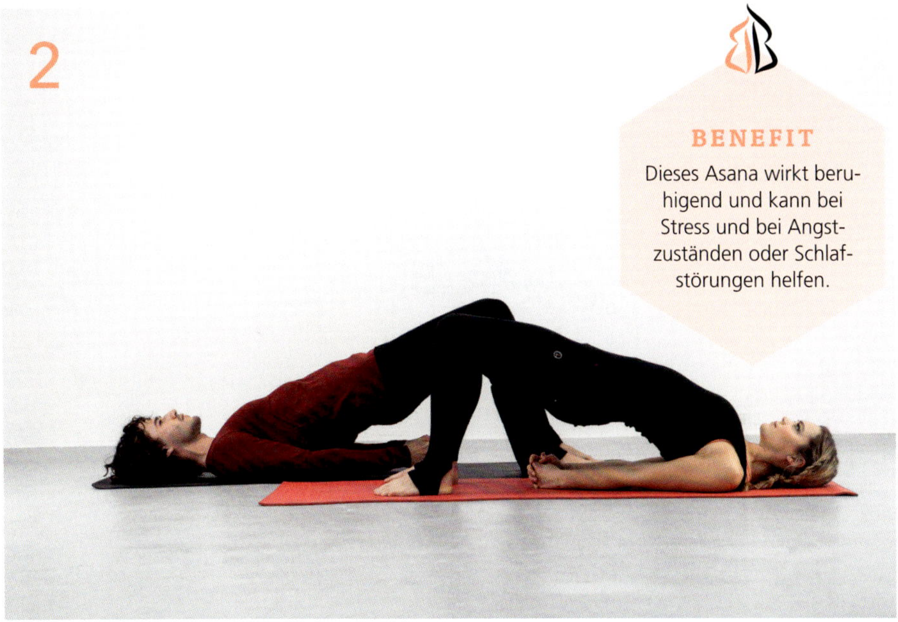

BENEFIT

Dieses Asana wirkt beruhigend und kann bei Stress und bei Angstzuständen oder Schlafstörungen helfen.

KAMEL *(Ushtrasana)*

Einatmen

Kniet euch hüftbreit auf die Matte. Greift erst mit der linken, dann mit der rechten Hand an die Fersen. Der Oberkörper ist gewölbt, und der Brustkorb öffnet sich. Lehnt euch nach hinten.

Ausatmen (Verweilen)

Schiebt eure Hüften leicht nach vorne, sodass sich die Oberschenkel in einer senkrechten Haltung befinden. Spannt euren Oberkörper wie einen Bogen.

Nehmt 4 tiefe Atemzüge, bevor ihr langsam und vorsichtig in die Gegenbewegung die Kindshaltung kommt (siehe Seite 54).

3

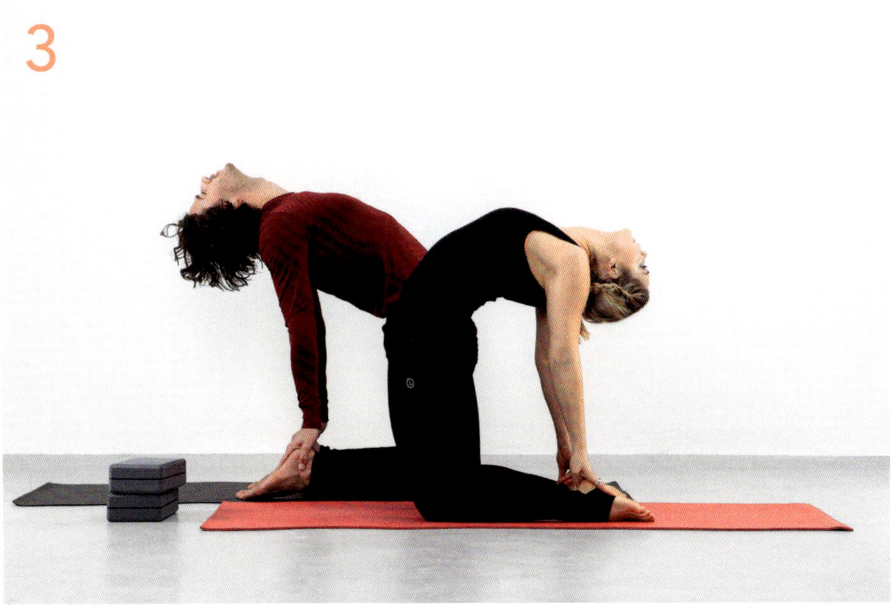

ZANGE/VORBEUGE IM SITZEN *(Pashchimottanasana)*

4

BENEFIT

Die Zange stimuliert die inneren Organe wie Leber, Nieren, Eierstöcke, Gebärmutter.

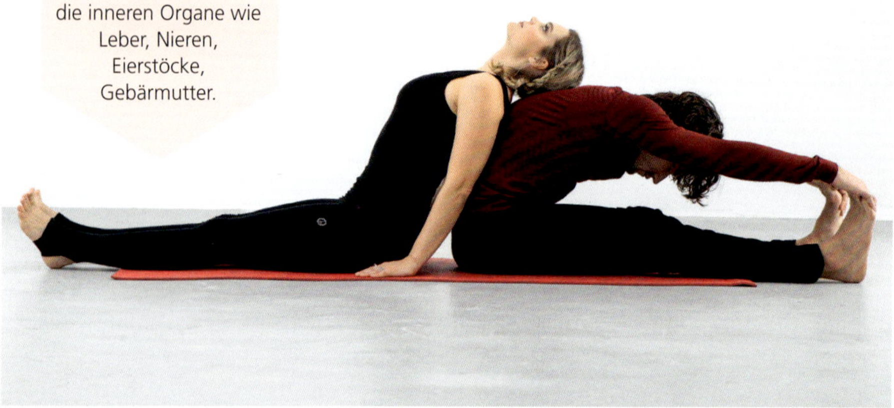

Setzt euch mit eurem Rücken aneinander und nehmt den Stocksitz ein.

Einatmen

Nehmt eure Arme nach oben.

Ausatmen

Partner 1: Beuge dich nach vorne.

Partner 2: Unterstütze die Vorbeuge des anderen, indem du dich auf dem Rücken des anderen nach hinten lehnst. Dein Rücken wird dabei lang. Die Beine bleiben dabei auf dem Boden abgelegt.

Verweilt für 4 Atemzüge.

HEUSCHRECKE *(Shalabhasana)*

5

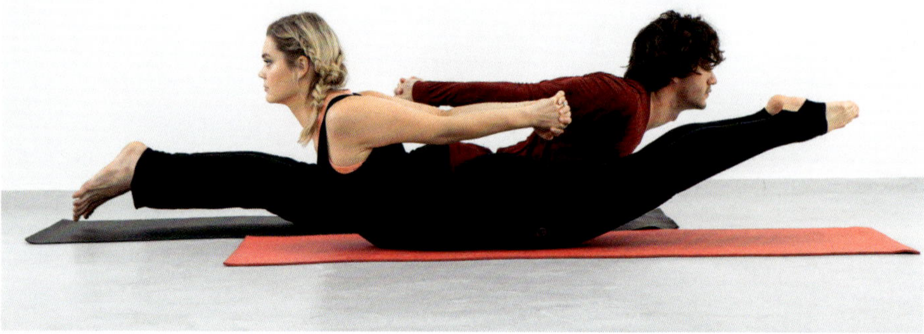

Legt euch auf den Bauch. Die Arme befinden sich locker neben dem Körper.

Einatmen

Kopf, Schultergürtel, Arme und Beine anheben.

Greift hinter eurem Rücken jeweils die Hände ineinander und baut so Spannung im Rücken auf.

Ausatmen

Streckt eure Zehen- und Fingerspitzen.

Der Körper ruht nur noch auf Becken und Bauch.

Verweilt in dieser Position für 8 Atemzüge.

BOGEN *(Dhanurasana)*

6

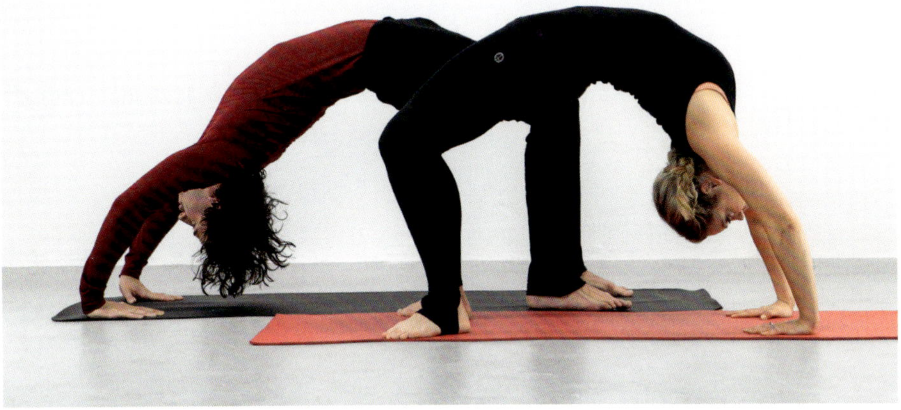

Legt euch auf den Rücken.

Stellt eure Füße etwa eine Fußlänge hinter eurem Gesäß auf.

Kommt mit den Händen neben die Ohren, so dass eure Handinnenflächen neben den Ohren auf der Matte liegen.

Einatmen

Baut Spannung in eurem Rücken auf, wie ein Bogen, der sich spannt.

Hebt eure Oberschenkel sowie Kopf und Brust von der Matte an.

Ausatmen (Verweilen)

Verweilt in dieser Haltung 4 Atemzüge lang.

Nimmt abschließend die Kindshaltung (siehe Seite 54) ein.

BENEFIT

Mit dem Bogen könnt ihr euren Rücken kräftigen, eure Haltung verbessern sowie eure inneren Organe stimulieren.

SITZENDE WINKELHALTUNG *(Upavistha Konasana)*

7

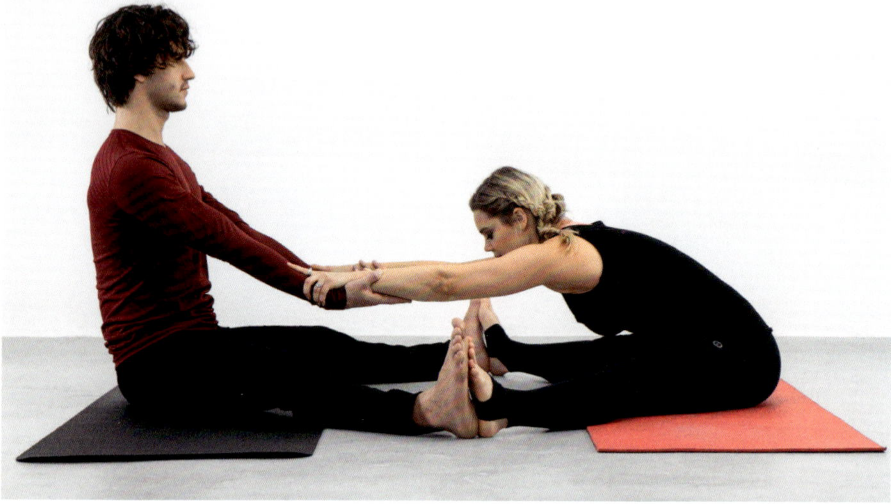

Setzt euch gegenüber und geht in die weite Grätsche. Eure Fußsohlen berühren sich.

Einatmen

Greift gegenseitig eure Handgelenke.

Ausatmen

Partner 1: Beuge dich mit dem Oberkörper nach vorne. Dein Rücken bleibt dabei gerade.

Einatmen

Partner 2: Lehne dich nach hinten. Die Arme sind auf Spannung.

Ausatmen (Verweilen)

Partner 2: Ziehe Partner 1 sanft in die Dehnung.

Haltet diese Position 8 Atemzüge lang und wechselt die Ausführung.

BENEFIT

Die Sitzende Winkelhaltung wirkt beruhigend, kräftigt euren Rücken und entspannt die Leisten.

HALBER DREHSITZ *(Ardha Matsyendrasana)*

8

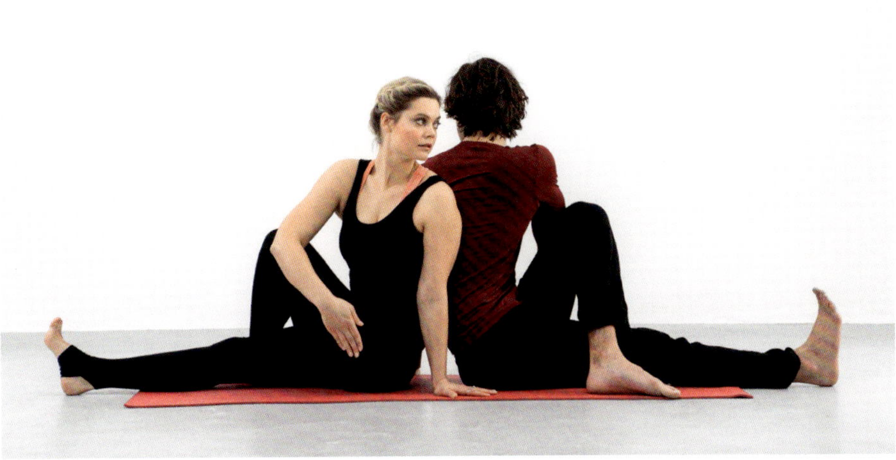

Einatmen

Setzt euch Rücken an Rücken auf die Matte, die Beine sind gestreckt. Richtet den Rücken auf.

Ausatmen

Stellt den linken Fuß über das rechte Knie.

Einatmen

Streckt euren rechten Arm nach oben.

Ausatmen

Führt euren rechten Arm an der linken Außenseite des linken Knies vorbei.

Schiebt euch leicht in die Drehung.

Einatmen

Lasst los.

Ausatmen

Geht tiefer in die Dehnung und verweilt in dieser für 8 Atemzüge, bevor ihr die Seite wechselt.

SHAVASANA GEMEINSAM

9

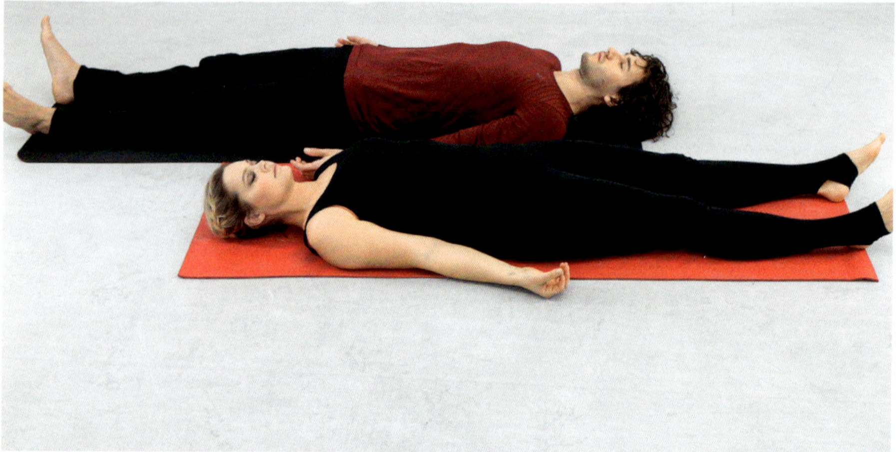

Legt euch auf den Rücken.

Die Arme liegen parallel neben dem Körper, die Handinnenflächen zeigen nach oben.

Eure Füße fallen nach außen.

Euer Atem wird ruhiger und tief.

Die Bauchdecke hebt und senkt sich langsam durch die Atumg.

Der Körper sinkt langsam in den Boden. Entspannt euren gesamten Körper und Geist.

BENEFIT

Dieses Asana stimuliert deine Verdauung, Leber und Niere. Sie lindert Menstruationsbeschwerden, Verspannungen und Erschöpfung.

DEINE AUFGABE FÜR DEN ALLTAG: GEGENSEITIGE LIEBE STÄRKEN

Ich warte nicht darauf, dass mir jemand ein Kompliment macht. Ich kann mich auch mal selbst loben. „Du siehst schön aus!", sage ich manchmal zu mir, bevor ich die Wohnung verlasse. Gelegentlich lächle ich meinem Spiegelbild zu.

Negative Beurteilungen nehme ich mir mittlerweile nicht mehr zu Herzen. Ich habe lang genug darunter gelitten, wenn jemand über mich sagte, ich sei zu dick oder nicht attraktiv oder zu beschäftigt oder was auch immer. Ich möchte auch über andere nicht negativ urteilen.

Es fühlt sich besser an, wenn ich die schönen Seiten anderer Menschen hervorhebe und man sich wohlgesinnt begegnet. Eine schöne Übung der Selbstliebe ist es, sich selbst einen Liebesbrief zu schreiben. Ich muss ihn ja niemandem zeigen – manche Geheimnisse teilen wir nur mit uns selbst.

Wir versuchen uns jeden Tag zu verbessern. Alles muss schneller, höher, weiter gehen. Warum nicht mal innehalten und dankbar sein für das was ist.

5 DINGE, DIE DU AN DIR MAGST:

____

____

____

____

____

____

Wenn ich unterrichte, ende ich meine Stunde mit diesen Worten:

»Wir bedanken uns bei uns selbst, dass wir uns Zeit für uns genommen haben. Vielen Dank, dass du bei mir in der Stunde warst. Namasté.«

Ich möchte mich auch bei dir bedanken, dass du dir Zeit für dich genommen hast, in meine Welt eingetaucht bist und sie zu deiner gemacht hast. Vielen Dank, dass du mit mir trainiert hast und ein Teil von „Burning Balance" geworden bist. Namasté. In Liebe, deine

Anna-Maria

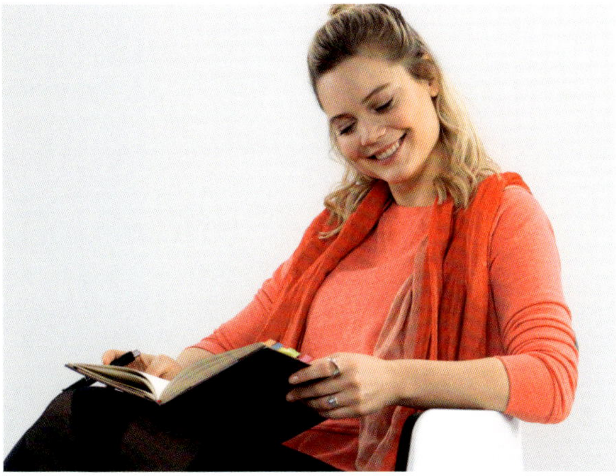

DANKSAGUNG

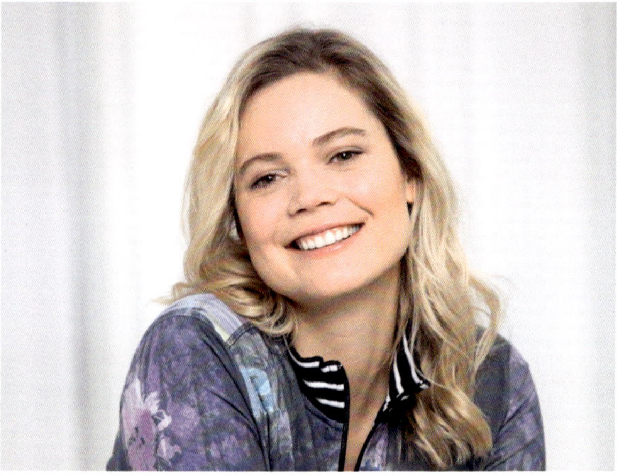

Es ist nicht nur eine Flamme, die hinter „Burning Balance" steht. Mittlerweile sind wir zu sechst: Nicolai, Olli, Susi, Mo, Konsti und ich.

Nicolai, du bist meine erste Team-Flamme. Für dich gibt es kein Wenn und Aber, du bist einfach immer da und packst an. Auch bei diesem Buch hast du mich tatkräftig unterstützt und dein wertvolles Wissen eingebracht. Du bist großartig! Vielen Dank! Susi, als Praktikantin durchgestartet und nicht mehr wegzudenken aus unserem Gründungsteam. Egal ob Tag oder Nacht, du bist immer dabei. Wenn ich an die Fertigung unseres ersten Prototyps mit dir zurückdenke – das war Wahnsinn! 3 Tage, über 500 Übungen fotografiert, hochwertig aufgearbeitet, beschriftet, mit Übungsausführungen versehen und katalogisiert. Wer wusste Bescheid? Susi natürlich! Vielen Dank für deinen starken Einsatz! Olli, du bist der Realist in unserem Team. Wenn meine Visionen Funken sprühen, fängst du sie ein, sortierst sie – oder löscht auch mal ein Strohfeuer. Vielen Dank für deine offenen und ehrlichen Worte sowie deinen unglaublichen Einsatz beim BMW Business Campus. Und natürlich auch für die Unterstützung bei diesem Buch. Danke für alles! Moritz Wolf und Konsti (größter „Burny"-Fan), ihr seid unsere Programmier-Asse und sorgt für die reibungslosen Abläufe im Netz. Ihr habt innerhalb kürzester Zeit so vieles möglich gemacht. (#digital, #BurdaFitTechBattle). Ihr seid Weltklasse! Vielen herzlichen Dank für euren Einsatz!

Vielen Dank außerdem an alle Unterstützer von „Burning Balance". Lieben Dank an die Hamburger „EY", für die Expertise.

Vielen Dank an das gesamte Team von „BayStartUp".

Herzlichen Dank an „Dräger" – und dabei ganz besonders Nico, für die Unterstützung. Vielen Dank an „PwC", „Rödl und Partner", das Wirtschaftsministerium Schleswig-Holstein, Berchtesgardener Land und das Start-up „Live". Vielen Dank an alle Organisationen, die uns als Start Up unterstützen.

Ein ganz besonderes Dankeschön möchte ich auch meinen Ärzten und Physiotherapeuten aussprechen, die nach meinem Unfall mitgeholfen haben, dass ich wieder Sport machen kann. Albert – ich warte auf dein Buch ;).

Liebevollen Dank insbesondere an meine wunderbare Familie. Danke Mama, danke Papa. Herzlichen Dank auch an Martin, du bist der beste Bruder <3. Danke an alle, dass ihr dabei seid. Ein lieber Dank geht auch an meine Großeltern, die mich zu jeder Zeit unterstützt haben und mit Rat und Tat an meiner Seite waren. Vielen Dank.

Meine liebe Julie, vielen Dank an dich für deinen unerschütterlichen Glauben an „Burning Balance". Wie du mit mir auf der Modenschau das erste „Burning Balance"-Bootcamp ausgebucht bekommen hast – unglaublich! Danke, für deine Freundschaft!

Lieber Schoschi, ich weiß es ist schon lange her seit unserem Studium. Danke für deine Freundschaft!

Einen Dank, den ich schon lange in meinem Herzen trage, geht an Susanne und Thomas Menzel UND natürlich an meine gesamte Handballmannschaft. Es war eine großartige Zeit mit euch.

Ein herzlicher Dank geht an meinen Verlag und die tollen Lektorinnen Andrea, Saskia und Diana. Vielen lieben Dank!

Ein wunderbarer Dank zuletzt auch an Shirley. Du schreibst mir aus der Seele. Herzlichen Dank für die Unterstützung!

UNSER SPORTWISSENSCHAFTLICHES TEAM

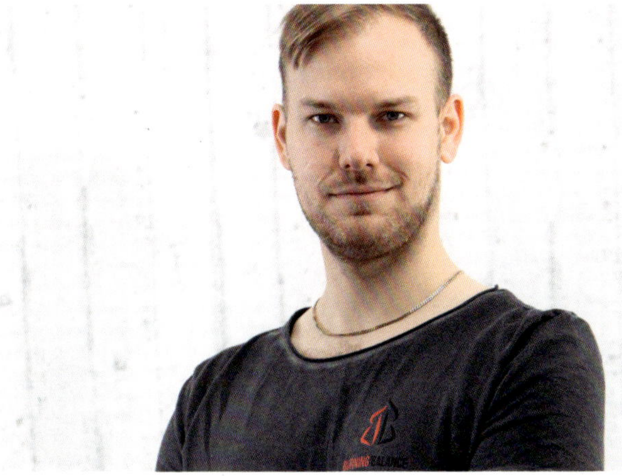

Nicolai Kammann, Sportwissenschaftler der TU München und erfahrener Athletiktrainer des Bundesliga Nachwuchses.

Als Performance Trainer war er beim FC Bayern München und FC Augsburg, der Lizenzmannschaft Viktoria Berlins, sowie dem Leichtathletik Förderzentrum München. Auch wir setzen auf seine Fachkompetenz und Erfahrung. Das sportwissenschaftliche Aufarbeiten von Trainingsplänen zur Programmierung lernte er im Studium. Sein Fokus bei uns im Team ist ein langfristiges, ganzheitliches, effektives Gesundheitstraining. Nicolai ist seit Beginn bei uns im Team und spielt eine entscheidende Rolle bei unserem anhaltenden Erfolg.

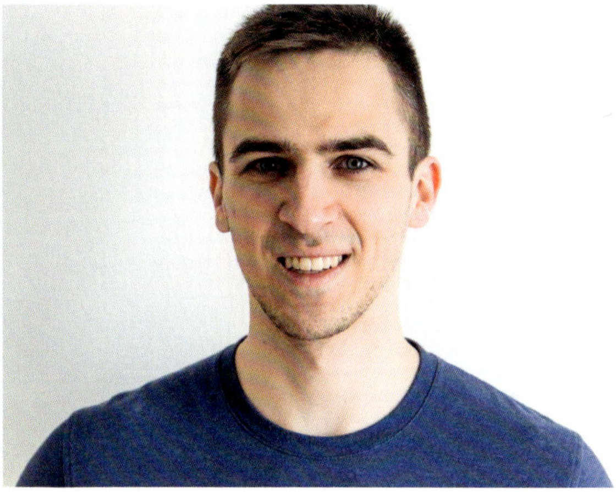

Oliver Haertel unterstützt das Team von „Burning Balance" als Sportwissenschaftler. Er studierte Sportwissenschaft an der Hochschule für Gesundheit und Sport in Ismaning. Seine Praktika führten ihn bereits in mehrere renommierte Vereine und Privatbetriebe. Zu den bekanntesten zählen der FC Bayern, FC Augsburg und OS Physio. Durch seine langjährige Erfahrung im Rehabilitationstraining mit Patienten aller Alters- und Leistungsstufen spielt er in unsere Trainingsentwicklung eine entscheidende Rolle. Ebenso liegen seine Erfahrungswerte im Aufbereiten von Sportanlagen, und so hat er gemeinsam mit unserem Team die federführende Position der sportwissenschaftlichen Planung des Outdoor-Parks für unseren Kunden BMW und den Business Campus übernommen.

Hast du ergänzend zum Buch Lust auf einen digitalen Trainingspartner? Dann hol ihn dir: **burningbalance.com/account/register**

IMPRESSUM

Bibliografische Information der Deutschen Bibliothek.

Die Deutsche Bibliothek verzeichnet diese Publikation in der Deutschen Nationalbibliografie.

Detaillierte bibliografische Daten sind im Internet über http://www.dnb.de/ abrufbar.

EIN BUCH DER EDITION MICHAEL FISCHER

1. Auflage 2019

Produktmanagement und Lektorat: Diana Jedrzejewski, Andrea Freier, Saskia Wedhorn
Redaktion: Shirley Seul
Bilder: Bettina Theisinger, außer Cover und S. 10, 33, 45, 57, 58, 77, 95, 97, 117, 137: Elsa Mark und Icons: Herzfrequenz: Rashad Ashur/Shutterstock, Sonne: Andromina/Shutterstock, Feuer: Victor Z/Shutterstock, Wasser, Erde: BDCreations/Shutterstock, Luft: MOTHTSU/Shutterstock, Liebe: Luchenco Yana/Shutterstock
Covergestaltung & Layout: Yvonne Witzan
Satz: Yvonne Witzan, Anne-Katrin Brode

ISBN 978-3-96093-341-0

Gedruckt bei Polygraf Print, Čapajevova 44, 08001 Prešov, Slowakei

www.emf-verlag.de

Der Verlag und die Autorin bedanken sich herzlich bei KARMAH YOGA für das freundliche Materialsponsoring.